Dʳ Pierre Bonnier

L'Action directe sur les Centres nerveux

Centrothérapie

AVEC FIGURES DANS LE TEXTE

LIBRAIRIE FÉLIX ALCAN

L'ACTION DIRECTE

SUR LES

CENTRES NERVEUX

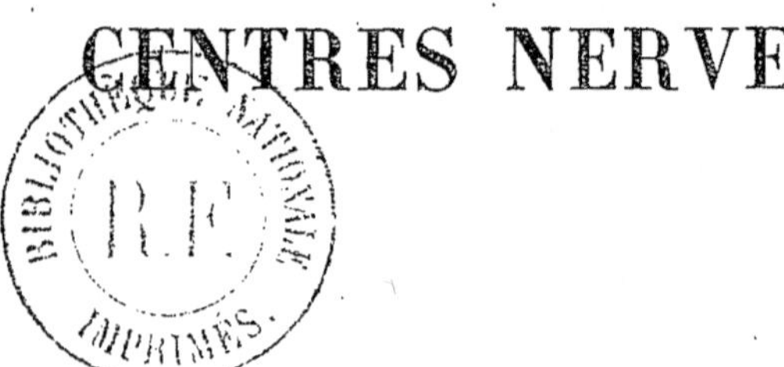

L'ACTION DIRECTE

SUR LES

CENTRES NERVEUX

Centrothérapie

PAR

PIERRE BONNIER

Avec figures dans le texte.

PARIS

LIBRAIRIE FÉLIX ALCAN

108, BOULEVARD SAINT-GERMAIN, 108

1913

L'ACTION DIRECTE

SUR LES CENTRES NERVEUX

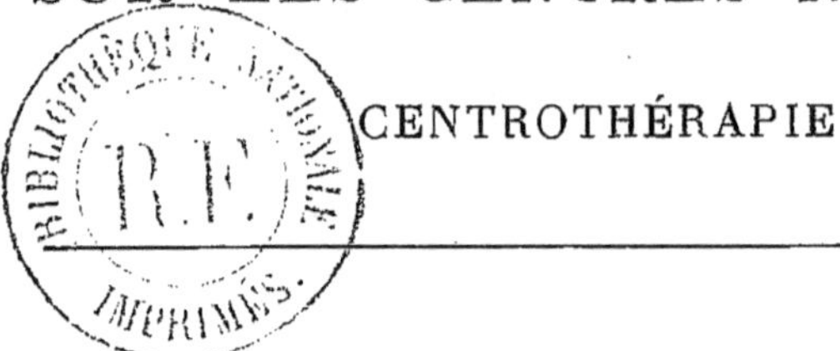

CENTROTHÉRAPIE

On sait aujourd'hui que des éléments, des tissus organiques auxquels on assure les conditions de la vie élémentaire peuvent vivre quelque temps hors de l'organisme, indépendamment de la régie du système nerveux central, les cellules de notre corps étant en fait de véritables protozoaires vivant en société dans un milieu commun dont chacun travaille selon ses' moyens à assurer l'équilibre biostatique. La vitalité individuelle des éléments cellulaires dont est formé un corps vivant est puissante, et même réduits en poudre, même à l'état d'extraits fluides, les sucs organiques gardent leurs activités physiologiques. Toute l'opothérapie repose sur cette survivance.

En 1903, le Dr J. Jolly, dans son laboratoire du Collège de France, vit se reproduire les globules blancs du sang en dehors de l'organisme, et parvint, plus tard, à les garder vivants plus de quinze mois. Plus récemment, le Dr Carrel a pu maintenir dans les mêmes conditions des tissus conjonctifs enlevés à l'organisme. Ces derniers résultats sont seuls connus du public.

Un cheval hors du brancard reste cheval. Un maçon hors du chantier reste maçon ; mais dans le chantier, ses moindres actes sont contrôlés, dirigés par l'entrepreneur, par le directeur des travaux, et prévus sur un papier, dans l'agence de l'architecte. De même, l'organe en place dans l'organisme travaille sous la direction du système nerveux central, et ses moindres activités obéissent à une merveilleuse discipline que les centres nerveux se chargent de faire observer.

La vie est une lutte incessante de l'organisme contre les causes intérieures et extérieures de mort. Comment lutte l'organisme ? Nous le savons encore fort mal ; mais il y a en dedans de nous quelqu'un qui le sait très bien, c'est notre **système nerveux**. Qui est en effet responsable, vis-à-vis de l'organisme entier, des mille équilibres fonctionnels dont est faite notre vie normale et de l'intégrité des milliards d'éléments qui forment notre corps ? Quel est l'appareil qui oriente toutes ces petites vies élémentaires en une vie collective, qui centralise toutes les demandes, toutes les offres, traduit tous les besoins, canalise, capitalise toutes ces activités, distribue tous les rôles, surveille toutes les fonctions et surtout la sienne, dispense force et santé à chacun selon ses besoins propres et selon ses devoirs organiques, impose l'intérêt général de l'organisme aux mille consciences socialisées qui constituent notre moi ? C'est le système nerveux.

L'organisme, dans l'ensemble de ses éléments, n'obéit qu'à lui, ne vit qu'en lui et que par lui. Seul dans notre corps, il **sait** et il **peut**. Quand il sait mal ou quand il peut mal, nous souffrons. Quand il ne sait plus, quand il ne peut plus, nous mourons.

L'agence centrale du chantier organique se trouve dans le **bulbe**, en haut de la moelle, en un lieu d'où tout se surveille et se dirige dans notre corps, et d'où se stabilisent nos intégrités organiques et nos équilibres fonctionnels.

C'est par le bulbe que tout, dans l'organisme, élément, tissu, organe, appareil, est à chaque instant ce qu'il doit être et fait ce qu'il doit faire. C'est là que les centres régulateurs de notre vie d'ensemble attendent que chacun de nos organes fasse son devoir et reçoive son dû. Le cerveau n'entre pas dans le détail de la vie organique et n'intervient que de très haut dans sa direction, quand les choses prennent forme consciente. Aucun trouble organique ou fonctionnel, aucun fait pathologique qui n'entraîne la responsabilité de ces centres bulbaires et ne soit lié à leur défaillance. Aucune infection, aucune intoxication dont ils ne soient les complices immédiats en abandonnant le terrain organique dont ils ont la garde.

Le bulbe est le gardien de la physiologie si savante par laquelle notre vie se continue de seconde en seconde. Toute maladie est une déviation de cette physiologie. Le bulbe de chaque malade en sait infiniment plus que tout médecin ; il est le Maître qu'il faut tout d'abord consulter. Il est le conducteur de notre machine ; quand elle va de travers, c'est qu'il sommeille. Au lieu de pousser aux roues, réveillons-le. Réveillé, il agira. Comment fera-t-il ? Cela le regarde. Observons-le, il nous apprendra notre métier, lui qui nous fait vivre.

C'est par la vigilance du bulbe que se cultive la santé, c'est par ses défaillances que se cultivent les maladies dans le milieu organique. On peut donc dire que toute maladie est nerveuse, et aussi toute thérapeutique.

Chaque point de notre corps est rattaché à l'ensemble de l'organisme par une installation nerveuse complexe qui constitue ce qu'on appelle en anatomie son innervation. L'activité physiologique de ce point est rattachée à l'activité physiologique de l'ensemble organique par une circulation nerveuse à laquelle nous donnerons le nom plus physiologique d'innervement. Quand cet innervement est troublé, il y a énervement.

L'énervement est donc la perte d'un équilibre nerveux. Les centres nerveux ainsi troublés peuvent l'être de façon brutale et leur perte d'équilibre semble provoquée par une bousculade, par un assaut ; les anciens avaient donné à cette forme le nom d'**épilepsie**, d'un nom qui veut précisément dire : **je saute dessus**. En dehors du mal épileptique, tel qu'on l'entend généralement, il y a une foule de troubles paroxystiques, en attaques, en crises, qui sont, au sens étymologique et physiologique, de petites épilepsies.

Mais les centres nerveux peuvent aussi perdre plus silencieusement leur équilibre, et rester pendant des années dans une fausse attitude physiologique, qui les expose à mille vicissitudes, sans pouvoir reprendre spontanément cet équilibre fonctionnel sans lequel l'organe qu'ils dirigent ne peut que pâtir d'une façon ou d'une autre. Toute la pathologie est faite de ces désarrois nerveux qui se manifestent par des désarrois organiques ou fonctionnels. Cette forme d'énervement, condition première de tout trouble durable, et par laquelle un centre nerveux sera dans l'attitude d'un homme soumis, non à une agression, mais à un chantage, je l'ai nommée épistasie, d'un mot grec qui signifie : **je reste dessus**.

Notre thérapeutique aura donc pour objet de rompre une épilepsie, ou une épistasie. En effet, toute thérapeutique, si on l'analyse, se ramène à réveiller, à restaurer la vigilance des centres bulbaires, à les redresser en bonne attitude fonctionnelle, à leur rendre leur activité normale, à les **rebouter** dans leur physiologie. S'il est bon de remonter le moral d'un malade, il sera meilleur encore de **remonter son bulbe**. C'est ce que fait en réalité, mais inconsciemment, toute thérapeutique. Prenons-en quelques exemples.

L'antipyrine n'est pas un corps qui possède la vertu singulière de faire régner autour de lui une température de 37°, de diminuer la douleur et de faire disparaître le sucre, mais c'est un produit qui se trouve capable d'agir sur les centres bulbaires par lesquels se règle la température, se maintient l'équilibre de tonicité sensitive et se régit la fonction glycostatique. Et il en est de même pour tout médicament.

Beaucoup de troubles proviennent de ce que certains centres nerveux régulateurs souffrent particulièrement dans un milieu organique devenu irrespirable pour eux : — décrassons ce milieu par le jeûne, par la purge, comme le font instinctivement les animaux et comme le conseille théoriquement Guelpa, rafraîchissons ce milieu par une injection de sérum physiologique, d'eau de mer, par un régime dépuratif et plus sain, et la physiologie reprendra son cours normal.

Les centres nerveux qui président à la mobilisation, dans le tube digestif, de sucs appropriés à la digestion des matières alimentaires ont-ils fléchi, déchaînant telle forme de dyspepsie, — nous allons les soulager par un régime plus dans leurs moyens, les laisser se reposer, se reprendre, les entraîner de nouveau par des digestions faciles et des digestions plus complexes, et les rendre à leur activité normale.

Les centres nerveux qui président à la mobilisation, dans l'intimité de l'organisme, des sucs microbicides destinés à la digestion des agents infectieux fléchissent-ils de leur côté, déchaînant ces dyspepsies internes qui ouvrent le champ organique aux infections, — nous allons de même leur donner à digérer des microbes cuits qui les entraîneront de nouveau à la digestion des microbes crus, ou des toxines atténuées, délayées, émoussées, qui, loin de les paralyser, vont les aiguillonner, les réveiller, leur rendre leur capacité digestive première, augmenter même son domaine et l'exalter jusqu'à la vaccination, jusqu'à l'immunisation peut-être définitive. Nous aurons cultivé ainsi la santé dans l'organisme comme se cultive une maladie, dressant la virulence du terrain contre celle du microbe.

L'oxyde de zinc n'est pas un corps capable de transformer les éléments d'une peau eczémateuse en cellules cutanées normales ; — mais il se trouve être l'excitant périphérique capable d'agir, de la peau malade, sur les centres nerveux chargés de maintenir l'intégrité organique et fonctionnelle de cette peau, et de réveiller leur activité, qui va se révéler bientôt par un retour de cette peau à l'état normal.

Quand l'organe que nous voulons ramener au bien est profondément situé et hors de notre portée directe, nous faisons un détour. Nous agissons sur des parties de peau dont les centres nerveux voisinent, dans le bulbe, avec les centres de l'organe visé ou lui sont anatomiquement associés. L'excitation particulière de cette peau suffit souvent ainsi à redresser indirectement ces centres déséquilibrés et, par eux, l'organe dévoyé. Un cautère n'agit pas sur le cœur au travers de la peau et du péricarde, une ventouse scarifiée ne tire pas du sang au poumon au travers de la plèvre, une vessie de glace ne refroidit pas l'appendice perdu dans les masses intestinales ; mais, dans tous ces cas, le traitement de la peau retentit sur les centres de cette peau, de ces centres sur ceux des organes profonds, et si ceux-ci reprennent leur aplomb, l'organe dont ils ont la garde reprend lui aussi sa vie normale, comme un attelage reprend son allure dès que le cocher assoupi se réveille.

C'est par le même chemin, mais en sens inverse, que tant de troubles profonds de nos viscères se réverbèrent sur la peau et sur les muqueuses, en prurit, en acné, en eczémas, en urticaires, en herpès, en hyperesthésie.

La disposition segmentaire des centres nerveux fait que souvent l'organe profond est actionné par la région cutanée qui le recouvre, mais il arrive aussi que certains organes seront mieux atteints par des régions cutanées ou muqueuses très éloignées, et toute la thérapeutique de dérivation exploite cette topographie. Un refroidissement sur la paroi thoracique nous donne une bronchite, et c'est sur la poitrine que nous appliquerons un cataplasme. Mais un refroidissement aux pieds nous donnera un rhume de cerveau ; inversement, l'irritation de la muqueuse nasale nous glacera les extrémités, jusqu'à ce qu'un bain de pieds sinapisé, agissant sur des centres nerveux en rapports intimes avec ceux de la muqueuse nasale, rende à celle-ci son calme et son équilibre physiologique. En dehors de la thérapeutique, ces connexions entre centres nerveux nous expliquent comment le trouble d'un organe peut avoir des retentissements si divers sur le fonctionnement d'autres organes, comment certaines affections peuvent se dépister par l'ensemble d'irradiations qui les caractérisent, comment nous pouvons, par l'étude du syndrome, qualifier chaque type clinique, et comment aussi la description clinique d'un trouble complexe nous ouvrira les voies thérapeutiques diverses qui nous permettront d'agir directement ou indirectement sur lui. Nous trouvons aussi dans ces connexions nerveuses la raison du rôle thérapeutique qu'un trouble peut exercer à l'égard d'un autre, comment un asthme peut guérir une entérite, comment un eczéma guérira l'asthme, puis s'effacera devant la migraine, laquelle disparaîtra quand surviendront des hémorroïdes, auxquelles succédera le vertige, le tout se résolvant en une anxiété qui fera la base d'une neurasthénie. Certains troubles semblent ainsi passer de la surface du corps à sa profondeur, comme dans les maladies éruptives qui rentrent ou ressortent, comme dans la plupart des maladies de peau, dans lesquelles l'état des viscères et surtout des muqueuses digestives joue un rôle si évident, et s'offre d'ailleurs tout naturellement aux efforts de dérivation thérapeutique. Tout passe et se passe au niveau des centres nerveux, et les aspects cliniques varient comme ces affiches lumineuses auxquelles un petit commutateur distribue l'électricité à sa fantaisie.

Le mode de sollicitation capable de provoquer, au niveau du bulbe, le redressement fonctionnel des centres de l'organe malade est extrêmement variable, et l'on reste surpris de voir combien de thérapeutiques différentes, et même opposées, donnent des résultats identiques dans un même trouble. La raison en est dans cette donnée simple : c'est toujours par une sorte de petit **garde à vous** que l'on agit ; c'est un réveil, un redressement d'un centre déséquilibré, une chiquenaude, un petit coup de cravache ; et tous les moyens chimiques, physiques, biologiques seront bons s'ils atteignent ce résultat, et ils seront bons à une condition extrêmement simple, elle aussi : celle de ne comporter qu'une infiniment petite sollicitation. Il s'agit en effet de combattre un énervement, et, de même que l'énervement est provoqué par une légère sollicitation, le contre-énervement demandera, de son côté, une sollicitation légère pour disparaître. Nous résistons à un coup de trique, nous ne résistons pas à un chatouillement, à un frôlement ; le coup nous fait mal, mais ne nous **énerve** pas ; le chatouillement ne nous fait aucun mal, mais il nous met hors de nous. De même, quand un centre nerveux est en épis-

tasie, c'est une sollicitation souvent imperceptible, totalement méconnue, qui l'a mis dans cet état. Soit une débilité,
une fragilité natives, soit une maladie infectieuse, — et la
grippe et la fièvre typhoïde sont à l'origine d'une foule de
ces défaillances nerveuses entraînant des troubles durables,
— soit un surmenage, une anxiété, bref une secousse relativement légère de tel centre nerveux moins solide à son
poste que d'autres, et voilà ce centre comme luxé, déséquilibré au milieu de la masse des autres centres nerveux
qui gardent leur cohésion, mais qui peuvent aussi la perdre
partiellement, encadrant peu à peu le trouble primitif de
troubles satellites, le tout constituant une maladie complexe. Ce centre en épistasie est alors comme une brique
dans un tas de briques; si une secousse lui donne une
mauvaise attitude, le poids des autres briques l'empêchera
de reprendre seule son attitude normale; mais heureuse-
ment aussi, si une autre secousse la remet droite, ce même
poids lui assurera le maintien de son attitude réglemen-
taire. Il en est de même pour la masse des centres nerveux et de la cohésion des activités nucléaires. Un centre,
qui a perdu son équilibre pour une raison ou pour une
autre, aura toutes les peines du monde à reprendre seul
son équilibre, et restera en épistasie indéfiniment, sous le
poids de la vie nerveuse qui l'entoure. Il y aura alors une
maladie chronique, qui durera tant que le centre restera
en épistasie. Puis, si une nouvelle petite secousse remet ce
centre en équilibre, la vie totale de l'ensemble nerveux
suffira le plus souvent pour l'empêcher de le reperdre de
nouveau.

Dans la thérapeutique chimique, l'homéopathie a montré
depuis longtemps l'efficacité des doses minimes; et avant
l'homéopathie, la physiologie elle-même nous montre les
centres nerveux disposant de façon continue d'une foule

de sucs organiques, de sécrétions internes empruntés aux dépôts glandulaires et mis en circulation avec une compétence et un à-propos que la science est loin de posséder.

Dans la thérapeutique des agents physiques, nous voyons également les procédés de douceur l'emporter de beaucoup sur les procédés violents : c'est devenu évident pour le massage manuel, pour les massages vibratoires ; pour cette vibration encore plus rapide qui est la chaleur avec ses multiples applications, pour cette autre vibration encore plus rapide qui est la lumière, artificielle ou solaire, pour l'électricité, la haute fréquence, sollicitations infiniment rapides, mais parfaitement tolérables, du système nerveux périphérique ou central.

L'hydrothérapie douce est également la plus active.

Depuis la plus haute antiquité, la médecine chinoise guérit miraculeusement une foule de maladies au moyen de cautérisations minimes de points définis de la peau, dont les nerfs centripètes vont solliciter divers centres bulbaires et déclencher ainsi des améliorations rapides en rompant des épistasies. Tous les nerfs mènent au bulbe, et il s'agit de trouver sur la peau un point qui donne prise sur tel centre régulateur, dont le retour à l'équilibre substituera la tenue physiologique au sabotage pathologique. C'est la méthode dite **Tcha-Tchin**.

La guérison de la sciatique par cautérisation du lobule de l'oreille est certainement aussi une pratique très ancienne, également empirique. Valsalva traitait les névralgies dentaires par la cautérisation de points définis du pavillon de l'oreille. C'est qu'en effet, de tous les nerfs centripètes, les nerfs sensibles de la tête sont ceux qui permettent d'actionner les centres bulbaires par la voie la plus courte, la plus large et **la plus directe**. On tire un malade de la syncope en excitant la peau de la face par

une aspersion froide, ou la muqueuse nasale par de l'éther,
de l'ammoniaque, du nitrite d'amyle, ou par des tractions
de la langue, des titillations de la luette. On calme également certaines irritabilités bulbaires, comme dans les
formes si nettement épileptoïdes de l'asthme, de l'asthme
des foins, de la coqueluche, par de la cocaïne, par de

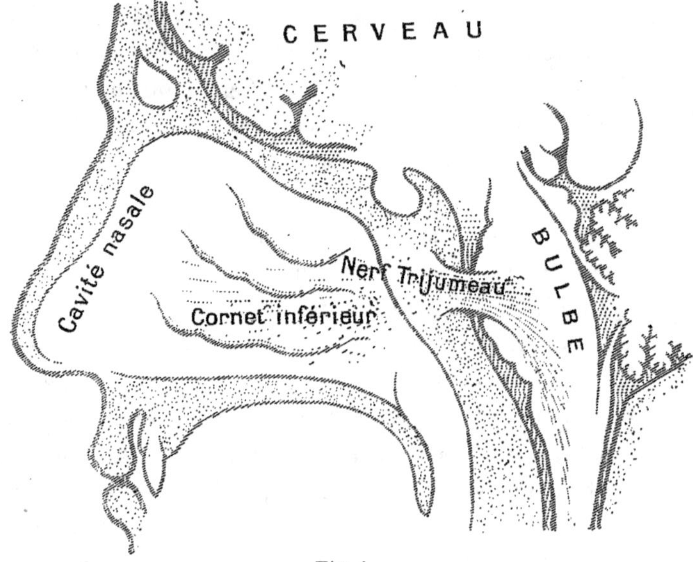

Fig. 1.

l'acide carbonique, du datura, du gaz d'éclairage. La prise
de tabac réveille les tonicités bulbaires, régularise la tension artérielle.

En 1897, Fliess, de Berlin, montra qu'en cocaïnant
certains points de la muqueuse nasale, on pouvait régler
les divers troubles mensuels chez la femme. Malherbe traita
ainsi l'impuissance. Toute une littérature existe actuellement de troubles de toute nature disparus, sans qu'on
l'ait cherché, à la suite de traitements de la muqueuse

nasale ; et il y aurait eu là une matière admirable de sondages physiologiques et de recherches thérapeutiques pour
les rhinologistes, s'ils avaient compris dans quel champ
nerveux ils travaillaient, s'ils s'étaient rendu compte que
les centres nerveux obéissent surtout à la manière douce,
à la sollicitation physiologique, et qu'il s'agissait en réalité

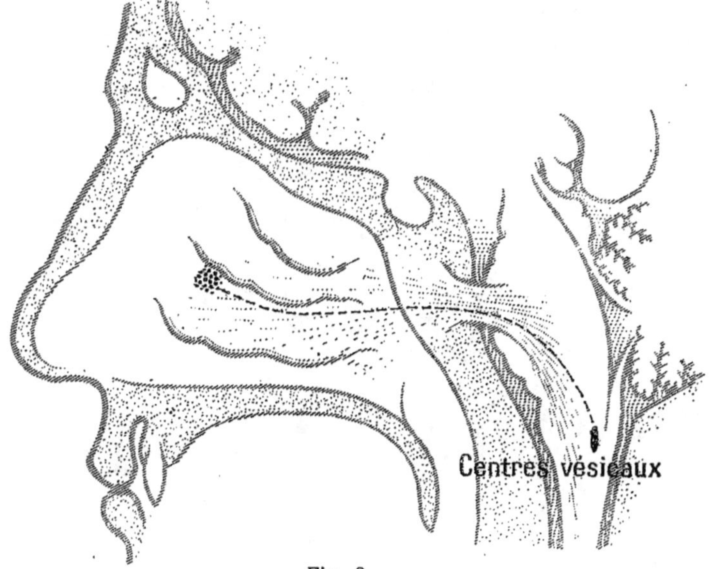

Fig. 2.

non de massacrer la muqueuse nasale, mais de s'en servir
pour aller, à l'autre bout de ses nerfs, rompre des épistasies bulbaires.

Les points de Fliess (centres génitaux) et les points de
l'asthme, de l'asthme des foins (centres respiratoires), déjà
décrits par moi, étant connus, il suffisait de rechercher
systématiquement les points coordonnés aux autres centres
bulbaires pour reconnaître bientôt que **tous les centres
régulateurs bulbaires**, semés le long des racines du vaste

et profond nerf trijumeau, sont ainsi en quelque sorte en
communication téléphonique, grâce au réseau que forme
ce nerf, avec des **points définis** de la muqueuse nasale.
Ce que les Chinois pratiquent par le Tcha-Tchin sur toute
la surface du corps, nous pouvons plus délicatement le

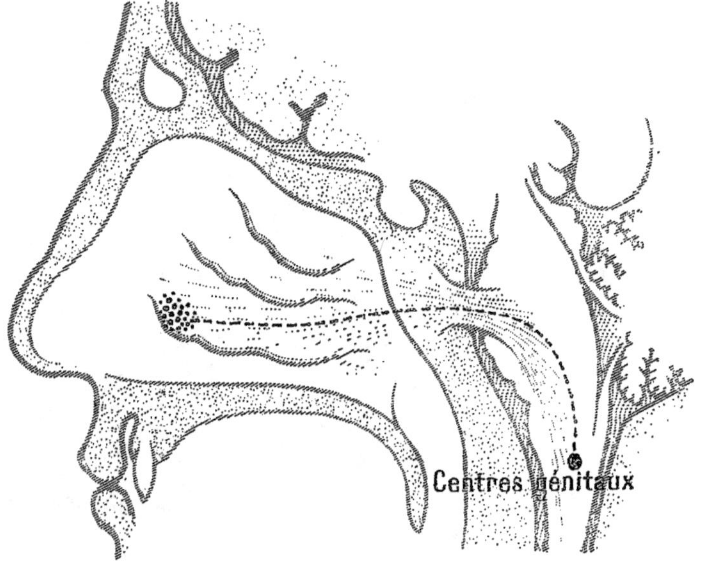

Fig. 3.

réaliser par de minuscules galvano-cautérisations de la
muqueuse du nez.

Cette cautérisation est extrêmement légère, sans cocaïne,
afin que le cautère, ayant affaire à une muqueuse sensible, l'offense le moins possible ; les fortes cautérisations
que les rhinologistes pratiquent journellement sur la
muqueuse nasale mettent celle-ci à feu et à sang sans avoir
le caractère de sollicitation physiologique propre à la rupture d'une épistasie. Il faut à peine entamer l'épiderme
muqueux, par une brûlure dont toute trace aura disparu

en un jour ou deux. Cette sollicitation est équivalente,
comme irritation physiologique, à la goutte d'eau qui va
couper une syncope ; c'est le plus petit cautère imaginable,
à peine douloureux, mais capable de secouer un peu le
centre bulbaire, placé à l'autre extrémité de la fibre nerveuse intéressée.

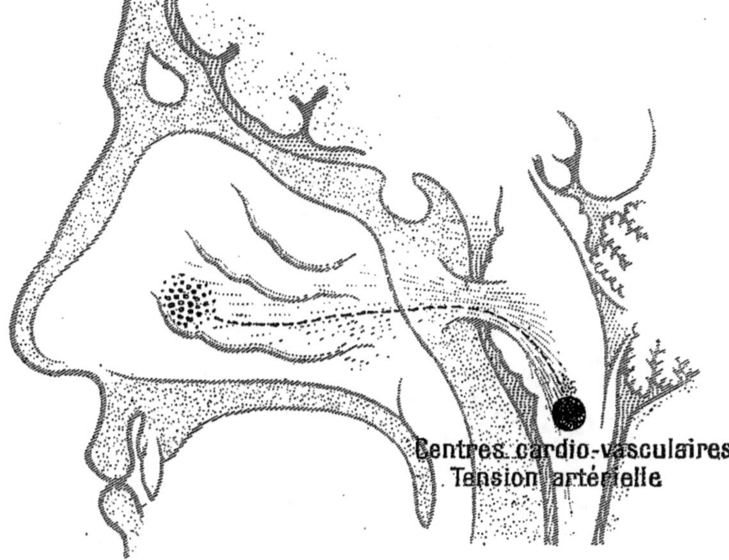

Fig. 4.

La difficulté est naturellement de toucher juste, chaque
sujet ayant son anatomie personnelle, qui s'écarte plus ou
moins du type normal, synthétique, qui ne s'obtient que
par une moyenne. Sur plus de deux cent mille cautérisations faites depuis six ans, soit chez moi, soit à la Polyclinique H. de Rothschild, soit à l'Hôtel-Dieu, et dont les résultats, positifs ou négatifs, ont été notés, j'ai pu établir sur la
muqueuse nasale la table d'orientation suivante. La projection sur cette muqueuse des divers segments bulbaires est

assez régulière, ces zones répétant, d'avant en arrière, les
étages bulbaires de bas en haut.

Voyons-les systématiquement.

Pour atteindre les centres génitaux et urinaires, pour
agir sur l'incontinence d'urine, l'urétrite, la cystite, lé
prurit vulvaire, les pertes séminales, l'impuissance, la

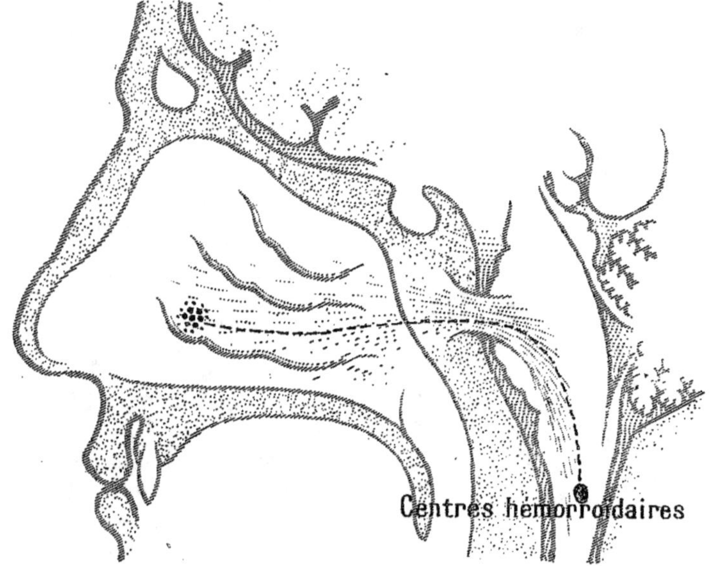

Fig. 5.

gonorrhée, la leucorrhée, les **aménorrhées**, les **dysménorrhées**, les **migraines mensuelles**, la dépression ou
l'**excitation génitales**, la **tonicité générale** et tout cet
aplomb physique et moral qu'on nomme précisément la
virilité, et dont la perte forme tant de **neurasthénies**, le
mieux sera de cautériser tout à fait en avant, près de l'orifice des fosses nasales, en avant de la tête du cornet inférieur, ou sur celle-ci, soit sur la sous-cloison mobile, soit
sous l'aile du nez, soit même sur la partie antérieure de la

cloison médiane, en ayant soin d'éviter l'artère qui saigne si facilement. Les sécrétions internes qui favorisent **la croissance** semblent actionnées aussi par ce point.

Sur la paroi externe, au niveau de la tête du cornet inférieur et sur la portion externe de celle-ci, ou sur sa face inférieure, on pourra modifier immédiatement la ten-

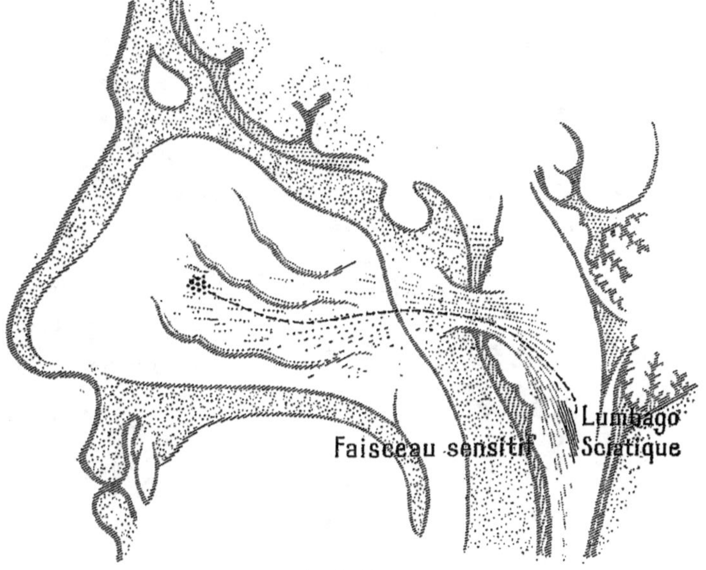

Fig. 5 *bis*.

sion artérielle exagérée ou abaissée, régler le **rythme cardiaque**, la **susceptibilité vasomotrice**, les **palpitations**, certains troubles qui, dans le **goitre exophtalmique**, relèvent de l'appareil respiratoire. On atteint également par ces points les centres qui règlent la **température périphérique**, le froid des extrémités, la **fièvre**, etc.

Tout le long de la ligne moyenne du cornet inférieur, on atteint, d'avant en arrière, les centres de l'appareil digestif. Tout en avant, sur la tête du cornet, on agit sur les

hémorrhoïdes, c'est-à-dire sur la trophicité, la tonicité
des parois vasculaires, sur la tonicité des fibres intestinales
dont le dérobement permet l'issue des masses variqueuses
et le **prolapsus** de la muqueuse rectale. Les **douleurs** et
le **prurit anal** sont également atteints en ce point. On

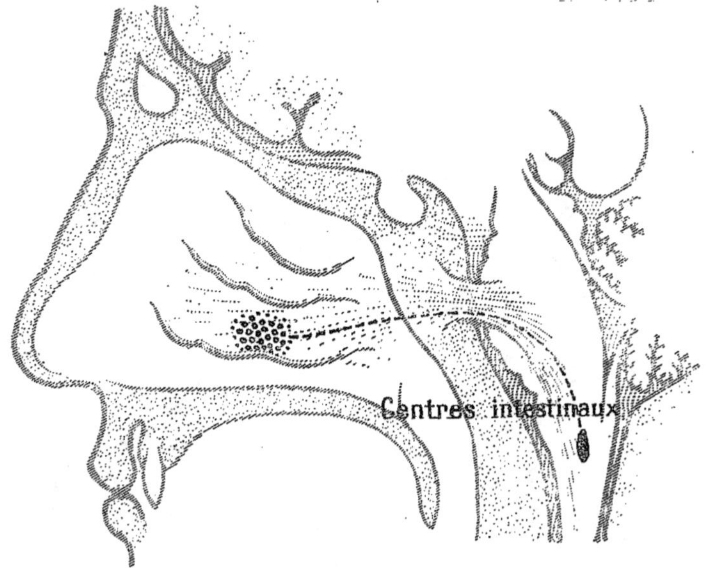

Fig. 6.

peut voir aussi, par ce point, disparaître la **sciatique**, le
lumbago, etc.

Plus en arrière, ce sont les troubles du gros intestin,
constipation, diarrhée, entérites glaireuses, muco-membraneuses, sableuses, **entérorrhagies, entéralgies, névralgies cæco-appendiculaires, gaz, fétidité, ptoses** ou
spasmes du cæcum, des côlons, troubles de soi-disant
intoxication intestinale, inflammations de la muqueuse,
catarrhes, parasites entretenus par l'état particulier du
contenu intestinal, **troubles cutanés** en rapport avec les

troubles intestinaux, troubles dits **arthritiques**, **rhumatismes**, **migraines**, **névralgies** réflexes, **céphalées**, **angoisses**, **vertiges**, **dépressions** morales ou autres, bref tout ce que la clinique croit pouvoir mettre sur le compte d'un mauvais fonctionnement de la muqueuse digestive.

Plus en arrière encore, le duodénum, l'estomac avec

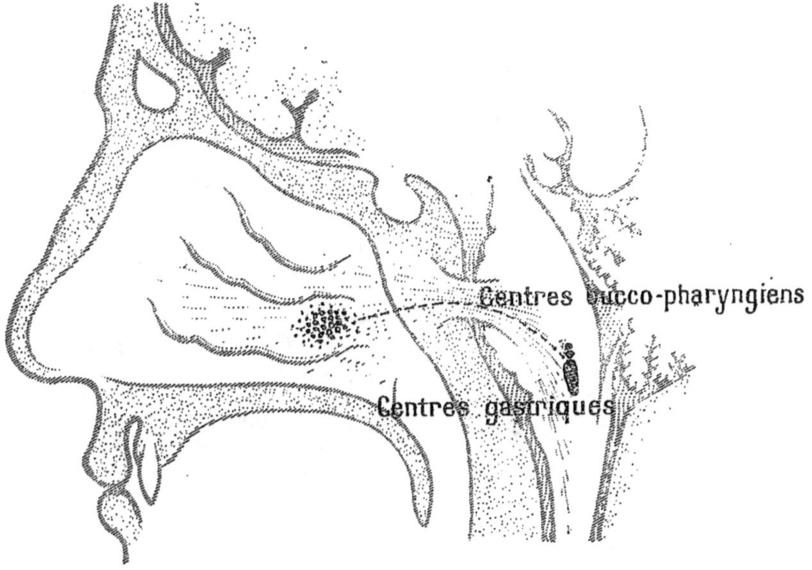

Fig. 7.

toutes les **dyspepsies**, les troubles dans la quantité et dans la qualité des **sucs digestifs**, du mucus gastrique, dans la **tonicité** des tuniques, ptoses, dilatation, **crampes**, **gastralgies**, et tant de troubles réflexes d'origine gastrique, **migraines**, nausées, vertiges, bourdonnements d'oreilles, états psychiques variés, **névralgies** de tout siège, troubles **cutanés** de toute nature.

Vers la fin du cornet inférieur, nous avons communication avec les centres de l'appareil œsophagien, avec les **spasmes**, les **varices** de la région gutturale ; la région des trompes d'Eustache, qui nous donne le moyen d'agir sur les troubles de ces régions élevées de l'appareil digestif, où nous retrouvons les mêmes phénomènes pathologiques que ceux qui caractérisent les gastrites et les entérites.

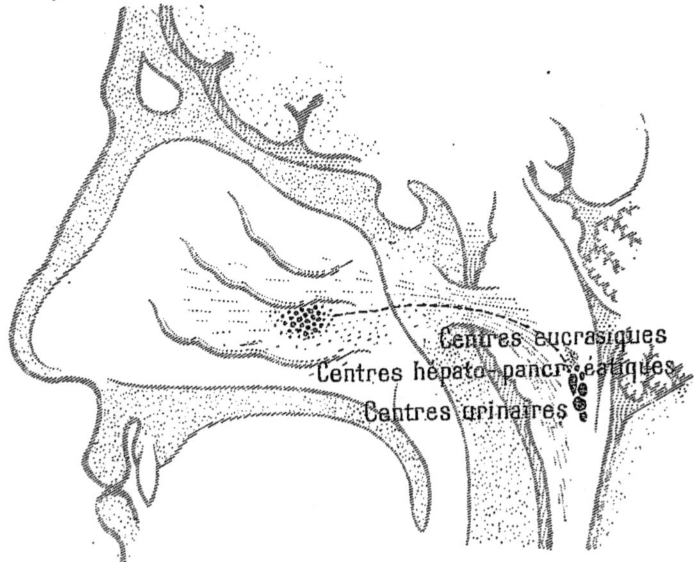

Fig. 8.

Sur la partie supérieure du cornet inférieur, le long de la ligne des centres digestifs proprement dits, nous trouverons les centres des fonctions annexes, des **sécrétions pancréatiques, biliaires, salivaires**. Ce sont ces points qui nous livreront les **glycosuries**, les mille troubles de cette cuisine intérieure dont nous connaissons les déchets par les analyses de l'urine, **phosphaturie, albuminurie, acide urique, urée, urobiline**, etc., et dont les effets intimes sont la **goutte**, les **gravelles**, les **décharges migrai-**

neuses cutanées, bronchiques, l'obésité ou la **maigreur**, en un mot toutes les **dyscrasies** connues et à connaître.

Les troubles fonctionnels de ces centres, surtout les minimes, peuvent avoir des retentissements lointains inattendus, tels que **migraines**, **névralgies faciales**, **urticaires**, dermatoses tenaces, **désarrois psychiques**, tout

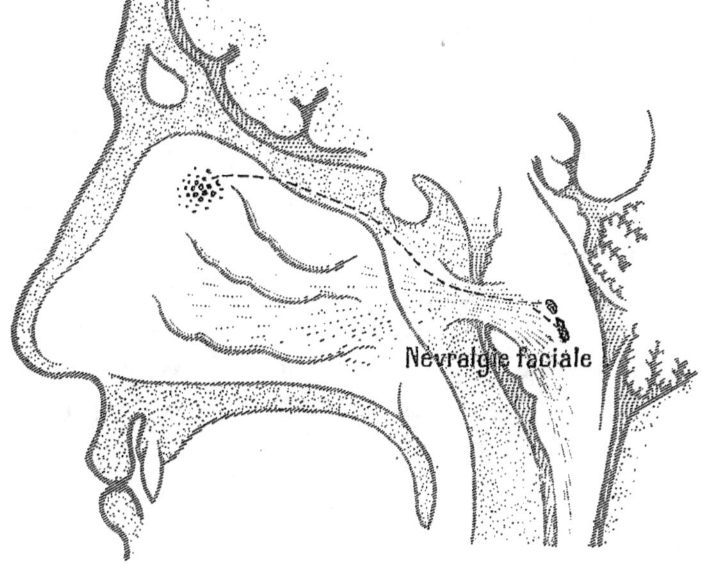

Fig. 9.

ce que nous avons l'habitude de désigner sous le nom, assez bon d'ailleurs, de **diathèses**, quelle qu'en soit la forme.

L'expérience m'a montré que dans cette direction nous rencontrerons une foule de centres trophiques, et particulièrement les centres **angiotrophiques** : c'est par eux que nous atteindrons les **varices**, les altérations artérielles, la fameuse **artériosclérose**.

Elle nous montre aussi que là se trouvent ceux que j'ai appelés centres **diaphylactiques**, centres qui président à la digestion, à la fécalisation, à la réduction et à l'élimination des espèces microbiennes pathogènes auxquelles nous avons constamment affaire. Le réveil physiologique de ces centres pourra faire disparaître les anciens catarrhes chroniques, les rhinorrhées, les otorrhées, les bronchorrhées, les leucorrhées, les métrorrhées, les gonor-

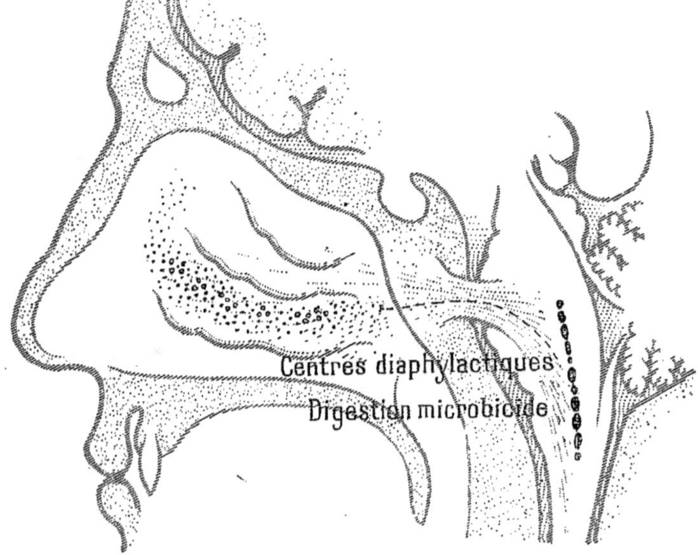

Fig. 10.

rhées, les **infections** contre lesquelles lutte l'organisme. C'est au secours de ces centres que nous devons nous porter pour aider l'organisme dans sa lutte contre la **tuber-culose** et contre toute maladie infectieuse.

De même sera combattue n'importe quelle **susceptibilité à l'infection** par le réveil de la capacité digestive interne correspondant particulièrement à cette infection : toute susceptibilité que montre l'organisme à se laisser envahir par un agent infectieux pouvant être considérée comme une

véritable dyspepsie mettant l'organisme hors d'état de digérer cet agent infectieux et le laissant digérer par lui.

Toutes les sensibilités internes et externes peuvent
devenir le siège de **douleurs**, et, selon l'organe, selon la
région que nous pourrons aller toucher dans ses centres
bulbaires sensitifs, nous pouvons espérer voir disparaître

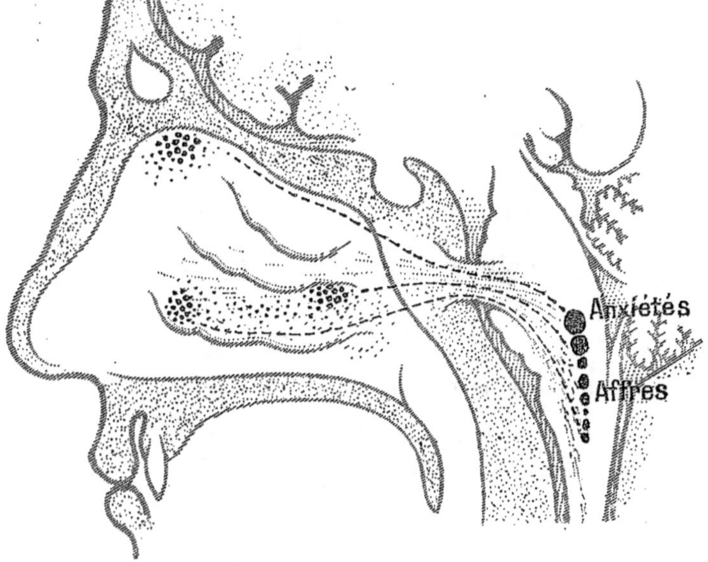

Fig. 11.

les douleurs **hémorroïdaires**, celles du **cancer rectal**, les
douleurs **vésicales**, **utérines**, **ovariennes**, les coliques de
tous étages, **intestinales**, **cæcales**, **appendiculaires**, les
barres coliques, les **gastralgies** les **coliques hépatiques**,
néphrétiques, les **pleurodynies**, les douleurs de l'**angine
de poitrine**, les **névralgies** de tout siège, les **migraines
gastriques**, **otiques**, **ophtalmiques**, **cérébrales**, les **névralgies faciales**, les **lumbagos**, les **tics douloureux**, les

sciatiques, les douleurs **rhumatismales**, les douleurs fulgurantes de l'ataxie, etc.

Partout où éclate une hyperesthésie, une exaltation de

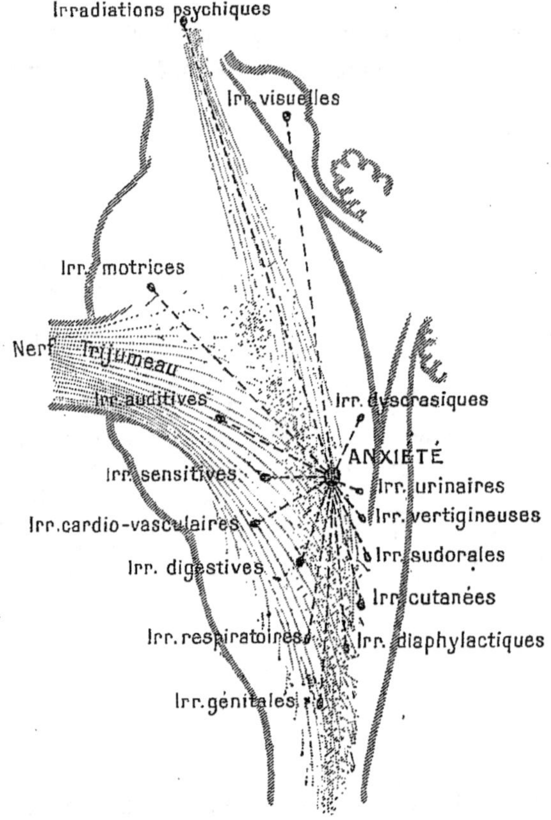

Fig. 12.

la sensibilité normale des tissus et des organes, l'équilibre
sensitif doit pouvoir être rétabli par voie de régulation
bulbaire, l'esthésiostatique doit se retrouver, quelle que soit
la cause périphérique ou centrale de la douleur. C'est
qu'en effet à la douleur légitime de toute irritation nerveuse

s'ajoute fréquemment une véritable exaltation centrale, une réaction douloureuse centrale sur laquelle nous agirons si nous pouvons rendre à des centres surexcités leur équilibre sensitif, de façon à ne pas les laisser s'affoler, sentir plus qu'il ne convient. C'est de cette façon qu'agissent les médicaments antinévralgiques, et c'est ainsi que nous voyons parfois une diversion psychique ou autre faire subitement disparaître une douleur.

Mais nous savons qu'à côté de ces réactions douloureuses les centres nerveux peuvent en éprouver une autre, qui n'est nullement douloureuse, mais qui peut devenir plus pénible que la douleur elle-même, c'est la **gêne**, **l'oppression**, **l'anxiété**, **l'affre**, **l'angoisse**. Nous pouvons ainsi avoir des sensations d'oppression respiratoire, gastrique, intestinale, des pesanteurs, des réplétions, des plénitudes, de l'oppression vasculaire, de l'oppression cutanée, de l'oppression musculaire ; nous pouvons aussi ressentir l'affre de la nausée, l'affre labyrinthique ou **étourdissement**, l'oppression visuelle ou **éblouissement**, l'affre psychique ou **peur**, ou **anxiété**, avec le **doute**, le **scrupule**, **la phobie** de telle sensation, de telle attitude psychique, affres qui sont des oppressions de même ordre que la colique intestinale, hémorrhoïdaire, vésicale, utérine, hépatique, néphrétique, affectant, selon le système atteint, telle ou telle forme d'**hypocondrie**. Nous pouvons enfin dépasser l'affre et éprouver l'angoisse de tout organe, angoisse pharyngée, angoisse de l'asthme, angine de poitrine, comme nous pourrions avoir les migraines correspondantes, dans l'autre mode d'excitation sensitive. L'anxiété générale, généralisée à la conscience de tout l'être, peut provoquer l'affre de tout l'être, l'anxiété capitale, totale, de notre moi et créer l'**anxiété paroxystique** dégagée de toute notion de trouble organique, et, se combinant plus ou moins à la **dépression générale**, former les nombreux genres de **mélancolie anxieuse**, de **phobie**, de **neurasthénie**, etc. Tous ces troubles sont les mille formes de la perte d'équilibre de cet état, non pas d'euphorie, c'est-à-dire de bonne santé, mais d'euthymie, c'est-à-dire de sensation

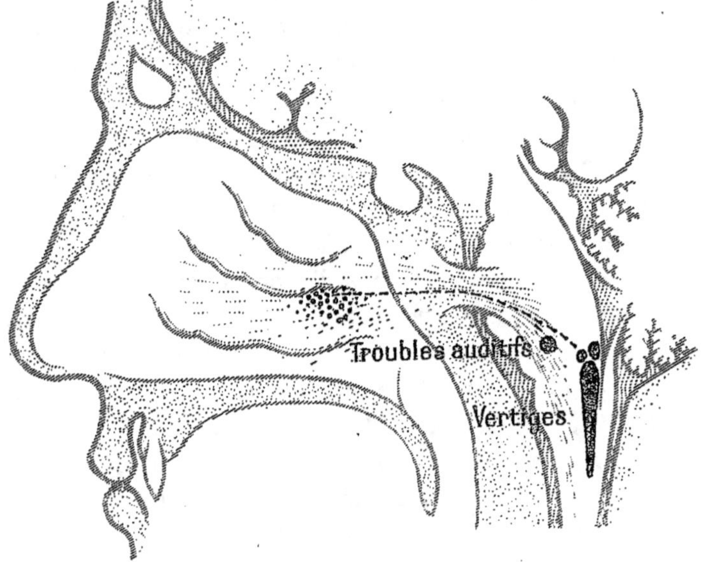

Fig. 13.

de bien-être, de sécurité physiologique dont le maintien appartient aux centres euthymiques. .

Toutes les fonctions exigent, pour suffire à leur activité, un minimum de force disponible, un tonus qui doit leur être constamment assuré. De plus, elles peuvent avoir à fournir, à un moment donné, un surcroît d'activité, un effort plus ou moins considérable. Si cette capacité vient à leur manquer, il y a **atonie**, **asthénie**. Les dilatations, les **ptoses**, les **descentes**, les **prolapsus**, les **atonies**, les **dépressions** musculaires de toutes formes et de tous sièges en sont des exemples. Les **apathies** sensorielles et psychiques, les **insuffisances glandulaires**, vasculaires et autres en sont également des exemples d'un autre ordre.

La chaîne des affres et des oppressions semble avoir son siège le long des colonnes sensitives du bulbe et

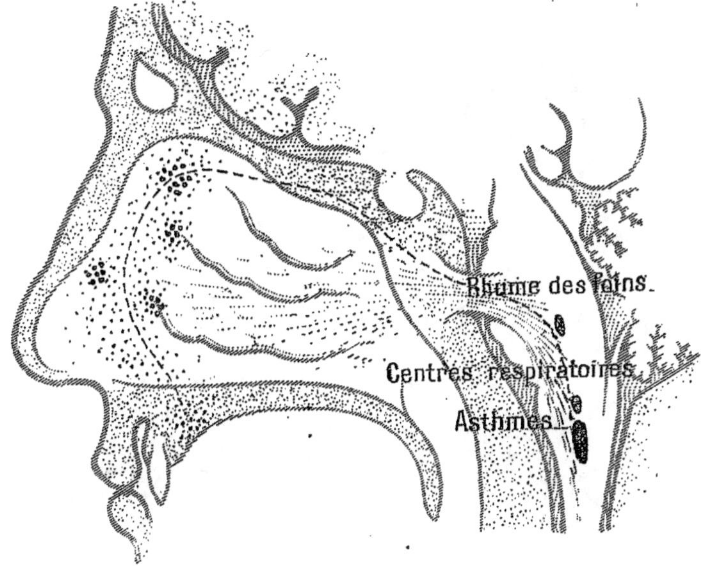

Fig. 14.

nous la suivons s'étendant le long de la partie supérieure du cornet inférieur.

Il semble donc que pour chaque organe, et dans une certaine mesure, pour chaque région, les centres moteurs, sensitifs, diaphylactiques, se trouvent au même étage dans le bulbe, et sur le même segment de la muqueuse nasale.

L'anxiété générale, qui est à la base des phobies, du doute, du scrupule, des mélancolies anxieuses, de l'anxiété paroxystique, de l'angor, s'atteint par la région de la paroi externe qui s'étend au-dessus de la paroi postérieure du cornet. C'est la région du haut pneumogastrique, fin de la colonne digestive.

En arrière de ce point, nous atteignons les centres **auriculaires** et **labyrinthiques**, catarrhe tubaire, otorrhées anciennes, **sclérose tympanique**, hyper ou hypotrophies

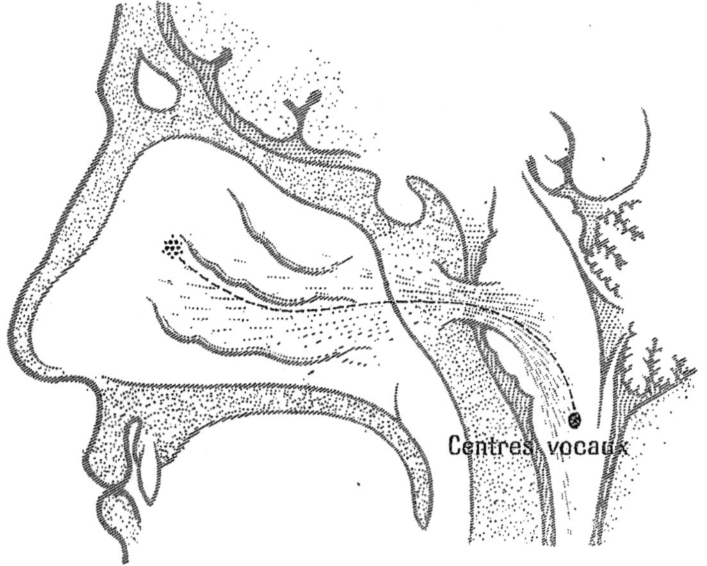

Fig. 15.

de l'appareil de transmission auditive. La **surdité**, le **bourdonnement**, les **hallucinations auditives** quand elles ont un point de départ périphérique, le **vertige** et ses nombreuses variétés, le **dérobement**, le **signe de Romberg**, les **propulsions**, l'**étourdissement**, et, par association avec la réaction anxieuse, les **phobies de l'espace**, l'**agoraphobie**, la **claustrophobie**, le **trac**.

La **nausée**, les **vomissements** s'atteignent par la région sous-jacente.

De même que dans le bulbe le pneumogastrique respiratoire s'écarte du pneumogastrique digestif et circulatoire, de même le segment de la muqueuse nasale qui correspond à l'appareil respiratoire est tout à fait distinct. Il s'étend en hauteur dans la portion antérieure de la paroi externe, depuis la tête du cornet inférieur jusqu'en haut, dans la région ethmoïdale olfactive. Les centres bronchiques, **catarrhe**, **asthme**, **emphysème**, **oppression** s'atteignent par les parties les plus élevées de ce segment. La **toux bronchique** se trouve, assez souvent, sur la partie la plus avancée du cornet moyen. Au-dessus de la tête du cornet inférieur est la région laryngée, vocale, et, chose remarquable, en arrière de cette région on peut agir sur les **dysarthries**, le **bégaiement**. Des catarrhes laryngés anciens, des **dysphonies**, des **aphonies** même ont disparu par des cautérisations faites en ce point.

Plus haut se trouve, au-dessus des centres de l'oppression respiratoire, une région qui appartient aussi au pneumogastrique supérieur, et qui, comme pour la partie correspondante du pneumogastrique digestif, permet d'agir elle aussi sur l'**anxiété**, sur la **dépression**, la **mélancolie**. La partie voisine de la cloison à ce niveau élevé est également une voie d'accès pour la région bulbaire des réactions anxieuses.

En arrière des points respiratoires du haut de la muqueuse nasale, sur la paroi externe le plus souvent, se trouve un point extrêmement susceptible qui provoque une vive **réaction lacrymale**, de la **congestion de l'œil**, des **mouvements désordonnés du globe**, des **troubles papillaires**. C'est dans ce carrefour des réactions lacrimales, hydrorréïques, oculaires, congestives, de la toux spasmodique et de l'éternuement répété que nous devons poursuivre le rhume et l'asthme des foins.

Plus en arrière, nous attaquerons le **ptosis**, le **blépharospasme**, les **tics** de l'œil.

Tel est, schématiquement, le tableau nasal sur lequel le cautère doit planter la fiche qui nous donnera la communication téléphonique avec le centre bulbaire que nous voulons solliciter. C'est en partant de ces données topographiques que l'on aura le plus de chances de toucher juste d'emblée, et la fréquence des résultats positifs est telle qu'une fois sur trois ou quatre on obtient le résultat voulu d'emblée, c'est-à-dire que la guérison s'affirme dans les vingt-quatre heures, quelquefois instantanément. Certaines guérisons sont si absolues et si rapides que le malade semble littéralement sortir de sa maladie comme on revient d'une syncope, et juge sa guérison miraculeuse.

En fait il y a bien là un miracle, mais c'est le miracle de la vie, de la vie normale, qui reprend, et nous n'avons fait que secouer un peu ce miracle, qui sommeillait.

Mais certaines anatomies sont si différentes de ce type moyen que les sondages semblent interminables. J'ai vu des asthmes, des hémorroïdes demander plus de trente cautérisations, une constipation en a exigé près de cinquante, mais ce sont là réellement des cas exceptionnels. Il arrive aussi que le point juste a été atteint, mais que l'amélioration ne tient pas, parce qu'un trouble autre que celui que l'on vise tient celui-ci sous sa dépendance. De même que chez une femme une entérite ne disparaîtra qu'après un curetage utérin, de même nous ne guérirons l'entérite par voie nasale, dans certains cas, qu'après avoir également ment guéri la dysménorrhée ou la leucorrhée. Il faut aussi se rappeler que certains troubles, comme les migraines, les névralgies, les vertiges, les anxiétés, les asthmes, par exemple, sont en réalité des réverbérations, dans certain

domaine nerveux, d'irritations nées dans d'autres domaines.
Le vertige est souvent stomacal ou hépatique, la névralgie
faciale droite est presque toujours hépatique, la névralgie
frontale colique, beaucoup d'anxiétés, d'hypocondries, de
neurasthénies sont associées à des gaz intestinaux, etc. Il
faut jouer cette partie thérapeutique sur l'échiquier naso-
bulbaire comme on la joue ordinairement en thérapeutique
locale ou symptomatique.

En quelque point de la muqueuse que touche le cautère,
il doit presque forcément actionner un centre bulbaire. Si
ce centre a son équilibre, cent cautérisations ne le lui
feront pas perdre. S'il est en épistasie, celle-ci cessera et
le trouble disparaîtra. Exceptionnellement, il peut y
avoir une très légère exaspération du trouble, pour
quelques heures, et c'est d'ailleurs de bon augure, car
cette réaction indique qu'on n'est pas loin du centre visé.
Il est bon que le patient en soit prévenu. Le médecin doit
noter le lieu de chaque cautérisation pour se repérer d'une
séance à l'autre. Je n'ai jamais observé d'effets regret-
tables, ni vu apparaître de troubles nouveaux. En revanche
les guérisons, rapides ou lentes, sont en majorité. On conçoit d'ailleurs qu'une aspersion sur le visage puisse
guérir une syncope, mais non qu'elle puisse la donner à
un homme dispos, ou l'aggraver chez le malade.

Un des curieux effets physiologiques de ce mode de
traitement est l'oubli rapide de la maladie aussitôt que la
physiologie reprend son cours normal. Un grand nombre
de mes opérés ne m'ont fait connaître leur guérison que
longtemps après, en m'adressant d'autres malades atteints
de l'affection dont je les avais débarrassés. Certains
malades, venus chez moi avec l'espoir d'être guéris de
leur mal en une fois, comme telle personne qu'ils con-
naissaient, et qui l'ont également été, ont négligé de me

faire savoir leur guérison, persuadés qu'elle était de règle, et je ne l'ai sue ensuite que par hasard. D'autres, ne se voyant pas guéris d'emblée, ont cessé de continuer le traitement, convaincus qu'il devait réussir du premier coup, ou pas. Le monde médical, malgré mes nombreuses communications à l'Académie des Sciences, à l'Académie de Médecine, aux Sociétés de Biologie, de Neurologie, etc., est resté jusqu'ici complètement fermé à ces pratiques que la théorie justifie si largement et que la moindre expérimentation peut contrôler. Le rôle du système nerveux dans la défense organique, qui serait au premier plan dans la doctrine médicale si Claude Bernard avait été continué, a été depuis cinquante ans totalement éclipsé par les données pastoriennes. A l'âge primitif du **microbe** a succédé l'âge du **sérum**, nous entrons dans l'âge du **terrain**. En étudiant les forces vives du terrain, on reconnaîtra que leur mobilisation est sous la régie du système nerveux, et la recherche d'une action directe sur ces centres nerveux sera alors mieux comprise.

J'apporte une grande variété de faits cliniques, dont chacun est une expérimentation et une cure. Réduit à ma clientèle personnelle, j'ai forcément manqué des éléments d'une étude complète, que je n'eusse pu trouver que dans les hôpitaux. Mais cet exposé montrera suffisamment les ressources de cette thérapeutique et l'intérêt de ces sondages physio-pathologiques, aussi bien pour la pratique que pour la spéculation biologique. J'ai réuni, dans l'ordre alphabétique, des échantillons de cas de toute nature, choisis parmi des milliers qui se répètent, cherchant plus à marquer l'universalité et l'efficacité de la méthode par des exemples qu'à l'opposer à toute autre par l'abondance de ses résultats. Et j'ai pris surtout les plus anciens cas, dont la guérison s'est maintenue. Toutes mes communications n'ont tendu, on le reconnaîtra facilement, qu'à divulguer la méthode et à la faire entrer dans la pratique médicale de tout praticien.

Tout médecin y réussira comme je l'ai fait, en suivant les quelques données de cet exposé. Il se convaincra aussitôt que les effets obtenus ne doivent absolument rien à la suggestion, car les plus beaux résultats seront atteints dans l'entérite des nourrissons, et j'ai guéri de troubles digestifs divers des nouveau-nés d'un mois, de douze jours.

ABOULIE.

Un des effets possibles de la réaction anxieuse, dans le bulbe, est l'énervement de tout acte volontaire. Il n'est pas besoin pour cela que la réaction anxieuse soit forte, au contraire ; mais cette réaction suffit pour exercer une action inhibitrice, frénatrice, à l'occasion de l'exercice de la volonté. De même qu'une odeur peut éveiller la réaction asthmatique, un mouvement la réaction vertigineuse, une idée, une sensation la réaction anxieuse, de même l'attitude physiologique de **vouloir** peut, chez certains sujets, éveiller aussi la réaction anxieuse ; celle-ci oppose alors une action paralysante à l'acte cérébral, comme dans une machine dérangée dans laquelle la mise en marche déciderait en même temps l'intervention du frein, et celle-ci plus forte encore que l'effet voulu. L'aboulique ne peut vouloir sans sentir en lui une impulsion contraire à celle qu'il a primitivement décidée. Ce n'est pas seulement une asthénie extrême de l'activité volontaire, c'est surtout, chez la plupart de ces malades, une opposition organique profonde qui se met en travers de la décision comme si, selon l'expression d'un de mes malades, **la volonté se retournait** contre elle-même. On conçoit que la suppression de cette réaction anxieuse, qui, je le répète, peut être minime, mais d'autant plus énervante, annule cette action frénatrice, et restitue la liberté physiologique à l'activité cérébrale empêchée.

Bonnier.   3

L'aboulie est donc souvent en réalité une **anaboulie**, c'est-à-dire une sorte de renversement de l'activité volontaire, provoquée par un énervement qui a sa cause directe dans la réaction anxieuse légère qui s'éveille à l'occasion de l'exercice même de la volonté. C'est ici le bulbe qui fait inhibition sur l'activité cérébrale.

Dans ces cas, et dans d'autres de même genre, j'ai toujours visé les centres bulbaires de l'anxiété.

Obs. I. — M. B. Incapacité de s'occuper de ses affaires depuis sept ans. **Anxiété**. **dépression**, taciturnité, idées noires, **aboulie**, laisse sa jeune femme gagner la vie du ménage sans pouvoir obtenir de lui-même un effort de plus d'un jour. Une première cautérisation l'améliore pendant huit jours, une seconde le dégage tout à fait en même temps que disparaît un eczéma ancien des extrémités. Il se lève, le lendemain de la cautérisation, complètement changé, alerte et dispos, plein d'entrain, et ne comprenant rien à ce qui se passait en lui, car il n'était venu se faire traiter par moi que conduit par sa femme, que j'avais débarrassée d'un asthme des foins pénible, et aussi sceptique que je pouvais le souhaiter pour mettre de côté toute idée de suggestion. Il reprend ses affaires, part à Vienne, à Londres et n'a cessé depuis ce jour de témoigner la plus grande activité et une décision parfaite dans ses occupations (mai 1909).

Obs. II. — Mme I., quarante ans. Neurasthénie, **anxiété**, **dépression** morale et physique, **aboulie**, angoisses nocturnes, a constamment peur de se perdre et de se tromper en tout ce qu'elle fait, **constipation**, gravelle urique, **gastrite** ancienne, **dysménorrhée**. La première cautérisation fait durer les règles six jours au lieu de trois, et les fait venir à vingt-huit jours au lieu de vingt-deux. Le moral est meilleur. Après quelques cautérisations, toute asthénie a disparu, ainsi que les **scrupules** et les angoisses. L'urée, de 31,45 est retombée à 18,50, l'acide phosphorique, de 3,70 à 1,80 ; les chlorures, de 13,80 à 8,40 ; les traces de skatol, d'urobiline, d'urates, d'oxalates, de sérine, de peptones, d'indican, ont totalement disparu en moins d'un mois (1909).

Obs. III. — M. A., vingt-quatre ans. **Frilosité**, asthénie et surtout **aboulie**, et incapacité absolue de travail intellectuel et artistique depuis plus de deux ans. La frilosité disparaît d'abord en deux cautérisations, l'asthénie en trois autres ; et après une douzaine de séances, le travail est complètement repris, avec une activité que le malade ne se connaissait pas depuis des années (1910).

ACHLORHYDRIE.

Voy. CANCER DE L'ESTOMAC. Obs. I.

ACIDITÉ.

Voy. DYSPEPSIES, *passim*.

ACNÉ.

La distribution des fibres profondes du nerf trijumeau dans le bulbe nous explique pourquoi les troubles acnéiformes apparaissent comme témoins cutanés de tant de troubles fonctionnels de l'appareil digestif, de l'appareil génital, et de divers états diathésiques. Le désarroi fonctionnel engageant tel centre régulateur bulbaire irrite et trouble les centres du trijumeau proches de ce centre, et nous voyons apparaître dans la région nasale, en couronne, en segment circulaire autour de la saillie du nez, des troubles trophiques, des troubles dans la défense microbicide ; et c'est ainsi que la peau est victime de l'énervement des centres viscéraux qui ont leurs centres à côté des siens. Dans beaucoup de cas, les centres du trijumeau ont eux-mêmes une grande facilité à perdre leur équilibre fonctionnel, et alors l'acné se montrera pour le moindre prétexte, digestif et mensuel, pour tout surmenage faisant baisser la tonicité générale, et mettant aussitôt à bas les centres les moins vaillants.

Obs. I. — Mlle B. **Constipation, acné de la face, dyspepsie.** Après quelques cautérisations, la dyspepsie, la constipation et l'acné disparaissent (1909).

Obs. II. — Mme M., quarante ans. **Éruption prurigineuse,**

acnéiforme du visage, depuis un mois et demi. Disparition en huit jours.

Obs. III. — M. D. **Entéro-typhlocolite** datant de quinze ans, avec **vomissements** fréquents. **Acné rosacée.** Une lettre de ce malade, à qui je n'ai fait qu'une cautérisation à un passage à Paris, m'apprend que tous ses troubles ont disparu, y compris l'acné (1909).

Obs. IV. — Mlle H.· J. **Migraines** hebdomadaires et surtout **mensuelles.** N'est pas réglée depuis un an environ, **acné du** visage, **intolérance gastrique.** Deux cautérisations font revenir les règles, et disparaître tous les troubles migraineux et cutanés (1909).

Obs. V. — Mme G. L. Dysménorrhée, **acné** du visage, **dyspepsie, pellicules,** disparues en deux cautérisations sans rechute pendant plus de trois ans (1909).

Obs. VI. — Mlle P. **Entérite, gastralgie, acné.** La **constipation,** les gastralgies et l'acné disparaissent après la seconde cautérisation. Une **otorrhée** gauche, qui durait depuis quinze ans, et qui avait provoqué autrefois l'ablation des osselets, se tarit en même temps (D^r. Rabion, 1909).

Obs. VII. — Mlle T., vingt-six ans. **Entérocolite** ancienne avec **acné** de la face. L'acné disparut après la seconde cautérisation, et la malade cessa le traitement avant que j'aie pu guérir l'entérite (1909).

Obs. VIII. — M. B., quarante-deux ans. **Dyspepsie, acné** de la face continue depuis plusieurs mois. L'acné disparaît après une cautérisation. Le malade peut impunément manger des escargots, qui lui donnaient, chaque fois qu'il en mangeait, une poussée intense.

ACNÉ MENSUELLE.

Obs. I. — Mlle P., vingt-deux ans. **Règles douloureuses, acné** et **migraine mensuelle.** Ces troubles ont disparu en quelques cautérisations, ainsi que la constipation, et la céphalée habituelle (1909).

Obs. II. — Mlle R., dix-sept ans. Mal réglée, **migraine, acné** au moment des règles, poussées d'asthme, oppression avant les règles. Deux cautérisations font disparaître tous ces troubles et les périodes mensuelles prennent leur rythme normal depuis (1909).

Obs. III. — Mlle R., seize ans. Souffre chaque mois de toux, de dysphonie et de vives poussées d'**acné** au visage. L'auscultation montre un léger engorgement du sommet gauche du poumon. Après une cautérisation dans la région naso-génitale, les règles suivantes, jusqu'à ce jour, se passent sans troubles respiratoires, et sans acné. Le sommet est totalement dégagé. Va parfaitement depuis (janv. 1909).

ACROCRYESTHÉSIE.

La sensation de froid aux extrémités, qui s'associe à un grand nombre de troubles bulbaires, et qui est symétrique, semble pouvoir être attribuée à une irritation de certains faisceaux sensitifs remontant de la moelle vers le cerveau et s'entrecroisant dans le bulbe. Il est vraisemblable que les fibres venant de points symétriques du corps s'entrecroisent au même étage du bulbe, et que le point d'entrecroisement des fibres provenant des extrémités du membre inférieur et du membre supérieur est particulièrement exposé aux irradiations intrabulbaires, car ce symptôme s'associe fréquemment à des phénomènes viscéraux d'organes assez indépendants l'un de l'autre. D'autre part, la circulation des extrémités semble avoir aussi ses centres spéciaux indépendants, car chez beaucoup de mes malades, le phénomène de réchauffement immédiat des extrémités m'est souvent signalé comme le premier signe de modification heureuse d'un état maladif souvent ancien. « J'ai compris que j'allais aller mieux, et qu'il y avait quelque chose de changé en moi, parce que, dès votre première cautérisation, dans votre cabinet, j'ai eu immédiatement les pieds chauds, et que je n'y ai plus eu froid depuis, chose absolument nouvelle pour moi. »

Il existe du reste une systématisation de divers troubles atteignant les extrémités, une **acropathologie** bien connue des neurologistes, et qui fait admettre une susceptibilité anatomique et pathologique au moins aussi centrale que périphérique.

Acrocryesthésie, acrothermesthésie, acrocyanose, acrodynie, acromégalie, etc., autant de cas de troubles centraux systématiques révélant une disposition particulière et une exposition assez périlleuse des fibres et des centres propres aux extrémités des membres. Le nez, la mâchoire, la tête elle-même, comme le montrent mes observations, sont des extrémités. La chose est d'ailleurs bien connue pour l'acromégalie, dans laquelle certaines régions péninsulaires du cerveau sont aussi intéressées.

La cautérisation porte au niveau de la tête du cornet inférieur.

Obs. I. — Mme L. Étourdissements, vertiges, douleurs orbitaires, prurit nasal, **cryesthésie** des membres supérieurs, sensation de bras morts, sensation de tête gelée. Tous les troubles disparaissent en quelques jours après une première cautérisation. Petite rechute sept mois après, que dissipe une seconde cautérisation (mai 1908).

Obs. II. — M^mo B. État **brightique** remontant à une scarlatine datant de l'enfance, avec céphalée, gastralgie et dyspepsie, vertiges, palpitations, pollakiurie, et **acrocryesthésie**. Le tout disparut à la première cautérisation, en avril 1909.

Obs. III. — Mme G., trente-sept ans. **Aménorrhée** depuis un an, à la suite d'un curetage avec résection du col, **congestions céphaliques** fréquentes, émotivité, **anxiété**, nervosité, larmes faciles, idées noires, migraines frontales fréquentes, gardant surtout le type mensuel, **frilosité, extrémités glacées**, ne peut se réchauffer au lit, **les doigts et les mains meurent et bleuissent, vertiges** avec troubles visuels congestifs, palpitations, pyrosis, constipation, et par-dessus tout insomnie. La première cautérisation lui rend le sommeil parfait, elle est plus gaie, n'a pas sa migraine mensuelle, n'a du reste plus de migraines depuis, ni vertiges, ni aucun trouble psychique. Elle cesse de se lever la nuit pour uriner, ce qu'elle faisait plusieurs fois auparavant, ne sait plus ce qu'est le froid aux extrémités ; un prurit généralisé disparaît en quelques jours. La constipation persiste, et disparaît à la cautérisation suivante, un mois après (1910).

ACROCYANOSE.

Obs. I. — M. T. (Hôtel-Dieu). Asthme depuis dix ans, emphysème, oppression continuelle, ne peut dormir sur le côté droit, fortement congestionné. A chaque crise, c'est-à-dire une ou deux fois par semaine, forte **cyanose des extrémités**. Après la deuxième cautérisation, le malade se sent mieux, peut dormir sur le côté droit, très dégagé. Quelques petites crises par la suite, mais sans cyanose (1910).

(*Voy.* aussi plus haut, dans ACROCRYESTHÉSIE, obs. III, et la note qui précède.)

ACROTHERMESTHÉSIE.

(*Voy.* note plus haut, dans ACROCRYESTHÉSIE.)

Obs. I. — Mme G., cinquante-trois ans. Soufre, entre autres troubles, et depuis des années, d'une **acrothermesthésie** intense, c'est-à-dire que ses pieds sont tellement brûlants qu'elle ne peut dormir qu'en les laissant découverts la nuit, ce dont se plaint surtout son mari..., et de vertiges violents, dans lesquels elle ne trouve d'autre dérivatif que de se pincer fortement le nez, pratique qui les fait cesser presque instantanément. Deux cautérisations font disparaître ces troubles (1910).

ADDISSONIEN (Teint).

Voy. BRONZÉ.

ADÉNITE.

Ces cas sont les seuls dans lesquels aucun traitement n'est intervenu, susceptible de masquer l'action de la cautérisation.

Quel que soit le mécanisme de la mobilisation de l'appareil ganglionnaire dans la lutte contre l'infection, nous pouvons admettre qu'elle ne se fait pas sans l'intervention des centres bulbaires diaphylactiques, qui centralisent la défense et la digestion microbicide, et que ces centres, de qui dépend l'activité des sécrétions digestives par lesquelles l'organisme va lutter contre le microbe infectant, à l'intérieur des tissus et dans le sang, doivent, quand ils sont

réveillés, faire rapidement cesser l'émotion ganglionnaire.
L'appareil ganglionnaire a ses centres propres, comme tous
les tissus et tous les organes, et l'inflammation doit y être
combattue comme partout ailleurs. De plus, leur fonction
doit les rattacher aux centres diaphylactiques généraux. A
ce double titre, ils sont d'autant mieux défendus qu'ils
jouent un rôle plus important dans notre défense.

Obs. I. — Charles G., sept ans. **Adénite cervicale** énorme,
datant de près de deux mois. Disparition extrêmement rapide,
en quatre jours, après une seule cautérisation.

Obs. II. — La petite M. R., huit ans. **Adénite cervicale** de
l'angle de la mâchoire, depuis six semaines. La périadénite
disparut dès le lendemain de la piqûre, et le ganglion, dur et
bien délimité, ne fondit qu'après une seconde cautérisation
(Polycl. H. de Rothschild, 1912).

AÉROPHAGIE.

L'aréophagie est due à l'atonie des parois musculeuses
du tube pharyngien et surtout œsophagien, qui permet la
béance anormale de cet appareil, lequel doit rester fermé
sauf au passage du bol alimentaire. C'est, pour l'œsophage,
un trouble identique à ce que produisent l'atonie et la
flaccidité des parois de l'estomac dans la dilatation. La
déglution, même de la salive, produit l'ingurgitation de
l'air pharyngien. D'autre part, les gaz de l'estomac
remontent au-dessus du cardia, et sont arrêtés au niveau
du larynx. Le traitement consiste à rendre la tonicité à ces
parois flasques, par sollicitation des centres bulbaires, sur
la queue du cornet inférieur.

Obs. I. — Dr F. **Dyspepsie, aérophagie,** migraines presque
quotidiennes, **constipation,** hémorroïdes, soignées depuis vingt-
cinq ans. La première cautérisation règle l'intestin et l'estomac,
supprime l'aérophagie, la dyspepsie flatulente, les gaz intestinaux, la constipation et les migraines. La seconde fait disparaître totalement tous les troubles hémorroïdaires (1910).

Obs. II. — M. B., cinquante ans. Asthénie ancienne, **aérophagie**, torpeur, insomnie, constipation, ictère chronique. L'aérophagie et la constipation disparaissent le lendemain de la cautérisation, l'ictère disparaît à son tour deux jours après et n'a pas reparu depuis 1908.

Obs. III. — Mlle Y. M., seize ans. Souffre depuis plusieurs années de **dyspepsie flatulente**, d'**aérophagie**, avec hoquet fréquent, rougeurs intenses du visage, par plaques, après le repas. Les gaz d'estomac la font beaucoup souffrir quand elle coud, ce qu'elle doit faire toute la journée. Tout disparaît en trois cautérisations.

AGORAPHOBIE.

Lorsque le centre bulbaire de l'anxiété réagit à l'occasion d'une perception visuelle, tactile ou labyrinthique de l'espace, il y a agoraphobie, car le cerveau associe à la sensation d'espace la sensation anxieuse. Telle sensation d'espace éveille systématiquement la réaction anxieuse, comme elle pourrait éveiller la vertigineuse, comme telle odeur, telle sensation nasale ou respiratoire pourrait éveiller la réaction asthmatique chez des sujets qui auraient une particulière susceptibilité de ces centres bulbaires. Il suffira, par la sollicitation physiologique, de redresser en bonne attitude fonctionnelle le centre à réaction anxieuse, pour faire disparaître le substratum bulbaire dont le cerveau tire l'état conscient de phobie. Les observations qui suivent montrent bien le caractère foncièrement bulbaire de ce trouble, par les associations que j'ai notées. L'agoraphobie peut être unilatérale.

Obs. I. — Mme C. **Dépression** et surtout **agoraphobie** qui lui interdit toute sortie sans qu'on l'accompagne, depuis trois ans. Guérie en trois cautérisations (1910).

Obs. II. — Mme G. **Vertiges**, neurasthénie, **peur de l'isolement**, gastralgies. Une cautérisation la débarrasse totalement en quelques heures de son **agoraphobie** ; elle sort le jour même et peut pendant des heures séjourner dans les grands magasins.

ce qu'elle ne pouvait plus faire depuis plus de deux ans. Sans rechute depuis septembre 1908.

Obs. III. — M. V. **Vertige** depuis trois ans, chutes brusques avec perte de connaissance. **Dérobement, astasie, agoraphobie, fringales.** Tout disparaît en trois cautérisations (1909).

Obs. IV. — Mme G. **Vertiges, agoraphobie, étourdissements,** surdité légère, **dépression et mélancolie anxieuse ; insomnies, amaigrissement** profond, **constipation, digère mal ;** un peu d'albumine. Première cautérisation : amélioration de tous les symptômes. Une seconde cautérisation quelques jours après : dort bien, digère bien, se sent mieux moralement et physiquement, chante, se dit guérie, euthymie, a repris des forces et de l'embonpoint, n'a plus ni constipation, ni anxiété. Retournée au Brésil. Le vertige seul reparaît en janvier 1909 (Dr Lévy Klotz).

Obs. V. — M. O., trente-huit ans. A été fortement ébranlé moralement à la suite du tremblement de terre de la Martinique, crises d'angoisse, surtout nocturne ; n'ose, certaines nuits, se coucher de peur d'être pris de ses angoisses. Ces troubles durent depuis sept ans. Il a été momentanément amélioré pendant une période de service militaire. Il lui reste actuellement la peur de dormir sans lumière et la phobie de la rue, du mouvement trop accentué des voitures, de la foule et des tourbillons de poussière. Il a aussi le **vertige des fenêtres.** La première cautérisation l'améliore nettement plusieurs jours, il a moins d'angoisses. Une seconde lui coupe les anxiétés nocturnes, il peut se coucher et dormir sans lumière, l'agoraphobie, les vertiges de la rue ont disparu. Il se commande mieux, peut sans vertige s'approcher des fenêtres. Bref, se juge totalement guéri en quinze jours (1909).

Obs. VI. — Mme R., trente-six ans. **Anxiété** apparue subitement en crise, au milieu de la nuit. Depuis, **éblouissements, étourdissements, palpitations, gastralgies, dépression.** Ne peut supporter la foule, traverser seule les rues, séjourner dans les grands magasins qui l'affolent ; vertige de l'escalier. Ses grandes crises d'agoraphobie s'accompagnent obsessivement d'idées de suicide et d'un **prurit** violent de la région œsophagienne. Plusieurs membres de sa famille sont asthmatiques. Une cautérisation supprime net du jour au lendemain toute anxiété, et toute agoraphobie. Elle circule seule, revient chez moi sans être accompagnée, me dit n'avoir plus aucune angoisse, aucune constriction, aucun prurit de la gorge, et

avoir repris son équilibre moral parfait. Cet état durait depuis
trois ans (1909).

Obs. VII. — Mlle G., dix-huit ans. Mal. du chemin de fer, sensation extrême d'anxiété vertigineuse. nauséeuse, ne peut venir
à Paris sans être dans un étourdissement continu, avec des
troubles de la vue, des spasmes gastriques. une confusion agoraphobique à crier, même accompagnée, même dans la chambre.
Dans ces moments elle ne peut prendre aucune nourriture,
tant est grande l'affre anxieuse et aussi tant est forte l'angoisse
pharyngée. Cet état dure depuis l'enfance. Je l'avais traitée l'an
dernier, mais quelques moments avant son départ de Paris,
et aussitôt rentrée chez elle, en province, tous les troubles
avaient naturellement disparu, et elle ne pouvait savoir si elle
était ou non guérie. Cette année, elle revint à Paris où elle
était forcée de passer quelque temps, et sa mère me l'amena
dès l'arrivée. Dès la seconde cautérisation, le spasme pharyngée fut dénoué et elle put manger. L'angoisse agoraphobique céda et elle put circuler dans les rues. Le surlendemain,
je lui fis une troisieme piqûre et elle put passer deux heures au
Salon, déjeûner au Bois et aller au théâtre le soir. Elle était donc
guérie de son agoraphobie de Paris, mais il restait l'épreuve
du mal des chemins de fer et des véhicules en général. Une
lettre, que je reçus un mois après m'apprend, que l'épreuve est
faite. Une course en auto de 600 kilomètres en un jour et demi,
sans aucun malaise. Puis quatre jours d'excursions à Vichy,
et reprise, sans appréhension aucune, du train pour Paris, six
heures de chemin de fer, nouvelles courses dans Paris, et
retour le soir même chez elle après trois nouvelles heures de
chemin de fer « sans avoir éprouvé autre chose que du plaisir » (1912).

ALBUMINURIE.

Voy. Urines.

ALOPÉCIE.

Voy. Cheveux.

AMBLYOPIE.

Voy. Vue.

AMAIGRISSEMENT.

Il existe pour tout organisme un embonpoint qui est le

normal, selon l'âge et le sexe. Nul doute qu'il ne résulte
d'un équilibre maintenu dans nos échanges nutritifs et que
cet équilibre ne soit, comme tous les équilibres organiques
et fonctionnels, confié à la régie des centres nerveux. Ces
centres sont bulbaires, et nous en avons la preuve dans
les engraissements et les amaigrissements si brusques qui
accompagnent certains désarrois bulbaires, comme le
diabète ou le goitre exophtalmique.

Que ces centres fléchissent dans leur fonction de régulation et nous assistons aussitôt à des variations marquées
d'embonpoint, qui résistent nettement aux conditions en
quelque sorte extérieures que réalisent les divers régimes.
Un homme dont les centres **trophostatiques** sont déré-
glés, restera maigre quand même il mangerait comme
quatre. Si la perte d'équilibre se fait dans l'autre sens, il
engraissera en buvant de l'eau claire. Qu'il y ait maigreur
ou obésité, il suffira de réveiller l'activité des centres
régulateurs pour que l'équilibre se rétablisse, et la même
cautérisation fera maigrir le gras et engraisser le maigre,
jusqu'au retour à la normale.

Obs. I. — Une sage-femme, fort intelligente, et dont je soignais le mari pour une glycosurie datant de plusieurs années,
me pria d'essayer ma méthode sur elle, se plaignant d'une
obésité qui rendait très fatiguant l'exercice de sa profession.
Elle pesait alors 80ᵏˢ,800. La première cautérisation, sur le
point hépato-pancréatique, lui fit perdre 2ᵏˢ,50 en huit jours.
La seconde piqûre lui fit perdre 450 grammes, la troisième 800.
Puis, de semaine en semaine, 450, 1.000, etc. En un mois, elle
était descendue à 74 kilogrammes, se sentant plus vive, mieux
portante, infatigable, montant facilement les étages, et diminuée de 10 centimètres de tour de hanches. Chemin faisant,
une cautérisation avait abaissé sa tension artérielle de 19 à 16,
et ses règles s'étaient, pour la première fois, passées sans
douleurs. Elle perdit 11 kilos les deux premiers mois.

Obs. II. — Elle eut alors l'idée de me demander de traiter de
la même façon sa jeune sœur, âgée de vingt-sept ans, et qu'au-

·cun régime, aucune médication ne pouvait faire engraisser.
Elle pesait 44^{kg},200. Elle gagna d'abord 200 grammes, qu'elle
perdit ensuite, puis 300 grammes, qu'elle perdit au moment
des règles. Celles-ci passées, elle prit 1^{kg},350, l'appétit vint, les
digestions furent plus actives, puis l'embonpoint revint progressivement vers la normale, mais lentement.

Obs. III. — Mlle B., dix-neuf ans. **Asthme nasal** depuis six ans.
Oppression. **Gastralgie** fréquente. **Amaigrissements** brusques.
Une première cautérisation fait disparaître les crises d'asthme
qui ne se sont pas reproduites depuis ; une seconde supprime
la névralgie gastrique, et après la troisième, la malade se sent
parfaitement bien guérie et reprend rapidement un embonpoint
normal (1908).

Obs. IV. — Mme L. **Entérite** depuis deux ans, opérée pour
une métrite catarrhale à cette époque, **amaigrissement**, **diarrhée**
avec selles glaireuses et provoquées par la moindre émotion,
urines boueuses, poussées **d'hyperthermie**, **d'œdèmes** sous-
cutanés, de **vertiges**, de **fatigues** profondes, etc. Pas de rhinite.
Cautérisation le 13 novembre 1907. Dès le lendemain, amélioration totale ; gagne 3 livres le premier mois. L'entérite n'a
eu que quelques vagues retours offensifs, mais la malade ne
suit plus aucun régime, et a même fait, sur ma demande,
quelques repas d'épreuve des plus osés, sans en éprouver le
moindre trouble intestinal. Cette malade devait être opérée
pour une appendicite, dont tous les symptômes ont disparu, et
n'ont pas reparu depuis (novembre 1907).

Obs. V. — Mlle Fernande I., vingt-deux ans. **Maladie de Basedow** au début, **amaigrissement** rapide. De huit jours en huit
jours, à la consultation de la Polyclinique H. de Rothschild,
elle gagne 700 grammes, puis 700 encore, puis 600, et semble
parfaitement remise, à ce point de vue, en un mois. Comme
elle ne venait que pour cette maigreur, je ne la revis plus, et
ne pus entreprendre le traitement des autres troubles.

Voir CANCER DE L'ESTOMAC et DYSPEPSIES.

AMÉNORRHÉE.

L'appareil génital, et plus exactement l'appareil
d'accommodation génitale (utérus, trompes, vagin), a ses
centres immédiats dans le système sympathique, ses
centres réflexes dans la moelle, et ses centres régulateurs,

ou **gonostatiques**, dans le bulbe. Cette dernière donnée
ressort nettement des recherches de Budge, Poussep,
Yastreboff, Hœddeus, Kilian, Oser, Schlesinger, Hanch.
Pour Bechterew, ce centre est voisin du centre vaso-
dilatateur bulbaire, que nous avons appelé **manostatique**.

Cette notion se confirme indirectement par ce fait que
la régulation des phénomènes génitaux, par excitation
naso-bulbaire, s'effectue par la cautérisation légère de la
tête du cornet inférieur, en un point tout voisin de celui
par lequel j'ai montré qu'on pouvait obtenir la régulation
immédiate de la tension artérielle. C'est d'ailleurs aux
environs de ces points que Fliess, dès 1897, montra que
l'on pouvait régler, soit par cocaïnisation, soit par cautérisation, divers troubles aménorrhéiques et dysménorrhéiques. Malheureusement, Fliess et ses commentateurs
saisirent mal le mécanisme de cette thérapeutique, et ne
surent pas la généraliser.

Le tissu vaguement caverneux que l'on trouve dans
certains points de la muqueuse nasale, et qui rappelle
celui des organes génitaux, les connexions de nature
sympathique, que l'on peut toujours admettre entre deux
points quelconques du corps, puisque le réseau nerveux
sympathique double partout le réseau vasculaire, tout cela
ne joue absolument aucun rôle dans les remarquables rapports naso-génitaux que Fliess a le premier mis en lumière.

Le nerf olfactif n'y est pour rien, lui non plus, et les
points génitaux de la muqueuse nasale, donnés par Fliess,
n'appartiennent pas au domaine de la première paire cra-
nienne, mais au trijumeau seul.

Les cas d'aménorrhée guéris rapidement par cette
méthode sont fréquents dans ma pratique, en voici quelques
types.

Obs. I. — Mme N., vingt-neuf ans. **Aménorrhée** depuis cinq

ans, vertiges, congestion céphalique, tension artérielle, 24.
Deux cautérisations abaissent cette tension à 20, puis à 17, et
les règles reviennent, et définitivement, cinq jours après.

Obs. II. — Mme M., quarante-trois ans. **Aménorrhée** depuis
neuf mois. Règles normales après une seule cautérisation.

Obs. III. — Lucie B., quatorze ans et demi. Convulsions oculaires, petites absences, tiraillements d'estomac, **aménorrhée**
depuis sept mois, après neuf mois de règles normales. Les
tiraillements et les convulsions disparaissent après la première
cautérisation. Les règles suivent de quelques jours la seconde,
faite huit jours après. Bien depuis.

Obs. IV. — Mme de G., trente-huit ans. **Aménorrhée.** A eu vingt-
quatre fois ses règles en dix-huit ans. Les règles viennent
copieusement cinq jours après ma cautérisation, et normalement depuis plus d'un an.

Obs. V. — Mlle J. H., vingt-cinq ans. **Aménorrhée** absolue
depuis six ans. Les règles reviennent après une seule cautérisation, et se suivent normalement depuis trois ans.

Obs. VI. — Mlle K., vingt-huit ans. Réglée à quatorze ans. N'a
eu depuis ses règles qu'une fois tous les deux ou trois ans. Le
lendemain même de la cautérisation, les règles viennent; puis
de nouveau trois semaines après ; le mois suivant, rien. Elle
déclare à sa mère qu'elle préfère infiniment, malgré ses fréquentes migraines, l'état d'aménorrhée, et ne consent plus à
de nouvelles cautérisations.

Obs. VII. — Mlle de H., vingt et un ans. N'a jamais été réglée.
Chanteuse professionnelle, elle m'est adressée pour des troubles
vocaux que je rattache à une pharyngo-laryngite associée à de
l'entérite chronique. Une première cautérisation me donne raison en dégageant simultanément les troubles vocaux et les
troubles digestifs. Dix jours après cette cautérisation, la malade
m'apprend que les règles sont venues. Règles normales et
bonne santé depuis (janvier 1909).

Obs. VIII. — Mlle H. J., vingt-six ans. **Aménorrhée** depuis trois
ans. Fortes migraines chaque mois au moment correspondant
aux règles, et de plus légères tous les huit jours. Les règles
reviennent normalement vingt-cinq jours après ma piqûre, et
se succèdent normalement depuis. La malade n'a plus eu de
migraine, petite ou grande, depuis cette époque. L'acné du
visage a du même coup disparu.

Obs. IX. — Mlle C., vingt-deux ans. Étudiante en médecine. Bien réglée de quatorze à dix-huit ans. **Aménorrhée** depuis quatre ans. Quinze jours après une première cautérisation, les règles viennent et se suivent normalement pendant plus d'un an. Une forte grippe nasale les suspend de nouveau. Elle était alors à Lausanne, et sur mon conseil, se fit cautériser ; mais l'intervention a dû être, comme elle l'est si souvent, infiniment trop vive pour amener une régulation nerveuse, car elle saigna pendant deux jours, et ses règles ne revinrent pas. Je la vis plus tard à Paris, et ne sus jamais les résultats de cette seconde intervention.

AMNÉSIE.

L'amnésie, et surtout l'amnésie brusque, donne l'impression soit d'une anémie instantanée d'un territoire cérébral avec engourdissement immédiat des facultés ainsi coupées dans leur fonctionnement, soit d'une sorte de **dérobement**, d'une faillite fonctionnelle, comme le vertige, l'anxiété en provoquent si facilement dans la motricité de sustentation, par exemple. Qu'il s'agisse d'une épistasie portant directement sur les éléments nerveux ou sur leur appareil vasculaire, c'est dans le bulbe qu'a été fermé le compteur, et que le chauffage ou la force motrice ont été coupés, par une irradiation partie du centre de l'anxiété ; et c'est à ce dernier qu'il faut s'adresser pour obtenir la reprise de l'activité cérébrale momentanément suspendue.

Obs. I. — Mme Q. **Constipation opiniâtre. Pharyngo-laryngite.** Chanteuse affligée d'un **trac** extrême quand elle se produit en public ; voix changée, émotivité, **amnésie** et réaction intestinale. Première cautérisation, rien ; deuxième, amélioration totale, diarrhée pendant quelques jours et selles normales depuis. N'a plus éprouvé le **trac** depuis, même dans des exécutions particulièrement émouvantes et importantes pour sa carriére ; elle ne ressent aucun trouble et se sent maitresse de tous ses moyens, sans aucune réaction morale ou physique.

Obs. II. — Mme B. Depuis quelques années, entérite muco-membraneuse hémorrhagique, constipation, leucorrhée, dépression, **amnésies**, insomnie, anxiété, angoisses maternelles et

exaltation anxieuse. Le mari de cette malade est dans la période
prétabétique, et la malade elle-même a eu de légères hémi-
anesthésies. Quatre cautérisations en quelques jours font disparaître tous les troubles, qui ne sont pas reparus depuis 1911.

AMYGDALITES.

Voy. GORGE.

ANÉMIE.

Voy. DYSPEPSIES, GASTRO-ENTÉRITE, NEURASTHÉNIE, etc.

ANGINES.

Voy. GORGE.

ANGINE DE POITRINE.

On considère en général certaines lésions du cœur
ou de l'aorte comme la cause des douleurs de l'angine de
poitrine. Il serait plus logique de considérer ces mêmes
lésions comme l'effet de troubles trophiques ou diaphylactiques dépendant de défailllances bulbaires, comme la douleur et l'affre elles-mêmes. Le trouble central est primitif, le
trouble périphérique en est la conséquence directe ; mais
la tendance anatomo-pathologique a naturellement entraîné
les cliniciens vers la grosse lésion visible de l'organe, et
fait souvent prendre les victimes pour des coupables. La
méthode centrothérapique montre assez comment l'action
directe sur les centres peut soulager l'organe des troubles
dont il est victime (voy. fig. 4).

OBS. I. — Mme C. soixante et onze ans. **Artériosclérose,**
angine de poitrine, plusieurs crises atroces par jour que l'on ne
parvient pas à calmer avec la morphine; à peine 60 grammes
d'urine, constipation absolue, tension artérielle, 24. Sur la
demande de la famille, qui a fait venir la malade à Paris, et
dans l'espoir de calmer les douleurs violentes de l'angine de
poitrine au milieu desquelles on s'attend à la voir passer d'un
moment à l'autre, tant elles sont vives, je fais une première
cautérisation. La tension artérielle tombe aussitôt à 17, la ma-

lade cesse de souffrir, n'a plus une seule crise douloureuse. L'intestin fonctionne quelques heures après, et la malade a 1ᵏᵍ,500 d'urine dans les vingt-quatre heures qui suivent. Une seconde cautérisation, deux jours après, semble réduire la dilatation gastrique. Après une troisième, la malade se sent assez bien pour se croire guérie, car elle n'a plus aucune douleur, se lève, et doit repartir le surlendemain dans le Midi. On me demande une dernière cautérisation pour l'estomac un peu paresseux. Le soir même, en se mettant à table avant de prendre son train de nuit, elle meurt d'embolie en quelques minutes. « Nous ne pourrons oublier, m'écrit son fils, que c'est grâce à vous que ces terribles crises ont disparu et qu'elle a pu vivre ses derniers jours dans un calme relatif et finir sans souffrances atroces... »

Obs. II. — M. de N., soixante-quatre ans. **Artériosclérose, angine de poitrine**, avec phénomènes symétriques à droite, barre thoracique, **oppression vasculaire** des deux bras, **anxiété,** tension, 19. Constipation. Ce malade m'écrit que la « gêne de poitrine » a disparu instantanément, en sortant de chez moi. Il a pu faire une course rapide, en terrain montant, trois heures après, ce qu'il n'avait pu faire depuis un an. La constipation a disparu dès le lendemain (novembre 1911). La tension, qui était descendue à 16,5, était encore à 16 quand je revis le malade un an après.

Obs. III. — M. B., soixante-cinq ans. Syphilis ancienne, **aortite chronique**, oppression pénible de la région thoracique antérieure dès que le terrain s'élève un peu, et qui lui rend les sorties à pied impossibles certains jours. Cette oppression disparaît avec une cautérisation pendant plusieurs mois.

Obs. IV. — M. P. H. **Pouls ralenti**, entre 35 et 40 pulsations, atonie, dépression, fatigue, vertige et tendance à tomber à **gauche**, rhinite **gauche**, pharyngite **gauche**, érysipèles répétés sur la face à **gauche**, petite **angine de poitrine**, angoisse. Son cœur a souvent été examiné et trouvé intact. A la première cautérisation, chez moi, la pression, de 19, descend immédiatement à 16, et le pouls remonte à 70. Huit jours après, le malade me revient avec une tension artérielle de 16,5, un pouls de 60. L'angine de poitrine, les douleurs du bras gauche, le vertige ont disparu dès le lendemain de ma cautérisation (1912).

Obs. V. — M. L., cinquante-cinq ans. **Faux asthme, fausse angine de poitrine** depuis trois mois, oppression thoracique, douleurs au bras gauche, surmenage, ne peut ni monter, ni marcher vite. A depuis longtemps des hémorroïdes. Pas de syphilis. Seulement un léger bruit de galop au cœur. Tension, 18,5. La première cautérisation abaisse la tension à 16, et le malade n'a plus de grandes crises. Il garde un peu d'oppression. Après trois cautérisations, en quinze jours, il se considère comme totalement dégagé. Sa tension reste entre 16 et 17 (1912).

ANGIOME.

Obs. I. — Jean B., sept ans. Petit **angiome** sur le dos du nez, diminué au point d'être à peine visible. après deux cautérisations, en quinze jours.

ANGOISSE.

Voy. Anxiété.

ANOREXIE.

Lorsque, dans une dyspepsie, certaines sécrétions cessent de se produire, soit par une anesthésie sensorielle qui supprime l'analyse gustative et prive les centres bulbaires de l'information sans laquelle leur activité n'est pas sollicitée, soit par inertie réflexe de ces mêmes centres, les sécrétions appropriées à certaines espèces alimentaires ne se font pas ou se font mal ; il y a **intolérance** ou dyspepsie. Mais de plus l'appétit disparaît pour ces mêmes espèces alimentaires. Il peut même disparaître pour toute espèce d'aliment. Il y a alors anorexie totale. Cette analyse gustative existe tout le long du tube digestif, mais elle ne nous donne d'informations conscientes qu'au niveau de la bouche, c'est-à-dire au commencement du tube digestif, où nous pouvons facilement avaler ou rejeter tout aliment qui ne nous plaît pas. Entré dans l'estomac, cet aliment, déjà assaisonné de sucs digestifs divers, peut encore éveiller une sensation assez vague au point de vue sensosoriel, mais assez significative cependant pour provoquer le **dégoût** et le **vomissement**.

Cette anorexie peut être l'effet d'une épistasie hystérique ; mais le plus souvent elle est un symptôme d'insuffisance dans l'appropriation des sucs digestifs, par inertie des centres bulbaires qui sont chargés de cette appropriation. Il suffit alors d'éveiller ces centres bulbaires pour voir revenir l'appétit et la capacité digestive.

OBS. I. — Mme B. Chez cette malade, atteinte d'**asthme des foins**, chaque crise annuelle est régulièrement précédée d'une période d'**anorexie** absolue, d'un amaigrissement profond et de poussées d'urticaire sur le visage. Deux cautérisations coupèrent la crise d'asthme et avec elle tous ses symptômes satellites (avril 1909).

OBS. II. — Mlle E. B. **Rhume des foins** depuis l'enfance, plus intense depuis deux ans, durant chaque année deux mois et demi, et précédé d'une véritable crise d'**anorexie**, pendant laquelle elle ne peut absolument rien manger. Une cautérisation supprime tous les troubles définitivement (avril 1909).

OBS. III. — Mme M. **Entérite** de dix ans ; constipation et débâcles membraneuses ; **anorexie** totale, palpitations, vertiges, **migraines** fréquentes, asthénie, insomnie, coryza, selles habituellement décolorées, sans ictère. Une cautérisation : selles spontanées, mais décolorées encore pendant plusieurs jours. L'appétit est revenu dès le lendemain avec le sommeil, la malade dort bien et se lève tôt, et n'a pas eu de vertige, ni de migraine, ni de nausées, ni de rhume depuis (juillet 1908).

OBS. IV. — Mlle de T. Crises d'**entérite** avec constipation ancienne, **rhinite** chronique, crises d'éternuement, nausées, **anorexie**, idées noires. 1re cautérisation : aucun résultat ; 2e cautérisation : selles moulées depuis, chaque matin et soir, amélioration rapide de tous les troubles. Se dit guérie (octobre 1908).

OBS. V. — Le petit Roger P., onze ans. **Anorexie** absolue, depuis plusieurs mois. Guéri par la première cautérisation (Polycl. H. de Rothschild).

OBS. VI. — Le petit Pierre P., huit ans. **Anorexie** absolue, sans dyspepsie, insomnie. Après deux cautérisations nasales, il mange bien, et avec appétit, de tout, et dort mieux.

OBS. VII. — Mme G., quarante ans. Insomnie continue, **anorexie**, nausées, **entérite** muco-membraneuse, ballonnements, fétidité des selles, perd beaucoup de sang, extrémités froides depuis quatre mois. La première cautérisation rend le sommeil et l'appétit, la malade est plus calme, plus gaie, a moins de frilosité, de dépression. La troisième diminue la constipation et les peaux disparaissent ainsi que les hémorragies intestinales. Tout est guéri après la cinquième cautérisation (1910).

Obs. VIII. — La petite Anna L., treize ans. **Anorexie absolue** depuis plusieurs mois. Guérie dès la seconde cautérisation. Mange maintenant de tout et avec appétit (Polycl. H. de R.).

Obs. IX. — Mlle D. L., vingt-trois ans. A la suite d'une contrariété sentimentale, crises d'**hystéro-épilepsie** violentes, dans lesquelles deux hommes parviennent à peine à la maintenir. Hoquets nerveux pendant des heures, oppressions, étouffements, angoisses, les crises sont surtout fréquentes après le repas. **Anorexie** absolue, refuse de s'alimenter. Hémianesthésie gauche. Je lui fis une cautérisation, villa Borghèse, chez le Dr Cautru. Les crises cessèrent, ainsi que les hoquets, dès cette cautérisation. La malade tomba dans une somnolence qui dura soixante heures. Une seconde cautérisation rompit les troubles digestifs et fit cesser l'anorexie. Cette malade, guérie, fut reprise par ses parents et ramenée en province. Sa guérison est complète, sans rechute depuis 1909.

ANOSMIE.

Dans la guérison de l'anosmie par cautérisation nasale, il semble bien qu'il ne s'agisse pas d'un réveil des centres du nerf olfactif, mais de celui des centres du trijumeau par lesquels la région supérieure de la muqueuse nasale reprendra la moiteur et les sécrétions sans lesquelles l'olfaction ne peut se faire. De plus, il se produit une décongestion, un dégonflement des parois supérieures, grâce auxquels le méat supérieur peut se rouvrir aux particules odorantes et leur permettre accès sur les points qu'anime le nerf olfactif.

Obs. I. — Mme B. **Anosmie** ancienne et **hydrorrhée** nasale. Les premières cautérisations rappellent l'odorat, l'hydrorrhée disparaît ensuite (mai 1909).

Obs. II. — Mlle J. **Asthme nasal** depuis quinze mois, hydrorrhée, sialorrhée, **anosmie subite** dès que n'importe quel point
du corps se refroidit, oppression, toux, picotement des yeux,
éternuements spasmodiques. Une cautérisation guérit tous ces
troubles à la fois et définitivement.

Obs. III. — Mme B., cinquante ans. **Anosmie** absolue depuis un
an. Disparition instantanée dès ma piqûre, reconnaît aussitôt
toutes les odeurs (1910).

Obs. IV. — M. C. **Anosmie** ancienne, disparaît aussitôt après
une cautérisation.

Obs. V. — Mme D., soixante ans. **Anosmie** subite depuis un an.
Guérie par une cautérisation.

Obs. VI. — Mme P. Entérite coïncidant avec **anosmie**, crises
de **migraine** ophtalmique droite, avec blépharospasme. Tous
les troubles disparaissent par deux cautérisations.

Obs. VII. — Mme D. **Anosmie** subite, datant d'un an ; la malade a des troubles de **cacosmie** et le goût est également per-
verti. Tous ces troubles disparaissent après deux cautérisations.

ANURIE.

Voy. Urines.

ANAL (Prurit).

Voy. Prurits.

ANXIÉTÉ.

Toutes nos sensibilités peuvent être péniblement affec-
tées de deux façons principales. D'abord, de façon douloureuse, et la douleur est alors d'autant plus grande que l'irritation est aussi plus grande. Mais il existe une autre sollicitation qui n'est pas douloureuse, mais au moins aussi
pénible, d'autant plus pénible que l'irritation est au contraire plus petite, et qui va de l'oppression à la gêne,
à l'agacement, à l'angoisse, à l'affre. Tout point de notre
corps peut être le siège d'une douleur ou d'une anxiété,
d'une affre. Les plus terribles névralgies peuvent ne s'ac-

compagner d'aucune angoisse, comme les affres les plus
atroces peuvent n'être nullement douloureuses. L'angine
de poitrine combine les deux formes et on les trouve associées dans les coliques utérines, vésicales, hémorroïdaires,
intestinales, hépatiques, néphrétiques, gastriques, etc.

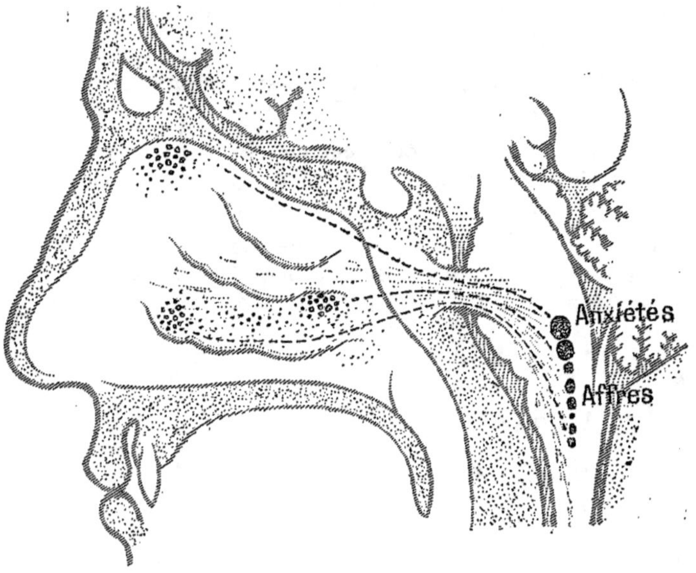

Fig. 16.

Mais la migraine ne donne guère d'anxiété, sauf au passage de la nausée. La névralgie faciale la plus aiguë
pourra ne s'accompagner d'aucune anxiété. Dans la grande
anxiété paroxystique de Brissaud, dans laquelle le malade
sent la mort si près de lui, la douleur est absente.

Toutes les colonnes de centres nerveux qui montent
de la moelle vers le cerveau, en passant par le bulbe,
peuvent être le siège, soit de douleurs, d'algies, soit
d'affres, d'anxiétés, d'angoisses. Les membres, les extré-

mités, la peau, les viscères, toutes les parties superficielles ou profondes de notre corps peuvent nous donner la réaction affreuse. Les colonnes sensitives du bulbe nous

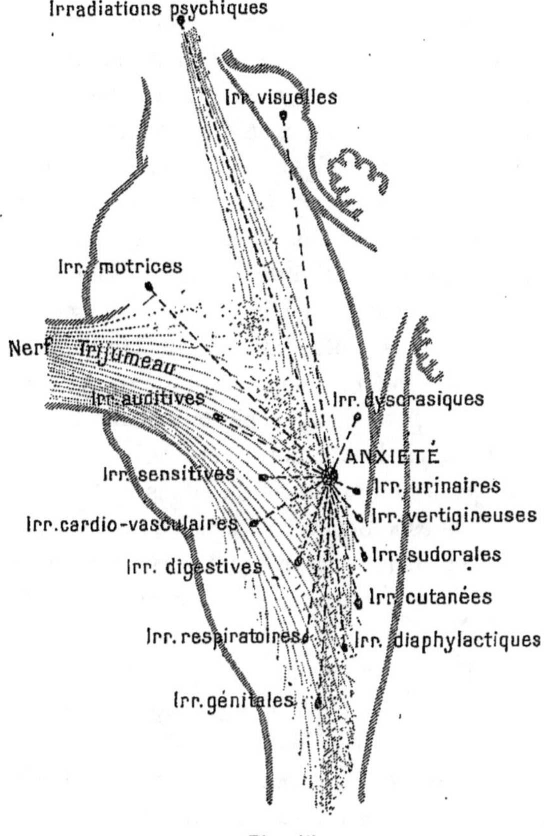

Fig. 17.

offrent donc la superposition de toutes les affres, de toutes les anxiétés possibles, et au sommet de ces affres se localise, comme le chapiteau de cette colonne sensitive, l'anxiété capitale, celle de tout l'être, celle de la région autrefois nommée le nœud vital, avec une réaction affreuse

qui n'est plus celle de telle partie de nous-même, mais
celle de **tout notre moi**, l'anxiété proprement dite. En
haut, dans le cerveau, se figure cette anxiété physique,
bulbaire, sous forme consciente et mentale, susceptible
d'irradiations diverses dans le milieu psychique propre à
cette région de nos centres nerveux, et que nous nommons la
peur, avec toutes ses connexions intellectuelles et morales.

Les irradiations bulbaires de l'anxiété sont multiples et
elles ont aussi de leur côté nettement la physionomie de
la région. Irradiations dans le domaine du cœur, palpitations, syncopes ; dans celui des centres vasomoteurs, avec
la pâleur, la rougeur, l'anémie brusque du cerveau avec
l'amnésie, le bégaiement, l'intimidation, le trac, le tremblement ou la colère, l'oppression cérébrale, la confusion, etc. ; dans le domaine respiratoire, avec l'oppression,
l'anhélation ; dans le domaine laryngé, avec la voix qui
s'arrête au gosier ou qui se fausse ; dans le domaine digestif, avec la digestion coupée ou viciée, les diarrhées profuses et ses conséquences involontaires, la jaunisse ; dans
le domaine urinaire, avec la polyurie nerveuse, ou la rétention ; dans le domaine génital, avec l'arrêt menstruel, ou
les réactions dysménorrhéiques, l'impuissance ou l'irritation
génitale ; dans le domaine diaphylactique, avec les érup-
tions cutanées, les furoncles, le terrain ouvert aux infections endogènes ou exogènes ; dans le domaine des
crases, avec la glycosurie, les amaigrissements brusques,
l'hypocondrie ; dans les domaines sensoriels, sensitifs,
moteurs, sécrétoires, etc., dont les centres bulbaires peuvent
être comme éclaboussés par la flambée anxieuse voisine.

Ces irradiations de la réaction anxieuse, la plus propre
de toutes les réactions bulbaires à provoquer des énervements et à déterminer des épistasies résultant de la difficulté qu'auront certains centres bulbaires, sans doute fra-

giles, à reprendre leur équilibre un instant perdu, nous expliquent pourquoi tant de troubles divers sont très intelligemment attribués par les malades à une peur qu'ils ont eue. Malheureusement les médecins méprisent en général cette explication qu'ils ne comprennent pas, et dont le mécanisme leur échappe. Il est en effet difficile à un médecin qui a reçu la déplorable éducation actuelle de comprendre comment une entérite, une furonculose, une tuberculose, un diabète, un arrêt de développement intra-utérin pourront être l'effet d'une peur qu'ils ont l'habitude de regarder comme un phénomène purement cérébral, psychique. La tuberculose étant due à un microbe, le furoncle à un autre, comment une émotion pourra-t-elle être invoquée sérieusement comme une cause plausible ? Le médecin moderne sait cependant que le microbe est mal cultivé dans un organisme bien défendu, mais il n'a pas été éduqué à voir le système nerveux au premier rang de la défense organique. Le bulbe lui est comme inconnu, il n'y pense pas ; et dans ce bulbe, il ne voit pas l'organisation centrale de nos mobilisations microbicides. Comment verrait-il dès lors le désarroi de toute cette organisation si active dans l'explosion d'une réaction anxieuse, puisque pour lui, l'anxiété, c'est quelque chose de vague qui se passe là-haut, dans le domaine des faits de conscience, dans l'empyrée psychique, dans cette région que notre éducation spiritualiste consent à peine à regarder comme le lieu où s'incarnent vaguement et passagèrement les choses de l'âme ?

L'anxiété est un phénomène bulbaire, mais la sensation, la conscience de cette anxiété est un phénomène cérébral. En ceci est la confusion, entre l'image cérébrale et l'objet bulbaire. Et cette confusion, tous les neurologistes et les psychologues la font invariablement de nos jours. En clinique, en anatomo-pathologie, en physiologie, elle est profondément regrettable. Elle vaut à une foule de malheureux anxieux, de neurasthéniques, des traitements pénibles, inutiles et décourageants. Il est aussi inutile de demander au raisonnement, à la volonté, à l'entraînement mental de vaincre une anxiété, de faire cesser un état anxieux, neurasthénique, que de leur faire résoudre un vertige, un asthme. Tout le raisonnement qu'un médecin pourra tenir à un anxieux, à un déprimé, à un phobique, il se l'est tenu lui-même.

Le cerveau n'est pas plus coupable de la neurasthénie, de la phobie, de l'anxiété que les jambes ne sont coupables du vertige et les poumons de l'asthme. Tous les phobiques savent que l'objet de leur anxiété ne résiste pas au raisonnement, mais que leur anxiété, elle, y résiste parfaitement. Tous vous diront : « Je sais que c'est stupide, mais c'est plus fort que moi ! » Le raisonnement ne peut rien, et tous les neurasthéniques raisonnent leur mal beaucoup mieux que les médecins, à moins que ces derniers ne soient eux-mêmes des anxieux et connaissent leur sujet en l'étudiant en eux-mêmes. « C'est plus fort que moi », cela veut dire : « Mon cerveau ne demande pas mieux que d'aller droit ; c'est mon bulbe qui l'entrave », et le vertigineux et l'asthmatique diront de même que leurs jambes, leurs poumons ne demandent pas mieux que de bien fonctionner, mais que quelque chose d'indépendant de la volonté les en empêche. Cette indépendance du trouble anxieux vis-à-vis de la volonté, phénomène cérébral, est caractéristique du siège bulbaire de l'anxiété.

Et cette anxiété porte au plus haut point le signalement physiologique de l'énervement. En effet, l'objet de l'anxiété, de la phobie est toujours une toute petite chose, un rien, une absurdité évidente. Cependant ce rien est irrésistible. Cela veut-il dire que le neurasthénique manque de volonté ? Pas le moins du monde. Sa vie est une lutte continue de la volonté, c'est-à-dire du cerveau, contre cet énervement bulbaire qui trouble tout. Mettez ce même phobique, d'une pusillanimité qu'il est le premier à trouver ridicule, odieuse, misérable, en présence d'un fait grave, sérieux, vraiment propre à provoquer l'effarement d'un homme sain, il va aussitôt trouver une force, une décision, une constance qui étonneront et qui dépasseront l'ordinaire. C'est qu'alors la sollicitation dépasse elle aussi la mesure infiniment petite de l'énervement, et l'anxiété est neutralisée. Les hommes qui s'évanouissent à la vue d'une goutte de sang ne sont nullement des lâches, ce sont même souvent des gens d'une grande hardiesse et d'une grande force physique et morale. Le phobique, le pusillanime, l'anxieux n'est pas un poltron. Il n'a pas peur d'un danger réel, flagrant; il est démonté par une chose que nous trouvons incapable d'émouvoir un enfant. Nous résistons à un coup de trique, pas à un chatouillement, et cela parce que le chatouillement **énerve**, c'est-à-dire fait perdre l'équilibre nerveux, tandis que le coup nous trouve immédiatement résistant.

Il ne faut donc pas s'adresser au cerveau du phobique, de l'anxieux, mais à son bulbe, et chercher à soutirer en quelque sorte cette réaction anxieuse qui gâte tout.

Les mêmes raisons qui font que tant de troubles, souvent durables, peuvent être dans une foule de domaines organiques et fonctionnels provoqués par irradiation de l'excitation anxieuse, éclatant en plein bulbe, nous expliquent pourquoi, inversement, tant de troubles de tout ordre pourront, à leur tour, éveiller la réaction anxieuse, et avoir leur affre propre. Nous comprenons aussitôt pourquoi les voies qui nous mèneront au centre bulbaire de l'anxiété seront multiples. Un état neurasthénique, anxieux pourra avoir sa cause lointaine dans tel point des appareils digestif, génital, circulatoire, respiratoire, cutané, cérébral, dans une infection même ou dans une intoxication, ou sa cause prochaine dans les centres bulbaires de ces mêmes régions troublées. Dans ces cas, notre thérapeutique directe doit d'abord viser le centre que nous soupçonnons capable d'éveiller indirectement la réaction anxieuse, de centre à centre. En cas d'insuccès, nous nous rappellerons l'observation suivante, qui est fondamentale.

D'après ce que j'ai dit plus haut de l'énervement, ce n'est jamais un gros trouble organique, une grosse maladie qui provoquera le désarroi épistasique du centre anxieux. Ce n'est pas une maladie bruyante de l'estomac qui provoquera le vertige, mais au contraire un petit sabotage digestif. De même pour l'anxiété. Elle n'accompagnera pas un trouble viscéral ou autre à grandes manifestations cliniques, capable d'attirer immédiatement l'attention du malade ou du médecin. Elle s'éveillera pour un rien clinique, et je serais tenté de conseiller, sans trop de paradoxe, d'attribuer la réaction migraineuse, vertigineuse, anxieuse, bien plutôt à l'appareil qui fera le moins parler cliniquement de lui qu'à celui dont la maladie saute aux yeux. Les grandes maladies donnent peu d'anxiété ; au contraire, les grands anxieux, les grands neurasthéniques, les grands phobiques comme les grands migraineux, les grands vertigineux, les grands névralgiques ont, en général bien entendu, une assez bonne santé moyenne, et se plaignent d'une foule de choses surtout parce qu'il est dans la nature de l'anxieux de s'écouter et de voir sombre.

Néanmoins l'anxieux, comme le neurasthénique, est

d'une remarquable sincérité, et d'une véritable sévérité de
recherche dans l'expression de son mal. Bien des neurasthéniques insistent, pour définir leur trouble, sur un
terme bien précis, qu'ils emploient tous pour désigner le
même cas, et que nous ne trouvons guère dans nos livres,
tant les médecins ont pris le parti de peu écouter leurs
malades. Or, il n'est pas de meilleur cours de pathologie
bulbaire que l'histoire d'un neurasthénique racontée par
lui-même. Il est d'une précision parfaitement scientifique,
car il expose admirablement ce qui se passe en lui. Et il
est souvent arrivé à une précision affinée et exaspérée dans
son exposé, car il a la conscience que si lui ne se comprend pas parfaitement, son médecin de son côté ne le
comprend pas du tout.

Dans les observations qui suivent, ainsi que dans celles
du chapitre *Neurasthénie*, je me suis borné à écouter mon
malade et à chercher à aller éteindre dans son bulbe la
réaction anxieuse, sans penser le moins du monde à agir
sur son moral, ce qui lui eût à bon droit enlevé toute confiance. Quand j'ai touché juste, l'anxiété bulbaire a disparu, tantôt d'emblée, tantôt après beaucoup de sondages,
et le cerveau s'est immédiatement senti débarrassé de ses
entraves bulbaires.

Obs. I. — Le petit Maurice B., cinq ans. **Anxiétés, peurs**, ne
peut rester seul la nuit ni le soir. Deux cautérisations le guérissent, il dort seul, va seul dans les chambres obscures, va
faire dehors des commissions le soir, ne rêve plus de fantômes
ni de bêtes monstrueuses. Digère d'ailleurs mieux (Polycl. H.
de Rothschild).

Obs. II. — M. O., trente-huit ans. A été fortement ébranlé
moralement à la suite du tremblement de terre de la Martinique, crises d'**angoisses**, surtout nocturnes ; n'ose, certaines
nuits, se coucher de peur d'être pris de ses angoisses. Ces
troubles durent depuis sept ans. Il a été momentanément amélioré pendant une période de service militaire. Il lui reste

actuellement la peur de dormir sans lumière et la phobie de
la rue, du mouvement trop accentué des voitures, de la foule
et des tourbillons de poussière. Il a aussi le **vertige** des fenêtres.
La première cautérisation l'améliore nettement plusieurs jours,
il a moins d'angoisses. Une seconde lui coupe les anxiétés
nocturnes, il peut se coucher et dormir sans lumière. L'agoraphobie, les vertiges de la rue ont disparu. Il se commande
mieux, peut sans vertige s'approcher des fenêtres. Bref, se juge
totalement guéri en quinze jours (1909).

Obs. III. — Mlle R., trente-six ans. **Anxiété** apparue subitement en crise, au milieu de la nuit. Depuis, **éblouissements,
étourdissements, palpitations, gastralgies, dépression.** Ne peut
supporter la foule, traverser seule les rues, séjourner dans les
grands magasins qui l'affolent, **vertige** de l'escalier. Ses grandes
crises d'agoraphobie s'accompagnent obsessivement d'**idées de
suicide** et d'un **prurit** violent de la région œsophagienne. Plusieurs membres de sa famille sont asthmatiques. Une cautérisation supprime net du jour au lendemain toute anxiété et
toute agoraphobie. Elle circule seule, revient chez moi sans
être accompagnée, me dit n'avoir plus aucune angoisse, aucune
constriction, aucun prurit de la gorge et avoir repris son équilibre moral parfait. Cet état durait depuis trois ans (1909).

Obs. IV. — Mme A. **Anxiété, peurs** folles dès qu'elle se sent
seule dans l'appartement, n'ose sortir seule, des crises de peur
allant jusqu'à l'hallucination, avec **vertiges, impulsions de fuite**
l'exposant à toutes sortes d'accidents dans la rue. Deux cautérisations la rendent moins anxieuse, lui permettent de rester
des heures seule chez elle, s'occupant de son ménage, sans
penser à ses terreurs, sortant seule maintenant. Cette amélioration, qui lui rend enfin la vie facile, a duré depuis avril 1909.

Obs. V. — M. R., quarante ans. A depuis seize ans l'**anxiété
de la mort,** y pense sans cesse. Il a également de la **claustrophobie** et craint toujours d'être enfermé dans les W.-C. ; craint
le chemin de fer. Il a aussi de l'**agoraphobie,** et n'ose s'éloigner
des endroits très habités de peur de mourir sans secours. Il a
également de l'**impuissance sexuelle** et des **pertes séminales.**
Cette anxiété a débuté subitement ; au régiment, étant sur les
rangs, il fut pris de vertige, tomba, et resta anxieux depuis. Il
est syphilitique depuis vingt ans. Trois cautérisations diminuent sa timidité et son agoraphobie. La peur de la mort
semble également éteinte après une dernière cautérisation
(1912).

Obs. VI. — Dr R. **Agoraphobie** depuis six ans. Ne peut se trouver seul dans la rue, anxiété de l'isolement, ne peut plus faire ses visites médicales sans être accompagné et souffre même de rester seul dans sa chambre. **Céphalée frontale** habituelle, **congestions céphaliques** accompagnées de refroidissement pénible des extrémités. Tous ces troubles lui rendent presque impossible l'exercice de la profession médicale dans la ville qu'il habite. Il vient, sur le conseil d'un confrère, me consulter à Paris, et la première cautérisation le dégage au point qu'il propose à sa femme qui l'accompagnait d'aller de son côté faire diverses emplettes au Bon Marché, pendant que lui ira l'attendre sous les galeries de l'Odéon. Pendant quatre jours, de retour chez lui, il se croit guéri, va et vient seul dans les rues, se promène pendant des heures seul, reste le soir à travailler dans sa chambre; puis, brusquement, le cinquième jour, l'anxiété le reprend et une semaine après la première piqûre, sa femme me le ramène à Paris. Je lui fais une seconde cautérisation. Il reprend dès lors la vie de tout le monde et l'exercice normal de sa profession (1909).

Obs. VII. — Mme J. **Vertiges, agoraphobie.** La malade ne peut sortir seule et même en voiture, craint les accidents et particulièrement dans certains quartiers, pas plus dangereux que d'autres, comme elle le reconnaît, mais qui lui inspirent une terreur telle que depuis des années elle n'a osé y visiter certaines de ses amies. Ses jambes fléchissent, sa vue se trouble, ses oreilles bourdonnent, tout son côté gauche est pris de sueurs profuses, de tremblements. Chez elle, la peur de rester seule est telle que même dans les W.-C. sa femme de chambre l'accompagne et lui tient la main. Ces terreurs semblent, chose curieuse, disparaître la nuit. Deux jours après ma cautérisation elle revient seule chez moi, me dit que ses angoisses l'ont laissée, qu'elle a pu plusieurs fois sortir seule, aller seule à l'église, à un cours, et que chez elle la peur de l'isolement a presque disparu. Le vertige n'existe plus non plus. Sa constipation, qui était opiniâtre, n'existe plus ; ses règles, toujours en retard, sont cette fois venues normalement. Une seconde cautérisation l'améliore tout à fait et, deux mois après, elle m'écrit de Suisse que le vertige des funiculaires, qui était très vif autrefois chez elle, a disparu au point qu'il lui a fallu en entendre parler pour songer à m'écrire.

Obs. VIII. — M. L. Atteint de **phobies** diverses, ne pouvant séjourner plus de quelques jours dans le même endroit, inquiet,

anxieux, versatile, **émotif**, d'une fragilité extrême vis-à-vis des
variations de température, de lumière, déprimé, ce malade,
dont le père, **asthmatique**, présentait les mêmes suscèptibilités,
non en anxiété, mais en réaction asthmatique, m'écrivit :
« Depuis la cautérisation que vous me fîtes il y a quelques
jours, la neurasthénie m'a complètement abandonné ; si les
idées noires reviennent de temps en temps, comme par une
vieille habitude, elles ne produisent plus aucun èffet déprimant ; de plus, une émotivité anormale dont j'étais affecté a
complètement disparu. » Ce malade eut une rechute deux ans
et demi plus tard et revint me demander une seconde cautérisation (1909).

OBS. IX. — Mme B., soixante-six ans. **Anxiétés, angoisses physiques** intenses, avec sensation de **petite mort, vertige**, titubation, artériosclérose, **tension**, 18 ; a eu une petite attaque qu'elle
appelle une absence, d'où elle est sortie avec un ptosis droit et
un **engourdissement** avec paroxysmes douloureux du bras
gauche et du **prurit** de ce même bras. **Entérite** depuis un an.
Ces troubles remontent à cinq ans. La première cautérisation
fait disparaître le vertige et les divers signes d'entérite. Après
cinq cautérisations, l'angoisse physique disparaît complètement et les douleurs du bras diminuent sensiblement. La pression artérielle reste tout ce temps à 16. La malade quitte Paris
(1912).

OBS. X. — Mlle G., dix-huit ans. **Mal du chemin de fer**, sensation extrême d'**anxiété vertigineuse, nauséeuse**, ne peut venir à
Paris sans être dans un étourdissement continu, avec des
troubles de la **vue**, des **spasmes gastriques**, une confusion agoraphobique à crier, même accompagnée, même dans la chambre.
Dans ces moments elle ne peut prendre aucune nourriture, tant
est grande l'affre anxieuse et aussi tant est forte l'**angoisse pharyngée**. Cet état dure depuis l'enfance. Je l'avais traitée l'an
dernier, mais quelques moments avant son départ de Paris et
aussitôt rentrée chez elle, en province, tous les troubles avaient
naturellement disparu, et elle ne pouvait savoir si elle était ou
non guérie. Cette année, elle revint à Paris où elle était forcée
de passer quelque temps, et sa mère me l'amena dès l'arrivée.
Dès la seconde cautérisation le spasme pharyngé fut dénoué,
et elle put manger. L'angoisse agoraphobique céda et elle put
circuler dans les rues. Le surlendemain, je lui fis une troisième
piqûre, et elle put passer deux heures au Salon, déjeuner au
bois et aller au théâtre le soir. Elle était donc guérie de son

agoraphobie de Paris, mais il restait l'épreuve du mal des chemins de fer et des véhicules en général. Une lettre que je reçus
un mois après m'apprend que l'épreuve est faite. Une course en
auto de 600 kilomètres en un jour et demi, sans aucun malaise.
Puis quatre jours d'excursions à Vichy, et reprise sans appréhension aucune du train pour Paris, six heures de chemin de
fer, nouvelles courses dans Paris et retour le soir même chez
elle après trois nouvelles heures de chemin de fer « sans avoir
éprouvé autre chose que du plaisir ».

Obs. XI. — M. G., cinquante-neuf ans. Se trouvant, il y a
quatre ans, dans une période de **dépression** morale à la suite
de l'opération d'une fistule anale, il fut une fois griffé par un
chat et fut pris de l'**anxiété** de devenir enragé et, lui qui avait
toujours beaucoup aimé les chiens et les chats, il en fit l'objet
d'une phobie obsédante. La vue d'un chien ou d'un chat dans
la rue lui fait rebrousser chemin, il se détourne de son chemin
pour les éviter, prend des voitures pour être sûr de n'en pas
rencontrer en route. Puis cette terreur de la rage s'associa à
celle de la fièvre typhoïde : il craint toute cuisine qu'il n'a pas
faite ou surveillée lui-même, n'ose dîner en ville ou au restaurant, se lave constamment les mains, se les essuie quand il
serre la main d'une personne même gantée, etc. La première
cautérisation le dégage un peu de son angoisse, il laisse préparer ses aliments par sa bonne. A la quatrième, il mange de
tout, va au restaurant, dîne en ville, ne pense plus aux dangers
de la fièvre typhoïde. A la suivante, il me dit qu'il ne pense
plus aux chiens et n'est réellement troublé que si un chien le
frôle ou apparaît près de lui sans qu'il l'ait vu venir. Sa phobie
a presque disparu.

ANXIÉTÉ CARDIAQUE.

Obs. I. — Mme A. Neurasthénie, mélancolie, cauchemars, palpitations habituelles, **anxiété cardiaque**, sans aucune lésion au
cœur ; tous ces troubles, apparus après une période de surmenage, durent depuis trois ans. Deux cautérisations diminuent
l'anxiété (octobre 1909).

Voy. Angine de poitrine.

ANXIÉTÉ GASTRIQUE.

Obs. I. — Mlle S. **Anxiété, asthénie, catarrhe rétro-nasal, gastralgie. Ténesme pylorique. Insomnie.** Première cautérisation :

rien. Deuxième cautérisation : crise de gastralgie et d'angoisse. Troisième cautérisation : disparition de l'anxiété, des insomnies, des phénomènes douloureux, après une légère crise une heure après la cautérisation. Se sent bien guérie maintenant (novembre 1908).

ANXIÉTÉ GÉNITALE.

On connaît, parce qu'elles sont banales, les suppressions des règles, ou, au contraire, les exaltations du flux cataménial provoquées par une peur, une émotion vive. Les centres génitaux bulbaires, qu'il ne faut pas confondre avec les médullaires, sont assez haut placés, et logés au même étage que les centres de l'anxiété, ou presque au même niveau. Chez l'homme, et entre hommes, il est courant de dire de quelqu'un qui a eu une crise anxieuse qu'il n'était rien moins que disposé à l'érection et à l'éjaculation, ou encore que chez lui l'érection n'engageait qu'une activité crémastérienne unilatérale, ce qui rentre dans les faits d'unilatéralité bulbaire fonctionnelle que j'indiquais dans divers travaux.

Certains exemples montrent que l'irradiation transbulbaire des centres de l'anxiété aux centres génitaux peut provoquer l'exaltation génitale.

Obs. I. — M. B., quarante ans. Anxieux depuis l'enfance, est encore actuellement presque dans l'impossibilité de chercher de l'ouvrage, par crainte de nouveaux camarades et de milieux inconnus. A l'âge de quatorze ans, se trouvant pris en maraude dans un arbre du verger d'un voisin, il eut une peur vive qui l'empêcha de sauter de l'arbre, et qui provoqua, comme irradiation, une **jouissance** aiguë avec **éjaculation**. Depuis cette initiation, l'anxiété s'accompagne normalement chez lui de ce trouble génital. Il ne peut supporter d'être en vue, en public; et, quand il est seul, il se trouve assailli de l'**idée de suicide**; il se craint lui-même, a le **doute** des adresses et des chiffres, et aussi le **scrupule** des signatures, qu'il n'ose donner. Ces diverses formes d'anxiété, quand elles s'accentuent, se résolvent génitalement. Son sommeil est parfait et il ne se souvient pas d'avoir jamais eu un rêve en dormant. Ma première cautérisation toucha juste, et l'anxiété fut coupée, comme certains asthmes, subitement. Il fut comme transformé en quelques minutes, et il se dit dégagé de toute oppression physique et morale. Des amis, qui l'attendaient dans le voisinage, furent, paraît-il, frappés de son changement de tenue, d'allure, et du ton assuré de sa parole. Je le revis quelque temps après ; la sensation de peur ou de timidité lui était maintenant inconnue, me dit-il. Les troubles génitaux avaient également disparu, ainsi qu'un **prurit** anal qui l'incommodait depuis longtemps, et dont il avait oublié de me parler (octobre 1909).

Obs. II. — M. D., officier, quarante-trois ans. **Pertes séminales** depuis cinq ans, dépression physique et morale, douleurs de reins. Les pertes séminales se produisent régulièrement chaque matin, même à l'état de veille, et chaque fois qu'il s'émeut ou se fâche ; il ne peut parler en public, dans une réunion d'officiers, apostropher un de ses hommes, entrer dans un salon, sans que l'accident se produise. Sa santé générale est assez bonne. Ma première cautérisation provoque de l'excitation la nuit suivante, mais le réveil est meilleur, et le malade se sent remonté. La seconde fait totalement disparaître l'asthénie du matin. Après la troisième, les mictions sont plus fréquentes, les urines plus claires et sans traces de filaments : il n'a plus de pertes séminales dans la journée ; il a pu faire des conférences sans aucun trouble, et a eu plusieurs colères vives sans que l'accident ordinaire se produisît. Ces troubles ne reviennent plus maintenant que rarement, et le malade voit souvent se passer quinze jours sans y songer. Trois mois après ma dernière piqûre, à la suite d'une violente altercation avec un collègue, les pertes séminales sont revenues brusquement, deux fois de suite pendant la discussion. Puis tout est rentré spontanément dans l'ordre et les troubles sont depuis rares et insignifiants (1909).

Obs. III. — Le petit Maurice M., cinq ans. A fréquemment **des anxiétés** sans cause, des peurs ; il n'ose sortir seul le jour, ni rester seul le soir, ne peut dire de quoi il a peur, et, dans les paroxysmes, quand on s'amuse à l'effrayer, il sanglote et ses gestes sont irrésistiblement ceux d'une **masturbation** inconsciente. Deux cautérisations dans la région naso-génitale le guérissent ; il ne parle plus jamais de ses peurs, reste seul le soir et va le jour dans le quartier faire toutes les commissions que lui donne sa mère. Il dort bien et n'a plus eu un geste suspect (Polycl. H. de Rothschild, 1911).

Obs. IV. — Le Dr P. Lucas-Championnière, à qui je racontais dernièrement ces cas, me dit avoir connu un étudiant en médecine qui n'avait jamais pu s'approcher de la table d'examen sans des libations secrètes de cette nature.

Obs. V. — La petite Léonie F., six ans. Neurasthénie infantile, **mélancolie**, dépression, se cache pour pleurer, se lève la nuit pour voir si ses parents ne sont pas morts subitement ou partis la nuit en l'abandonnant, etc., insomnie persistante. Trois cautérisations dans la région naso-génitale la débarrassent d'abord d'une **leucorrhée** abondante dont la mère ne m'avait pas parlé, puis elle se met à bien dormir, à bien manger ; elle est gaie, travaille avec goût et grandit rapidement depuis ce moment (Polycl. H. de Rothschild).

Obs. VI. — M. D. Ce malade a, depuis des années, des crises **gastralgiques**, avec sensations **anxieuses**, toujours suivies, la nuit suivante, de **pertes séminales**. Après quelques cautérisations, ces divers troubles disparaissent (1910).

Obs. VII. — M. S. **Anxiété, neurasthénie, dyspepsie, insomnie, amaigrissement, impuissance,** douleurs lombaires. Une première cautérisation lui rend le sommeil, il digère, il engraisse, sa neurasthénie semble disparue. Après la seconde, les douleurs lombaires disparaissent, l'érection est normale, l'impuissance a disparu et avec elle toutes les anxiétés, les doutes qui déprimaient le malade. Bien depuis deux ans. Ces troubles duraient depuis un an.

Chez les vésaniques, les troubles bulbaires de cet ordre ne doivent pas être rares, et bien des associations mentales ou démentielles qui nous surprennent par leur bizarrerie ne sont vraisemblablement que le reflet cérébral et conscient de troubles bulbaires méconnus cliniquement, et dont le réglage déterminerait sans doute la disparition de troubles que nous sommes habitués à ne considérer que sous leur réverbération dans le domaine psychique.

Obs. VIII. — Mme H., vingt-sept ans. A la suite de la naissance de son enfant, est prise de **neurasthénie** avec angoisses qui créent une **obsession** singulière : la peur qu'elle a eue tout d'abord de mal tenir, de mal nourrir, de mal traiter son enfant lui a bientôt rendu impossible de supporter la présence de ce dernier, que la grand-mère a dû prendre chez elle. Elle y pense constamment, s'en inquiète continuellement, mais ne peut le voir. Cette femme a d'ailleurs toujours été **scrupuleuse, jalouse**, jalouse même de l'affection que le malheureux père témoigne, ne fut-ce qu'en paroles, à son bébé qu'il ne peut voir qu'en cachette. Il m'amène un jour sa femme sous un prétexte convenu entre lui et moi, et après une crise forte de **céphalée** et d'**angoisse pharyngée**, son moral se transforme au point qu'elle réclame elle-même son enfant, le garde, ne s'effraie plus de ses petites misères, ne manifeste plus ni jalousie, ni anxiété, et cette guérison due à deux cautérisations se confirme en peu de jours. Elle dure depuis deux ans et une seconde naissance n'a ramené aucun des troubles anxieux ou obsessifs (1910).

Obs. IX. — M. C., vingt-six ans. **Anxieux, vertigineux**. Ce malade est un **inverti**, qui me dit être menacé d'un moment à l'autre dans sa carrière d'avocat par le scandale que provoquera infailliblement la jalousie qu'il éprouve à l'égard d'un jeune apprenti qu'il va chercher à la sortie de son atelier et auquel il a déjà fait des scènes de jalousie en public, tant ses impulsions sont irrésistibles. Chez lui les crises de **jalousie** alternent avec les périodes dans lesquelles il devient **anxieux, timide** et **peureux**. Il a également des crises d'**entérite** qui alternent avec des poussées d'**herpès** cutané. La première cautérisation provoque, le soir, une crise d'exaltation nerveuse, suivie, le lendemain, d'un apaisement sensible. Pendant quelques jours, les troubles intestinaux disparaissent sans que l'herpès apparaisse, et il trouve une diminution très appréciable dans ses penchants à l'inversion. Deux cautérisations ne produisent d'autre réaction qu'un **prurit** généralisé sur tout le corps, avec un peu d'**ictère** et **décharge urinaire**, suivie d'un peu de dysurie. La suivante diminue nettement l'obsession cérébrale, et, ce qu'il n'avait fait depuis un an, il recommence à voir des femmes et passe, me dit-il, plus d'une semaine sans s'occuper même de celui qui faisait l'objet de sa jalousie. Il se sent plus normal dans ses goûts, bien que toujours excité génitalement. Puis, je ne le revois plus et j'ignore ce qu'il est devenu depuis (1910).

ANXIÉTÉ LABYRINTHIQUE.

Obs. I. — M. B. Souffre depuis plusieurs années de congestion céphalique et auriculaire ; la moindre contrariété le rend sourd, lui donne de véritables crises de **vertige, d'anxiété** avec de violentes poussées congestives. Le **bourdonnement**, presque continu, s'exalte à ces moments, le malade ne peut se baisser, rire, faire le moindre effort, sans être aussitôt pris de vertige et d'une angoisse qui l'affolle.

Première cautérisation, 22 septembre 1907, le malade entend mieux.

Deuxième, le 25, la congestion diminue, l'audition est presque normale, le malade peut se baisser sans crise.

Troisième, le 28, les bourdonnements ont presque disparu, aucune surdité, la paracousie disparaît à son tour, et le malade quitte Paris.

Le 5 novembre, un rhume fait revenir quelques troubles, qui disparaissent par une nouvelle cautérisation.

Je revois ce malade le 20 février 1910, il a eu quelques reprises pendant l'hiver, mais il n'a plus de vertige, l'émotivité a sensiblement diminué ; il se sent infiniment mieux moralement, plus de sécurité, et une tonicité générale plus grande.

ANXIÉTÉ NASALE.

Obs. I. — Dr B. Elève au Val de Grâce. Rhinite hypertrophique, **congestion intense des cornets. Anxiété vive, obsessions,** malaises généraux, engourdissement des membres, extrémités glacées, troubles de la station, incertitude dans les mouvements accompagnant le **doute** et le **scrupule**, par crises très vives pendant lesquelles, non seulement il se sent incapable de préparer et de passer tout examen, mais aussi d'envisager sainement son avenir dans la médecine militaire ; il est assailli d'idées de **dépréciation** allant jusqu'à celle du **suicide**. Chaque cautérisation, qu'il me demande de lui faire forte, lui rend rapidement son équilibre psychique et physique. Il peut alors reprendre énergiquement et utilement son travail et a pu ainsi, de cautérisation en cautérisation, achever ses études et conquérir son grade. Les troubles digestifs ont disparu, et bien que restant timide et prompt au découragement, il fait actuellement son service normalement depuis sa sortie du Val de Grâce, sans rechute (avril 1909).

Obs. II. — Mlle de L. **Oppression asthmatiforme** avec hyperesthésie extrême de la muqueuse du **pharynx nasal** ; la moindre sensation de poussière la jette dans une véritable crise d'**anxiété** respiratoire, qui peu à peu est devenue la source d'une véri-

table **phobie**. Elle n'ose plus sortir dans la rue certains jours
secs, et s'interdit absolument l'entrée des magasins. Cet état
dure depuis quatre ans. Un séjour au Mont-Dore et divers traitements tant locaux que généraux n'y ont apporté aucune
modification. Congestion pulmonaire habituelle, et quelques
hémoptysies.

Une première cautérisation lui permet de travailler plus
longtemps assise, et la diminution de l'oppression l'engage à
faire quelques sorties. A la seconde, elle monte plus facilement
les escaliers et fait de plus longues sorties, sans être accompagnée. Après la troisième, huit jours après le début du traitement, elle a pu passer une heure dans les magasins du
« Printemps » sans éprouver d'angoisse respiratoire, de constriction gutturale, ni d'exaspération naso-pharyngée. Elle
garde encore quelques jours un peu d'oppression nasale pendant la digestion, et je dirige mes efforts de ce côté. Deux
cautérisations ont raison de sa constipation et de sa distension
gastrique. Elle se sent alors parfaitement bien, n'a plus la
moindre oppression nasale, pharyngée, ni respiratoire, et me
raconte qu'elle a pu la veille courir après l'omnibus. Une trop
longue visite au « Bon Marché » réveille un peu d'hyperesthésie
pharyngée, que quelques cautérisations semblaient cette fois
avoir éteinte définitivement (avril 1910), mais une légère
rechute se fit en 1911, qui semble devoir être la dernière.

ANXIÉTÉ PHARYNGÉE.

Obs. — Mlle S. S. A depuis cinq mois de l'angoisse pharyngée,
de l'urticaire émotif, du **blépharospasme**, du battement des lèvres,
et des petites **crampes du releveur palpébral** qui lui maintiennent l'œil ouvert pendant deux minutes. Tous ces troubles disparaissent, sauf la crampe du releveur, après une cautérisation (1911).

ANXIÉTÉ TRACHÉALE.

Obs. I. — Mme R. **Pharyngite, angoisse trachéale, étourdissement et éblouissement.** Rein déplacé. Une cautérisation : disparition de l'angoisse, des vertiges et de la pharyngite (novembre 1908).

Obs. II. — M. M. Maître d'hôtel, **anxieux**, ne peut parler haut
devant plus d'une personne, sa gorge se serre et aucun son
n'en sort. Son impressionnabilité diminue après une cautéri-

sation, et ses troubles vocaux disparaissent après une seconde (Hôtel-Dieu, 1910).

AORTITE.

Voy. Angine de poitrine.

APPENDICITE.

Les observations qui suivent sont celles de personnes suspectes d'appendicite. L'opération n'ayant pas été pratiquée, la preuve n'a pu être faite de la réalité de l'appendicite, sauf dans un cas, qui fut opéré.

Obs. I. — Mlle J. L. **Constipation** habituelle depuis l'extrême jeunesse, crises de gastro-entérite aiguë depuis huit ans, nausées, **douleurs appendiculaires**, selles sanguinolentes, sensation de gonflement cæcal, anxiété, insomnie. La première cautérisation a donné dès le lendemain des résultats sensibles, mais l'amélioration n'a pas persisté; une seconde cautérisation quelques jours après a laissé la sensation d'un fort travail intestinal et quelques coliques; la troisième n'a donné aucun résultat pendant huit jours. Amélioration ensuite (avril 1908).

Obs. II. — Mme B. Constipation depuis six mois, rein flottant droit; **hyperesthésie cæco-appendiculaire**. Après la cautérisation, selles régulières et moulées; l'hyperesthésie du flanc droit s'est rétrécie au point de ne plus laisser qu'un point cæcal. Ne suit plus de régime (mars 1908).

Obs. III. — Mme L. Constipation depuis vingt ans, typhlocolite(?) Polyurie, migraines et vertiges. Asthénie. Tuberculose guérie.

Première cautérisation : selles moulées pendant quelques jours; la douleur cæcale s'est exagérée le soir et a fortement diminué ensuite. Le soir, même vertige, avec hydrorrhée nasale et hyperesthésie frontale, réaction nasale exagérée.

Deuxième cautérisation : battements cæcaux pendant quelques heures. L'asthénie semble disparue, la malade se sent plus gaie. Troisième cautérisation : la douleur cæcale a totalement disparu, la constipation est presque supprimée. La polyurie a persisté (mai 1908). Deux ans après cette malade eut une rechute et fut opérée de son appendicite.

Obs. IV. — Mme L. **Entérite** depuis deux ans, à la suite d'un curetage utérin, amaigrissement, diarrhée avec selles glai-

reuses et provoquées par la moindre émotion, urines boueuses,
poussées d'hyperthermie, d'œdèmes sous-cutanés de siège
variable, de fatigue profonde. Une cautérisation. Dès le lendemain, amélioration totale : gagne 3 livres le premier mois.
L'entérite n'a eu que quelques vagues retours offensifs,
mais la malade n'a plus suivi de régime, et a même fait, sur
ma demande, quelques repas d'épreuve des plus osés, sans en
éprouver le moindre trouble intestinal. Les œdèmes ont disparu d'emblée. Cette malade devait être opérée pour une
appencite dont tous les symptômes ont disparu, et n'ont pas
reparu depuis (novembre 1907).

Obs. V. — Mlle D., vingt-sept ans. Gastro-entérite depuis cinq
ans, constipation opiniâtre, avec crises **cæco-appendiculaires**
fréquentes, dépression, dysménorrhée, anxiété, migraines
mensuelles, avec vomissements violents. Les troubles digestifs et migraineux cèdent ensemble après quatre piqûres. La
dysménorphée disparaît dès le premier mois (1909). N'a plus eu
une seule crise de douleurs appendiculaires depuis.

Obs. VI. — M. G. B. Entérite depuis l'enfance, barre colique,
constipation, doit être opéré de l'**appendicite**, migraines presque
quotidiennes, vomit chaque matin. La constipation, les douleurs cæco-appendiculaires, la barre colique, les migraines et
les vomissements disparaissent après trois cautérisations. Le
malade mange maintenant de tout (1911).

Obs. VII. — Le jeune R. F., neuf ans. Entérite ancienne améliorée, mais non guérie, avec crises d'**appendicite**, quelquefois
des lombrics avec poussées de fièvre. Après une cautérisation.
les crises douloureuses disparaissent, l'enfant n'a plus eu ni
fièvre, ni lombrics, tout signe d'appendicite a disparu sans
retour depuis 1809.

Obs. VIII. — Dans une même famille, le frère et la sœur souf-
fraient depuis des années de troubles intestinaux mal définis
au milieu desquels l'**appendicite** n'avait été que vaguement
soupçonnée. Une cautérisation visant la région cæcale fit
presque aussitôt apparaître très manifestement les signes
cliniques de l'appendicite, et ils furent bientôt opérés en toute
connaissance de cause. Tous deux avaient un appendicite chronique, ancienne et leurs troubles disparurent après l'intervention. Ce qui n'empêcha pas l'un des malades de me dire plus
tard que ma cautérisation lui avait donné l'appendicite.

ARRIÉRÉS.

On sait que l'ablation des végétations adénoïdes, soit par la restitution du type normal de respiration, soit par suppression de sécrétions internes viciées, soit surtout par la reprise d'activité du trijumeau nasal et par le réveil de son action tonifiante sur les centres bulbaires qu'il rencontre dans son parcours profond, peut donner le branle à une croissance attardée. La cautérisation de la muqueuse, même sans ablation, produit des résultats identiques, surtout quand elle se fait sur les points génitaux de cette muqueuse, et réveille les sécrétions internes de croissance.

Obs. I. — Un jeune garçon de quinze ans, mais qui en paraît à peine douze, m'est adressé en 1908 par le Dr Roques, pour de la constipation, des hémorroïdes internes, un flux intestinal abondant par paroxymes, de la boulimie et de la polydipsie, de la dyspnée qui l'empêche de courir comme ses camarades. Travail nul, **retard** considérable dans ses études, distraction continue, légère surdité ; il ne lit pas, ne joue pas. Il a eu une pleurésie six ans auparavant et des oxyures pendant des années, mais il en est débarrassé depuis deux ans. — Dès le lendemain de la cautérisation unique que je lui fis, ses selles sont normales, il ne perd plus de sang depuis. Son appétit se régularise, il cesse de se bourrer de pain, ne boit plus, ou à peine, à table ; la surdité et la paracousie disparaissent en quelques jours, il devient plus attentif, respire mieux, peut courir et jouer avec les autres enfants. Il recherche maintenant ses camarades, perd toutes ses mauvaises habitudes, s'applique en classe, gagne rapidement des places, rattrape en six mois son niveau scolaire, et est devenu depuis un excellent élève. Sa croissance physique fut très rapide. Ce n'est qu'un an plus tard que j'appris par hasard cette guérison que les parents voulurent bien me confirmer. Deux ans après, la préparation de ses examens provoqua une légère rechute d'asthénie et de dépression, que je coupai de nouveau.

Obs. II. — Le petit Georges D., dix ans, n'a commencé à parler qu'à trois ans, **arriéré** à tous autres égards. On le comprend à peine. Les premières cautérisations, sur la région naso-génitale, semblent le dénouer ; ses parents le trouvent

moins obtus, certaines questions, certaines réponses indiquent
un vif réveil intellectuel, et concurremment la parole devient
plus facile et mieux conduite (Polyclinique H. de Rothschild).

OBS. III. — André R., trois ans. Depuis une coqueluche,
à quatre mois, cet enfant a **cessé toute croissance**. Il semble
actuellement n'avoir que six mois. Jusqu'à deux ans il a eu les
bras et les jambes raides, il ne s'en sert pas ; il n'articule
aucun mot, est constipé, n'a aucun appétit, ne digère que les
pâtes ou le lait, ne tient rien avec les mains, et semble presque
complètement privé de sommeil. La première cautérisation
règle son intestin, la constipation disparaît ; il montre de l'appétit, est plus calme, plus gai même. Il dort dès lors assez
bien et gagne 600 grammes en huit jours. Après la seconde, le
sommeil est parfait. Son regard suit les objets, et il oriente
visiblement les sons, ce qu'il n'avait jamais fait. Après deux
autres cautérisations, il se redresse, se plie, retient les objets.
Le sommeil, l'appétit semblent parfaits, et, à part quelques
vomissements, l'état digestif paraît excellent. A ce moment,
on cessa de me ramener cet enfant, dont je ne sais rien de
plus (1911).

OBS. IV. — Andrée R., quatorze ans et demi. **Idiote**, strabique,
gâteuse, incontinence d'urine et incontinence fécale absolues,
sa mère lui lave cinq ou six pantalons par jour. Elle n'articule aucun mot, reste indifférente à tout. A été traitée par le
corps thyroïde, mais a eu aussitôt du thyroïdisme, hypertrophie thyroïdienne, exophtalmie, etc. L'hypophyse n'a rien
donné. Ses règles viennent dès le début du traitement, l'incontinence fécale disparaît dès la seconde cautérisation pour
ne plus reparaître pendant plusieurs mois. L'incontinence
d'urine cesse dès la troisième cautérisation. Puis, à leur grande
surprise, ses parents lui entendent articuler plusieurs mots.
Elle dit spontanément à sa mère : « Bonsoir, maman. » Puis
elle se retourne vers son père, lui dit également : « Bonsoir,
maman », remarque son erreur, mais ne peut trouver le mot
papa. Quelques jours après, sa mère mettant le couvert, elle
saisit un morceau de pain, le place dans l'assiette de son père
en disant : « Gros pain pour papa », et le mot lui reste acquis
depuis. Elle donne des signes évidents d'éveil intellectuel,
regarde les croquis que je fais pour un confrère que ce cas intéresse, fait avancer les malades dont c'est le tour d'être opérés,
etc. Elle s'habille elle-même et s'en réjouit. Quelque temps
après une gourme lui couvre le visage, et l'incontinence repa-

raît une ou deux fois, puis elle est arrêtée de nouveau. L'impétigo disparaît à son tour après deux cautérisations. J'ignore naturellement quels progrès se feront par la suite, cette malade étant actuellement en traitement, et le traitement seul permettant de distinguer ce que doit donner le système nerveux de ce qu'il peut donner (Polyclinique H. de Rothschild).

OBS. V. — Le jeune F. B., dix ans, n'a marché qu'à trois ans et n'a, d'après ses parents et son médecin, que l'intelligence d'un enfant de six ans ; oreilles mal conformées, salivation excessive, aspect de l'idiot, mange salement, incontinence fécale et urinaire, constipation, monorchidie, marche en sautillant et tombe constamment. J'ai peu vu cet enfant, qui n'habite pas Paris. Après la première cautérisation, les incontinences disparurent au point qu'il n'eut que deux accidents en quinze jours. Il marcha plus posément et se tint mieux en équilibre. En revanche, la salivation s'accrut pendant quelques jours. Une seconde accentua ces premiers résultats, et après une troisième, l'enfant ne me fut plus ramené et je n'en eus plus de nouvelles malgré les promesses qui m'en avaient été faites (1912).

OBS. I. — Le jeune D., dix ans. Très **arriéré**, en retard de deux ans, toujours dans les trois derniers de sa classe. Ses facultés s'éveillent assez vite, en un mois de traitement, pour étonner ses professeurs. Il est le premier en calcul à la composition qui suit, travaille chez lui le soir pour se rattraper, dit-il. Son caractère s'est également amélioré (Polycl. H. de Rothschild, 1912).

Voy. obs. MYXŒDÈME.

ARTÉRIOSCLÉROSE.

Voy. PRESSION ARTÉRIELLE.

ARTHRALGIE.

OBS. I. — M. S., vingt-quatre ans. **Hémorroïdes** douloureuses et **douleurs articulaires** dans le genou droit, insomnies, dépression, doute. Deux cautérisations ont raison de tous ces troubles, qui ne sont pas reparus depuis trois ans (1909).

ARTHRITE DÉFORMANTE.

OBS I. — M. T., trente et un ans. Ce malade, totalement im-

berbe, est un enfantile, qui paraît avoir quinze ou seize ans.
Arthrite déformante des mains, **impotence des pouces**, qui ne
peuvent ni s'écarter, ni saisir en s'opposant. Les cautérisations, au point génital, en vue des sécrétions internes utiles à
la croissance, n'ont d'autre effet que de dégager les mouvements des pouces, qui s'écartent, s'opposent, et lui permettent,
dans son travail, des attitudes et des mouvements qu'il n'avait
jamais pu réaliser (Polycl. H. de Rothschild, 1910).

ARTHRITISME.

Un grand nombre d'affections rapportées ici relèvent de
la diathèse arthritique, laquelle se montre ainsi comme le
type des défaillances bulbaires, affectant particulièrement
les centres régulateurs de nos échanges chimiques inté-
rieurs.

ASCARIS.

Voy. Vers.

ARYTHMIE.

Obs. I. — Mlle B., vingt ans. Souffre depuis l'âge de trois ans
d'**endocardite chronique**, à la suite d'une scarlatine rentrée. Le
travail du chant, qui l'amène chez moi, lui est pénible à cause
d'oppressions fréquentes, de palpitations qui augmentent avec
le trac, de douleurs cardiaques souvent assez vives, d'arythmie
très marquée, mais sans souffle, sans bruits anormaux perceptibles à l'auscultation. Sa tension artérielle est 12, son pouls, 40.
Elle a eu déjà des syncopes, dont elle a cru mourir. Ayant
réussi, par quelques cautérisations, à régler sa voix, je cautérise
au point cardio-vasculaire. Sa tension artérielle remonte aussitôt à 16, et le pouls s'accélère. Une seconde cautérisation fait
disparaître les palpitations et les douleurs cardiaques disparaissent. L'anxiété s'efface de même, et, à l'auscultation, le
cœur n'a plus aucune arythmie, les intermittences ont cessé,
le cœur bat lentement et très régulièrement, comme sous
l'action de la digitale. La malade se sent parfaitement bien
(1912).

ASCHÉMATIE.

Voy. note au mot Hyperschématie.

Obs. I. — Mlle D. En décembre 1906, se heurte violemment à une barre de lit, dans la région cæcale, et en éprouve une douleur vive. Celle-ci s'accrut irrégulièrement jusqu'à la fin de janvier 1907. Il lui fut dès cette époque impossible de marcher ou de manger sans souffrir horriblement. Deux médecins trouvèrent : l'un une appendicite, l'autre une entérocôlite. Sous un régime sévère, cet état s'améliora légèrement jusqu'en juillet, mais la douleur cæcale restait fixe, souvent pulsatile, et s'exaspérait au moindre écart de régime, qui la forçait à plusieurs jours de repos absolu au lit.

En novembre 1907, je la cautérisai dans la région du cornet inférieur. Quatre jours après les pulsations cæcales étaient devenues à peine sensibles, et l'état général amélioré au point qu'elle risqua une soupe au choux dont elle avait une envie ardente ; le lendemain elle fêta sa guérison au champagne, et put impunément manger de tout, sans aucune douleur. La constipation disparut peu à peu, et avec elle la douleur cæcale, même au toucher ; puis la respiration, que l'angoisse réfrénait, se refit large et facile. La douleur cæcale fit place pendant plusieurs jours à une anesthésie profonde de la région : « Au point qui me faisait tant souffrir un mois auparavant, m'écrit-elle, il me semble avoir un morceau de bois mort ; et il me semble aussi que si j'avais eu une poche ouverte à cet endroit, et que je pusse y plonger la main, je pourrais très bien prendre à l'endroit en question ce corps insensible et inutile. » Cette sensation d'insensibilité, ce que j'ai appelé **aschémathie** ou **suppression de la figuration topographique**, disparut ensuite, et la douleur ancienne, provoquée autrefois par la moindre peur, par le moindre mouvement, s'effaça au point qu'elle faillit quelque temps après se faire écraser, exécuta une série de mouvements brusques, eut ensuite une sorte de suffocation avec palpitations, et ne pensa que plus tard à la douleur cæcale, qu'elle aurait dû avoir, mais qu'elle n'eut pas. Cette malade est aujourd'hui en parfait état de santé.

ASCITE.

Voy. Cirrhose du foie.

ASSOCIATIONS BULBAIRES.

Obs. I. — M. A. G., vingt et un ans. Asthme ancien, albuminurie depuis l'enfance, dysurie, coryzas, vomissements, entérite, bronchites, trachéites, pleurésie (père tuberculeux et ataxique), urticaire géant, prurit continu, congestion céphalique, frilosité, sueurs profuses, spermatorrhée, érections faibles et éjaculation rapide, masturbation depuis le premier âge. Les crises gastralgiques, brûlures d'estomac et les aigreurs ont diminué depuis qu'il a cessé, il n'y a pas longtemps, de se masturber (1912). Je n'ai pas revu ce malade, cautérisé une seule fois, et dont l'observation eût été intéressante à bien des points de vue.

Obs. II. — M. P. Agoraphobie depuis sept ans, timidité, éructations. Chaque crise de timidité s'accompagne d'une cécité sensible. Il se sent beaucoup plus maître de lui quand il ferme l'œil gauche (1912).

Toutes mes observations renferment les types les plus connus d'associations, une maladie quelconque impliquant en réalité un ensemble de défaillances bulbaires.

ASTASIE-ABASIE.

L'astasie-abasie est généralement regardée comme un trouble d'ordre hystérique. Il est en effet de règle, dans la médecine moderne, de confondre le phénomène bulbaire avec sa représentation cérébrale et de ne pas dissocier les deux ordres de faits physiologiques ou pathologiques. On sait d'ailleurs combien la notion d'**hystérie** a perdu de la signification assez précise, mais très factice, qui lui avait été donnée depuis les leçons de Charcot. Je n'ai pas assez d'observations pour affirmer le siège bulbaire de ce trouble, mais les mouvements choréiques, les tremblements, les inquiétudes, les phénomènes de convulsion tonique ou clonique sont trop visiblement dus à des désarrois bulbo-protubérantiels pour ne pas localiser dans cette région des centres nerveux l'astasie-abasie, qui a tant de rapports physiologiques avec les désarrois des centres vestibulaires et de l'appareil labyrinthique de sustentation, ainsi qu'avec les fibres qui portent au cerveau et au cervelet les informations du sens des attitudes segmentaires et des attitudes totales, provenant des cordons postérieurs de la moelle.

Obs. I. — M. V. Vertige depuis trois ans, chutes brusques avec perte de connaissance. Dérobement, **astasie**, agoraphobie, fringales. Tout disparaît en trois cautérisations.

Obs. II. — M^mo B., quarante-neuf ans. Hérédo-ataxie cérébelleuse, deux frères sont atteints avant elle des mêmes troubles, d'**astasie** surtout, qui, chez cette malade, dure depuis plus de cinq ans, et pour laquelle elle a été soignée à la Salpêtrière. Quelques cautérisations semblent l'améliorer, l'astasie plus que l'abasie gagne, elle a réellement plus d'aplomb et marche mieux (Hôtel-Dieu, 1910).

Voy. Arriérés.

ASTHÉNIE.

Voy. Neurasthénie.

Obs. 1. — Suzanne W., six ans et demi. Entérite muco-membraneuse, jambes molles, asthénie profonde du membre inférieur. L'entérite guérit d'emblée, et en quatre cautérisations, l'enfant peut sauter et marche correctement et facilement (Polycl. H. de Rothschild).

Obs. II. — Mlle P. F. Migraines, coryza, a maigri de 14 kilogrammes depuis un an, dilatation gastrique et atonie digestive générale, foie congestionné, un peu d'ictère et de xanthélasma. Sensation de ptose de tous les viscères abdominaux. Elle a, selon son expression, l'estomac, non pas dans les talons, mais sur les genoux, et la sensation que sans la paroi abdominale, ses intestins s'écouleraient au dehors. Il lui est impossible de faire un effort de défécation. Après deux cautérisations, cette sensation a totalement disparu, ainsi que la constipation et les troubles hépatiques (1911).

ASTHÉNOPIE.

Voy. Vue.

ASTHME.

Certains phénomènes de défense respiratoire, comme la toux, l'éternuement, sont forcément bilatéraux, mais tous les autres phénomènes propres à la physiologie de cet appareil sont **unilatéraux,** ou peuvent l'être. Il y a donc littéralement un bulbe respiratoire droit et un bulbe respiratoire gauche, et nous savons d'ailleurs que la section médiane longitudinale du bulbe laisse intacts les actes respiratoires, qui continuent symétriquement. Néanmoins·, comme pour tous les actes bilatéralement associés, d'importantes relations anatomiques et physiologiques unissent étroitement les deux systèmes fonctionnels.

J'ai eu souvent occasion de montrer aux étudiants qui suivaient mes leçons à l'Hôtel-Dieu ces dernières années, qu'il suffit, chez certains sujets dont l'état asthmatique est à son minimum, de solliciter très légèrement certains points de la muqueuse nasale du côté droit, par exemple, pour qu'instantanément tous les signes d'oppression, d'emphysème, de ruissellement intra-bronchique perceptibles à l'auscultation s'exaltent dans le poumon droit, tandis que le poumon gauche restera parfaitement calme pendant un temps qui peut dépasser une minute, et semblera ne s'exalter à son tour que passivement, par le branle que donne à tout l'appareil respiratoire l'affolement du poumon droit. L'hydrorrhée nasale et le larmoiement peuvent également pendant un temps appréciable rester unilatéraux.

Je relate ici d'abord le cas d'un asthmatique dont les troubles, anciens de plus de quarante ans, disparurent totalement d'un côté tandis qu'ils subsistaient intégralement de l'autre. Cet état de demi-guérison, ou plutôt de guérison unilatérale se maintint un mois, et ce ne fut qu'après ce mois, lors d'une seconde intervention du côté manqué, que l'asthme disparut des deux poumons. Cette observation est curieuse à noter pour le long laps de temps que les circonstances d'une absence de Paris mirent entre les deux

interventions successives, absence pendant laquelle le
médecin habituel put suivre la disparité saisissante des
symptômes d'auscultation.

Obs. I. — M. L. P., quarante-six ans. **Asthme bronchique** depuis
l'âge d'un an, emphysème, bronchorrhée, insomnie provoquée
par les crises d'oppression de chaque nuit, qui forcent le malade
à dormir le plus souvent dans un fauteuil. Quatre années consécutives au Mont-Dore sans bénéfice appréciable. Témoin de
la guérison rapide d'une de mes malades, ce malade vient de
Bretagne me demander de le traiter. Je trouve dans la fosse
nasale droite, au point ordinaire, une hyperesthésie vive, et
un réflexe asthmatique d'une grande netteté, que je cherche
vainement à gauche. Après ma cautérisation, son médecin, qui
le suivait depuis des années, et le surveilla dès le lendemain,
nota la disparition rapide de tout signe d'auscultation dès son
retour du côté droit : en quelques jours l'emphysème et la
bronchorrhée disparurent. Le malade put presque aussitôt
dormir parfaitement sans crises, et sentit toute gêne respiratoire s'effacer du côté droit. Le côté gauche garda tous ses
symptômes tant objectifs que subjectifs.

Il me revint un mois après, pour faire guérir le côté gauche,
et prit en chemin de fer une forte grippe que je pus suivre.
Elle accentua tous les symptômes du côté de la fosse nasale
et du poumon gauches, tandis que tout le côté droit de l'appareil respiratoire, du haut en bas, défia nettement toute atteinte
grippale. Malgré sa bronchite gauche, le malade n'avait nulle
oppression et semblait totalement guéri de son asthme. Je pus,
à la faveur de son coryza, trouver à gauche un point net
d'hyperesthésie, infiniment moins susceptible que le premier
point touché à droite, et je crois ce malade bien guéri. En juin,
je lui trouvai encore un léger emphysème, sans gêne subjective (mars 1910). Aucune crise depuis. Il s'est décidé à se
marier.

L'observation 10 montre un asthme resté unilatéral.

Quelques observations d'**asthme** banal, choisis parmi
les plus typiques :

Obs. II. — M. J. B. **Asthme** datant de l'enfance, ayant entraîné
la réforme du service militaire, **oppression** presque continue.
Une cautérisation : l'oppression et l'asthme disparaissent rapi-

'dement pour ne plus reparaître depuis (décembre 1908, Pr.
Brissaud).

Obs. III. — Mme B. (Polcyl. H. de Rothschild). **Asthme bronchique, emphysème** remontant à vingt-cinq ans. Deux cautérisations suspendent les crises asthmatiques sans rechute jusqu'à ce jour (décembre 1908).

Obs. IV. — Dr N. **Asthme** ancien et **emphysème**, sur lesquels
s'était greffé, depuis cinq ans, et d'une façon de plus en plus
envahissante, l'**asthme des foins.** Dysphonie depuis deux mois.
Huit cautérisations font disparaître toute gêne respiratoire, et
les crises. La crise annuelle d'asthme des foins a été coupée,
et ne s'est pas reproduite l'année suivante. Le malade, jusque-
là très oppressé, a pu reprendre l'exercice professionnel, et,
malgré son âge, faire quelques conférences (février 1900). Sans
rechute depuis.

Obs. V. — M. S., trente-sept ans. **Asthme bronchique** depuis
l'enfance. Quelques cautérisations nasales ne donnant aucun
résultat, le malade m'indiqua un point du conduit auriculaire
gauche dont le moindre attouchement provoquait une toux violente. Je cautérisai très légèrement ce point, et l'asthme disparut en quelques jours (1909).

Obs. VI. — Mme B. **Asthme** ancien de dix ans avec **intolérance
respiratoire,** qui interdisait à la malade, en toute saison, le
séjour même le plus court dans certaine ville du centre de la
France. Après quatre cautérisations, la malade a pu passer le
temps entier des vacances d'été dans cette ville sans aucun
trouble asthmatique, sans oppression. Mais cet hiver, une
grippe, à Nice, a tout défait, et la crise est revenue à son passage suivant dans cette même ville. Nouvelle cautérisation en
juin, améliorée depuis (février 1909).

Obs. VII. — M. S. **Asthme** et **emphysème** datant de huit ans.
Trois cautérisations. Amélioration nette qui s'est maintenue
depuis (février 1909).

Obs. VIII. — Mme C. **Asthme nasal** et **bronchique** depuis treize
ans, presque continu. Une seule cautérisation. Pas de crise
pendant huit mois. Petite rechute en mai 1910, enrayée par une
nouvelle intervention. Parfaitement bien depuis (octobre 1909).
Petite rechute de 1912, enrayée.

Obs. IX. — Dr M. **Asthme héréditaire,** datant de l'enfance, bronchorrhée, coryzas fréquents. Une cautérisation. Amélioration totale, maintenue (novembre 1909).

Obs. X. — Mme L. B. **Asthme nasal** et **emphysème** droits. Le côté gauche est absolument indemne. Une cautérisation. Pas de crises pendant quatre mois. Rechute en mai. Bien depuis (janvier 1910).

Obs. XI. — Dr C. Asthme, bronchite depuis deux ans, rendant extrêmement pénible l'exercice de la profession médicale. La première cautérisation supprime toute crise et toute oppression. Il reste de la toux, qui disparaît après une seconde cautérisation (mai 1910). Bien depuis, petite rechute en février 1911.

Obs. XII. — J. L., huit ans. Asthme depuis le premier âge, albuminurie et œdème de la face. Crises presque continues. Guéri à la première cautérisation (1912).

Obs. XIII. — M. G. Asthme datant de huit ans, père et frère asthmatiques. Oppression respiratoire continue. Anorexie et insomnie. L'effet de la première cautérisation a été immédiat, et l'oppression respiratoire est subitement tombée au point que le malade, en sortant de chez moi, a pu courir après l'omnibus, l'atteindre, et prendre place sans le moindre essoufflement, ce qui lui était devenu impossible depuis des années. L'appétit lui revint également, et le sommeil fut assez pressant pour que, le soir même de mon intervention, il fût forcé de se coucher à huit heures et demie. L'oppression et l'angoisse respiratoires ne sont pas revenues, et le moral du malade est infiniment meilleur (septembre 1910).

Voici maintenant l'asthme directement nasal, avec les troubles bulbaires de même étage que ceux qui constituent le complexe **coryza, asthme et fièvre des foins.**

Obs. XIV. — Mlle J. **Asthme nasal** depuis quinze mois, **hydrorrhée, sialorrhée,** anosmie subite dès que n'importe quel point du corps se refroidit, oppression, toux, **éternuéments** spasmodiques, picotement des yeux. Une cautérisation supprime tous ces troubles à la fois et définitivement (avril 1908).

Obs. XV. — Mlle K. **Asthme nasal** depuis six ans, oppression, éternuements spasmodiques. Une cautérisation fait disparaître l'oppression et les troubles nasaux. La malade n'a eu depuis que de vagues velléités d'asthme qui n'ont jamais abouti à des crises (mai 1908).

Obs. XVI. — M. V. **Rhume des foins** presque continu depuis vingt-deux ans. Une cautérisation fait cesser immédiatement tous les symptômes de ce mal. Le malade a passé l'été sans aucune crise, il a pu aller en chemin de fer, en bicyclette, en mer, respirer des odeurs qu'il ne pouvait absolument pas tolérer avant ce moment. Pas de rechute depuis (juin 1908).

Obs. XVII. — Mme L. **Asthme**, emphysème, **prurit œsophagien et auriculaire.** Améliorée en quelques cautérisations, mais plusieurs rechutes depuis, infiniment moins pénibles qu'autrefois (janvier 1909).

Obs. XVIII. — M. G. **Asthme nasal, œdème** de la muqueuse nasale, **prurit** nasal intense. Trois cautérisations déterminent l'amélioration progressive, m'a-t-on dit, car je n'ai plus revu le malade moi-même (février 1909).

Obs. XIX. — Mlle W. **Asthme des foins** datant de quinze ans. Deux cautérisations coupent la crise d'hiver. La malade n'a pas eu non plus sa crise d'été en 1909. Petite rechute en été 1910, avec un mois de retard, et aussitôt coupée, comme l'année précédente. Bien depuis.

Obs. XX. — Mme N. **Asthme des foins** datant de six ans. Coryza habituel et hydrorrhée nasale. Une cautérisation coupe l'asthme annuel, qui n'est pas revenu d'ailleurs les années suivantes (mars 1909).

Obs. XXI. — M. B., cinquante-trois ans. A eu sa première crise d'**asthme des foins** en 1908. La crise de cette année est commencée depuis quinze jours. Elle est coupée à la seconde cautérisation, et l'été se passe sans nul ennui, dans un état de liberté et d'alacrité respiratoire absolu. Le retour à Paris, en novembre, et une forte grippe, font réapparaître l'asthme, que de nouvelles cautérisations enrayent de nouveau (mai 1909).

Obs. XXII. — Mlle T. **Asthme nasal** datant de dix-sept ans, coryzas fréquents, **prurit** nasal accompagné de prurit intense au vertex. Deux cautérisations. N'a plus eu d'asthme ni de prurit, malgré quelques rhumes successifs. Guérison maintenue (juillet 1909).

Obs. XXIII. — Mme M. **Asthme nasal** datant de dix-neuf ans. Prurit nasal intense et hydrorrhée abondante. Cinq cautérisations. Amélioration notable après une forte crise (octobre 1909).

Obs. XXIV. — Mlle B. M. **Rhinite asthmatiforme**, avec forte

réaction lacrymale. Quelques cautérisations font disparaître
la rhinite, le larmoiement, les crises asthmatiformes, et ne
laissent qu'un peu d'emphysème (décembre 1908). Pr. Brissaud.

Obs. XXV. — Mlle E. **Asthme** depuis vingt et un ans. Cette
malade, entre autres particularités nerveuses, avait celle de
ne pouvoir voir un bébé, en approcher sans avoir aussitôt une
forte crise, provoquée, dit-elle, par l'odeur propre aux nourrissons. Améliorée, mais non guérie, par quelques cautérisations (1910). Pas de nouvelles ensuite.

Obs. XXVI. — Mme F. A. **Rhume des foins** soigné depuis
trente-deux ans, dure trois mois chaque année. Coupé instantanément par une seule cautérisation du lobe gauche du nez,
d'où naissait le prurit. Crise légère le lendemain. Guérie dès
ce moment. Aucune crise tout l'été (1911).

ASSOCIATION DE TROUBLES RESPIRATOIRES ET DIGESTIFS

Obs. XXVII. — Mme J. **Asthme des foins** depuis quatre ans,
avec hydrorrhée, éternuements, toux trachéale, **brûlure œsophagienne**. Une première cautérisation provoque une crise
d'asthme le soir même, et la malade va beaucoup mieux dès
le lendemain. Une seconde ne donne aucun résultat. Une troisième fait naître une brûlure vive au niveau de l'œsophage et
du pylore pendant quelques heures. Cette malade, qui m'a
laissé ensuite longtemps sans me donner de ses nouvelles, n'a
plus eu d'asthme depuis (octobre 1908).

Obs. XXVIII. — Mlle B. **Rhume des foins** depuis l'enfance, plus
intense depuis deux ans, durant chaque année deux mois et
demi, et précédé d'une véritable crise d'**anorexie** de plusieurs
jours. Une cautérisation provoque, chez ce sujet névrosé, une
aggravation nette de deux jours, suivie de la disparition
brusque et définitive, jusqu'à ce jour, de tout asthme et de
tout phénomène nasal. La crise n'est pas revenue les années
suivantes (avril 1909).

Obs. XXIX. — Mme B. fut prise, à la suite d'un empoisonnement par des couleurs, avec palpitations violentes et syncopes
répétées, d'un **rhume des foins** durant chaque année trois mois
(avril, mai, juin), accompagné d'une abondante et pénible
hydrorrhée, de prurit nasal et auriculaire intense, de poussées
d'**urticaire** sur le nez et sur les yeux. Cette affection résista à
tout traitement. Chaque crise annuelle était régulièrement

précédée d'une période d'anorexie absolue et d'un amaigrissement profond. Deux cautérisations coupèrent la crise, qui ne s'est reproduite que légère et de peu de durée l'année suivante. Tous les troubles satellites disparurent de même. Totalement guérie depuis (avril 1909).

Obs. XXX. — M. V. **Asthme nasal** et **entérite** muco-membraneuse alternant depuis longtemps. Une cautérisation améliore les deux affections, et cette guérison se maintient depuis (décembre 1907).

Obs. XXXI. — Mlle B., dix-neuf ans. **Asthme** nasal depuis six ans, associé à la **gastralgie**, aux amaigrissements brusques. Une cautérisation fait disparaître l'asthme, qui ne s'est pas reproduit depuis. La gastralgie cède à une seconde intervention (avril 1908).

Obs. XXXII. — Mme P. **Coryza chronique**, ozène, perforation de la cloison nasale, **entérite** muco-membraneuse datant de quinze ans. Une première cautérisation améliore l'état intestinal et le coryza. Une seconde fait disparaître l'ozène et guérit complètement le malade (mai 1908).

Obs. XXXIII. — Petite C., six ans. **Prurit** nasal intense, avec **constipation** opiniâtre depuis la naissance. Une cautérisation provoque une débâcle le soir et le lendemain, et la malade guérit après quelques oscillations, mais le prurit avait disparu dès le premier jour (mai 1908).

TROUBLES RESPIRATOIRES, DIGESTIFS ET GÉNITAUX

Obs. XXXIV. — Mlle T., vingt-huit ans. **Rhinite** continue, **constipation** ancienne, avec débâcle tous les douze à quinze jours, réglée à trente-huit jours, **leucorrhée** habituelle. Une seule cautérisation. Selles presque normales tous les deux jours, les règles apparaissent à trente jours, et normalement depuis, la rhinite et la leucorrhée ont disparu dès le second jour (janvier 1908).

Obs. XXXV. — Mme C. **Rhume des foins** depuis huit ans, **entérite** glaireuse, **aménorrhée**, crises nerveuses presque chaque nuit, à la campagne surtout. A la première cautérisation, le rhume des foins et l'entérite, qui coïncidaient régulièrement depuis huit ans, disparaissent ensemble. Les règles, suspendues depuis plusieurs mois, reviennent deux jours après. Une deuxième fait disparaître l'insomnie et les crises nerveuses, et la malade se dit guérie de son asthme au point de pouvoir maintenant rire à fond sans provoquer la moindre crise. Pas de rechute depuis (janvier 1910).

Obs. XXXVI. — Mlle D. **Coryza habituel**, avec **migraines mensuelles** depuis dix-huit ans, qui la forcent à s'aliter et lui interdisent tout travail. Deux cautérisations font disparaître le coryza, et avec lui les migraines et la dysménorrhée (octobre 1908).

Obs. XXXVII. — Mlle M., dix-huit ans. N'est pas réglée, mais a, depuis deux ans, chaque mois, très régulièrement, trois jours de **coryza aigu**, avec **prurit nasal intense**. Deux cautérisations. Après la seconde, à la date habituelle, les premières règles sont apparues, sans douleur ni trouble aucun, et la rhinite attendue ne s'est pas produite. Le mois suivant, pas de règles, mais reprise du coryza. Une nouvelle cautérisation remet tout en ordre et définitivement (janvier 1908).

Obs. XXXVIII. — M. S. **Asthme nasal** datant de treize ans, oppression, **hyperosmie** extraordinaire, **prurit** nasal et auriculaire intense, vive **excitation génitale** pendant les crises, état neurasthénique prononcé. Cinq cautérisations font disparaître les crises et leur retentissement génital ; l'asthme se transforme en bronchite avec toux catarrhale, qu'un séjour en Suisse fait bientôt cesser à son tour (octobre 1909).

Obs. XXXIX. — M. G., quarante-sept ans. Crises d'**asthme nocturne** associé depuis quatre ans à des crises d'**érection douloureuse** avec poussées de **prurit** nasal pénible. Une première cautérisation fait disparaître l'oppression et les érections cessent pendant trois nuits. Une seconde produit les mêmes effets. Une troisième et une quatrième espacent sensiblement les accidents. Il ne reste bientôt que de l'oppression sans asthme, et l'irritation génitale s'atténue. La guérison se maintient de novembre 1909 à janvier 1912.

ASSOCIATION DE L'ASTHME, DE L'ENTÉRITE ET DU DIABÈTE

Obs. XL. — Dr B. A la suite du choléra, **entérite** muco-membraneuse, dyspepsie, **asthme nasal** et **glycosurie** de 15 grammes, le tout remontant sans interruption à vingt-cinq ans. Une seule cautérisation fait disparaître simultanément les trois affections, guérison maintenue jusqu'à ce jour, depuis janvier 1908.

AUTRES TROUBLES BULBAIRES ASSOCIÉS, VERTIGE
TOUX, TROUBLES OCULAIRES

OBS. XLI. — M. M. **Vertige** intense, à forme d'attaque, inclinaison de la tête et du tronc à droite, nystagmus droit, nausées, céphalée vive, crises d'**asthme** nasal, éternuements violents, alternatives d'**hydrorrhée** et de dessiccation pénible de la muqueuse respiratoire, avec sensation de brûlure. Les crises d'éternuements résistent à la première cautérisation, mais les troubles de sécrétion muqueuse ont disparu. La seconde cautérisation dégage complètement et définitivement ce malade (avril 1908).

OBS. XLII. — M. C. D. **Toux** ancienne, avec **vertige** laryngé, étourdissement et **suffocation**. A la suite d'une cautérisation, la toux et le vertige disparaissent en quelques jours. Aucune rechute de novembre 1908 à avril 1910. Une nouvelle intervention fait encore disparaître tous les troubles.

OBS. XLIII. — Mme B. S. **Oppression asthmatiforme**, rhinorrhée, scopasthénie, cuisson des yeux, crises suivies d'une guérison qui s'est maintenue jusqu'à ce jour (juillet 1909).

NEURASTHÉNIES, ANXIÉTÉS, PHOBIES, DÉPRESSION

OBS. XLIV. — Mlle B. **Asthme des foins** associé à un état **neurasthénique** profond. Une cautérisation. Se dit guérie depuis ce moment. Guérison maintenue (juillet 1908).

OBS. XLV. — Mme L. **Asthme des foins** datant de cinq ans, **neurasthénie**, insomnie. Trois cautérisations. L'asthme et l'insomnie ont disparu dès la dernière. L'anxiété a diminué peu à peu. La malade se dit depuis complètement guérie (juillet 1908).

OBS. XLVI. — Dr T. **Coryza spasmodique** depuis quatre ans, toux, **anxiété** nasale. Une cautérisation fait disparaître immédialement, chez ce malade, l'anxiété nasale; le côté droit du nez est instantanément dégagé, le malade se sent dans un état d'euthymie qu'il n'avait pas éprouvé depuis des années. Le soir, chez lui, il a une crise névralgique assez intense dans la fosse nasale gauche. Puis le nez se guérit définitivement, et le malade constate ensuite que sa constipation habituelle a cédé, et que la polyurie et la pollakiurie qui l'incommodaient ont totalement disparu pour ne plus revenir (février 1910).

Obs. XLVII. — Mme T. **Asthme** depuis quinze ans, tendances syncopales pendant les crises qui se reproduisent invariablement à chaque période mensuelle. Aucune oppression dans l'intervalle des crises, mais constipation habituelle, oppression digestive, aérophagie, diarrhées brusques, hydrorrhée nasale mousseuse, urines très ammoniacales. Asthénie. Une cautérisation améliore tous ces symptômes. J'en fais une seconde quinze jours après, et depuis, les règles se sont passées sans aucune crise (février 1910).

Obs. XLVIII. — Mme V. **Asthme** bronchique, par crises fréquentes depuis dix ans, emphysème accentué, toux, crises d'hydrorrhée, dépression allant jusqu'à l'impotence. La crise d'asthme est régulièrement précédée d'**envies fréquentes d'uriner**. La mère de cette malade a eu des crises, non d'asthme, mais de **migraines** dans les mêmes conditions et dans les mêmes endroits où sa fille prend l'asthme, et précédées des mêmes troubles. Après trois cautérisations, la malade passe un mois sans crise. Rechute fin janvier. Cautérisation un jour en pleine crise : en moins d'une minute, la poitrine fut libérée de tout râle et de toute oppression. Après quelques crises en février et en mars 1910, la malade, qui n'habite pas Paris, semble, d'après les dernières nouvelles que j'ai reçues d'elle, pour le moment débarrassée (novembre 1909).

Ces quelques observations, dont je ne donne que les point essentiels, montrent assez combien l'excitation directe des centres bulbaires peut devenir un procédé thérapeutique facile et sûr. La recherche des points nasaux à cautériser est souvent aisée, grâce au réflexe oculaire, et je répète qu'il est absolument indispensable de ne cautériser qu'avec la plus grande légèreté de main, sans cocaïne. Les cautérisations peuvent se suivre, en cas d'insuccès, de deux en deux jours.

ATAXIE.

Voy. Tabes.

ATHREPSIE.

Voy. Entérite des nourrissons, obs. 2.

ATONIE DIGESTIVE.

Voy. Constipation, Ptoses, etc.

BALLONNEMENT.

Voy. Dyspepsie, etc.

BARRE COLIQUE.

Obs. I. — Mlle P. **Entérite** et **constipation** de deux ans, pyrosis, ballonnement, angoisses, nausées, hyperesthésie de de la peau dans toute la région digestive, froid, **barre colique,** ténesme rectal et cæcal, amaigrissement, pâleur, mélancolie, dysménorrhée. Première cautérisation : aucun résultat. Deuxième cautérisation : amélioration rapide de tous les symptômes; se sent guérie moralement et physiquement, sans aucune rechute depuis octobre 1908.

Obs. II. — M. G. B. Entérite depuis l'enfance, **barre colique,** constipation, doit être opéré de l'appendicite, migraines presque quotidiennes, vomit chaque matin. Tout disparaît après trois cautérisations. Le malade mange de tout (1911).

Trouble fréquemment guéri en même temps que les autres signes d'entérite.

BASEDOW (Maladie de). Goitre exophtalmique.

Ces quelques observations montrent assez que dans les troubles attribués aux maladies du corps thyroïde, le bulbe est primitivement en cause.

Obs. I. — Mlle R., vingt-six ans. **Maladie de Basedow.** Dépression morale à l'âge de vingt ans. **Hypertrophie thyroïdienne** gauche, **dyspnée, palpitations,** pouls facilement à 130. Au mois d'avril 1910 la malade consulte le Dr Duval qui lui conseille l'opération. Il présente la malade au Dr Chauffard, qui déconseille l'opération et prescrit le corps thyroïde. Après un mois de traitement, aucun effet, et la malade revoit le Dr Duval qui ne la trouve pas mieux et conseille de nouveau l'opération. La malade, qui est étrangère, prend alors ses vacances, améliore un peu son état général, le pouls descend à 100, le goitre diminue un peu. Elle m'est alors adressée par des amis communs et après six semaines, avec quatre cautérisations elle revoit le Dr Chauffard, puis le Dr Duval. Tous deux, dit-elle, sont étonnés de l'amélioration survenue. Le Dr Duval considère l'opération comme inutile. Et la malade prenant des quantités infimes de corps thyroïde, un flacon tous les trois mois, s'améliore rapidement. Le pouls est à 80, le goitre a presque disparu, et la malade se trouve plus vaillante que jamais. La pression artérielle ne s'élève plus au-dessus de 16. Les règles sont survenues après une suspension de près d'un an. J'ai suivi cette malade depuis 1910, très régulièrement. Sa santé est excellente, malgré le surmenage de ses leçons et de la préparation d'une thèse, qu'elle vient de passer récemment.

Obs. II. — Mme H. Depuis ses couches, il y a six ans, et depuis l'ablation d'un rein et surtout, dit-elle, par suite d'un véritable empoisonnement par le chloroforme dont elle fut longtemps affectée, cette malade présente tous les signes de la **maladie de Basedow**. Le **goitre** très apparent depuis trois ans, l'**exophtalmie** très accentuée, des **palpitations**, de la **tachycardie** (140), une **tension artérielle** de 19, du **tremblement**, un **amaigrissement** de 5 kilogrammes, de la **diarrhée**, de l'eczéma, de l'**urticaire**, des **hémorroïdes**, **chute des cheveux**, retard des règles, etc. Après la première cautérisation, la malade se trouve le cou nettement moins dur, deux jours après l'estomac va bien et les cheveux tombent sensiblement moins, elle a moins d'exorbitis, la tension à 18 et le pouls à 130. La seconde diminue l'essoufflement et les rougeurs vives du visage, le pouls descend à 112. Les hémorroïdes diminuent, les urines augmentent. Après la quatrième, les hémorroïdes disparaissent, la moiteur aux extrémités disparaît aussi, la malade digère parfaitement, se sent infiniment mieux à tous égards. A la cinquième, elle est gaie, plus égale de caractère, dit son mari, moins de palpitations, moins de diarrhée, le prurit anal qui avait persisté, disparaît à son tour, la tension est 17. Puis elle augmente de 700 grammes en quinze jours, le cou et les yeux saillent moins, elle monte bien les escaliers. Tension, 16. Après la sixième, une odontalgie ancienne disparaît, elle gagne 300 grammes. Les palpations et le tremblement sont insignifiants. Elle a, depuis un mois, repris 1.400 grammes, sa voix est plus forte, son écriture n'est plus tremblée. Les règles se passent, exactement et sans douleurs, avec un peu de diarrhée. Elle mange des fraises, du poisson sans urticaire, ce qui lui était impossible auparavant. Des vomissements bilieux qui étaient fréquents ont disparu depuis le début du traitement. La malade quitte alors Paris pendant plusieurs mois.

Obs. III. — Mme B. Une première cautérisation diminue les **spasmes** gutturaux et **l'oppression vasculaire.** La malade trouve que son goitre est peut-être un peu plus bombé, mais beaucoup moins gênant. Une seconde cautérisation règle un peu les troubles digestifs et diminue le ballonnement gastrique. Une troisième est restée sans résultat connu de moi, la malade étant repartie en Russie à ce moment (Dr Kouindjy).

Obs. IV. — Mme N. Gastralgie, entéralgie, débâcles subites. Mélancolie, hyperesthésie généralisée. Phobies. **Hypertrophie thyroïdienne.** Anosmie ancienne. Une première cautérisation, très haut, au-dessus du cornet moyen, ne donne rien ; une deuxième, au milieu du cornet, fait diminuer le goitre, l'intestin se règle et n'a plus de débâcles, la malade ose manger des mets qu'elle redoutait, particulièrement les fraises à la crème : n'a plus de céphalée. Une troisième cautérisation, en avant du cornet moyen, provoque, pendant quelques jours, des variations brusques du calibre du cou, réveille l'hyperesthésie cervicale qui s'était assouplie, et les débâcles intestinales reprennent. Une quatrième cautérisation fut faite sans résultats appréciables, ou presque, sur la malade, qui a renoncé à se traiter (avril 1908). Dr Hauser.

Obs. V. — Mme M. D., trente-deux ans. **Hypertrophie amygdalienne et thyroïdienne** datant de plusieurs années. La cautérisation de l'amygdale fait rapidement disparaître l'hypertrophie thyroïdienne (Polycl. H. de Rothschild).

Obs. VI. — Mme P. **Maladie de Basedow.** Les palpitations disparaissent dès la première cautérisation, la constipation à la seconde, puis les bouffées de chaleur, le froid aux extrémités, le bleuissement des lèvres. Après une troisième, la malade n'a plus de syncope, le goitre et l'exophtalmie qui étaient les phénomènes les moins apparents disparaissent tout à fait, et la malade se considère comme guérie jusqu'à ce jour (1910).

Obs. VII. — Mlle H. B., trente-deux ans. **Maladie de Basedow. Hypertrophie thyroïdienne,** amaigrissement, anxiété, crises de chaleurs. L'anxiété, les chaleurs disparaissent après deux cautérisations nasales, et le goitre diminue sensiblement. Il disparaît totalement et rapidement après une cautérisation des amygdales. La maladie était déclarée depuis un an (1912). L'état général est bon et la malade a engraissé.

Obs. VIII. — Mlle B., dix-neuf ans. A maigri depuis un an, a des poussées de chaleurs, d'anxiété, **hypertrophie thyroïdienne** assez marquée. La première cautérisation diminue l'anxiété, l'insomnie, et le facies est meilleur. La seconde diminue encore l'angoisse pharyngée, les chaleurs. Une troisième, un mois après, supprime la sensation de boule pharyngée; les chaleurs, la céphalée, l'anxiété, et l'hypertrophie ont beaucoup diminué. Une quatrième, au niveau du pharynx, supprime toute hypertrophie, et le cou est absolument normal. La malade a engraissé, se sent tout à fait guérie, et se marie (1912).

Obs. IX. — Mme B., vingt-deux ans. Pharyngites fréquentes et **saillie thyroïdienne** assez évidente. Cinq cautérisations nasales font disparaître l'hypertrophie, d'abord à gauche, et la différence entre les deux lobes fut pendant quinze jours très sensible. Le lobe droit s'effaça ensuite en deux cautérisations. Le cou est actuellement parfaitement normal. Cette hypertrophie était récente et datait à peine d'un an.

Obs. X. — Mlle R. D., vingt-sept ans. **Maladie de Basedow** reconnue depuis deux ans. Une cautérisation fait diminuer sensiblement, en quelques jours, l'hypertrophie thyroïdienne, l'exophtalmie, le tremblement, les chaleurs. La seconde cautérisation accentue encore l'amélioration, et la malade cesse de venir à la consultation (Polycl. H de Rothschild).

BÉGAIEMENT.

Obs. I. — Mme P., trente-deux ans. **Bégaie** depuis la première jeunesse. N'a parlé d'une façon à peu près normale que pendant l'année qui a suivi sa formation. Elle ne vient pas consulter pour elle-même, mais pour son fils qui présente divers troubles digestifs et nasaux. Son bégaiement extrême nous frappe, et un confrère qui assistait à la consultation me propose de l'entreprendre à titre d'essai. Je cautérise donc cette femme au niveau du point qui m'a souvent servi pour l'aphonie simple, bien que le bégaiement n'ait directement rien à faire avec le larynx, mais espérant vaguement que l'excitation des centres bulbaires d'une partie des organes de la voix pouvait retentir par voie d'association anatomique et physiologique sur les centres corticaux de la parole, ou encore que le trouble cérébral qui constitue le bégaiement pouvait, comme les tics, avoir une amorce périphérique dans une partie quelconque de l'appareil vocal et que ma cautérisation pouvait, au hasard, supprimer cette amorce. Le résultat fut instantané et nous surprit tous, principalement l'enfant, qui n'avait jamais entendu sa mère parler comme tout le monde. Le bégaiement avait disparu, elle articulait normalement, sans autre trouble que ceux que donnent la surprise et l'intimidation. Cette amélioration persista toute la semaine, et il ne resta plus que de légères hésitations. Comme elle présentait une foule de troubles nerveux, digestifs et autres, je la revis, ainsi que son fils, un grand nombre de fois cette même année. L'amélioration se maintint ainsi tout le long d'une grossesse qui survint, et le bégaiement ne redevint appréciable que pendant les dernières semaines de cette grossesse.

Obs. II. — Le jeune P. **bégaie** depuis trois ans. Il en a actuellement douze. Une légère surdité et son bégaiement disparaissent en quelques cautérisations (1910).

BLENNORRAGIE.

Voy. Gonorrhée.

BLÉPHARITE.

Obs. I. — Mlle D. Entérite ancienne, constipation, hémorroïdes, et **blépharite** chronique depuis plusieurs années. La blépharite disparaît du jour au lendemain, avec entérite après la première cautérisation (1912).

BLÉPHAROSPASME.

Obs. I. — Mme P. Entérite coïncidant avec anosmie, crises de migraine ophtalmique droite, avec **blépharospasme**. Tous les troubles disparaissent par deux cautérisations.

Obs. II. — Mlle S. S. A depuis cinq mois de l'angoisse pharyngée, de l'urticaire émotif, du **blépharospasme**, du battement des lèvres. et des petites crampes du releveur palpébral qui lui maintiennent l'œil ouvert pendant deux minutes. Tous ces troubles disparaissent, sauf la crampe du releveur, après une cautérisation (1911).

BOULIMIE.

Voy. Fringales.

BOURDONNEMENTS.

Obs. I. — Mme F. Vertige continu, **bourdonnements**. Une cautérisation : n'a plus eu de vertige depuis, les bourdonnements ont presque disparu.

Obs. II. — Mlle de B. **Bourdonnements** depuis près de quinze ans, à la suite d'une opération sur un ovaire. Après trois cautérisations, le bourdonnement a diminué au point que la malade ne le perçoit plus que dans le silence (1909).

Obs. III. — Mme D., trente-deux ans. **Bourdonnements** et **surdité** sensible à gauche, depuis un abcès dès l'enfance. Sclérose et ankylose tympanique, paracousie de Willis, n'entend bien qu'en voiture ou en chemin de fer. Les bourdonnements, qui étaient constants, s'espacent et finissent, sinon par disparaître, du moins par cesser d'être obsédants. L'audition augmente de moitié, en six cautérisations (1909).

Obs. IV. — M. G. quarante-sept ans. Souffre d'anxiétés nocturnes et a la phobie continue de la mort. Surdité ancienne à gauche, avec **bourdonnements** intenses. Quatre cautérisations font disparaître l'abord les bourdonnements, puis l'anxiété et l'obsession de la mort imminente (1909).

Obs. V. — Mlle L. Rhinite postérieure, surdité légère depuis deux mois, **bourdonnement** continu. L'audition s'améliore à la seconde cautérisation, le bourdonnement disparaît après la troisième (1910).

Obs. VI. — Mme B. Constipation ancienne et **bourdonnements**, sclérose tympanique. Les bourdonnements disparurent après la seconde cautérisation, avant la constipation.

Obs. VII. — M. B., soixante-dix ans. Surdité ancienne, sclérose tympanique double, **bourdonnements** et vertiges. Phonophobie, paracousie. Plusieurs cautérisations sans résultat. Mais une d'elles fait disparaître les bourdonnements et les vertiges pendant plus de huit jours, et le malade entend presque normalement. Puis tout retombe dans le même état, et, après une dernière cautérisation sans résultat, le malade renonce au traitement (juin 1909).

BRIGHT (maladie de).

Obs. I. — Mme B., trente-neuf ans. Gastralgies, dyspepsie, éructations, pyrosis, crachottement, vertiges, syncopes, **pollakiurie, cryesthésie, palpitations, céphalée,** le tout remontant à une scarlatine dans l'enfance. Cette malade, venue de province, m'écrivit quelques mois après que tous ses troubles, et avant tout la dyspepsie et la gastralgie, avaient disparu à la suite de ma piqûre, et n'étaient pas reparus (avril 1909).

Obs. II. — M. A. **Maladie de Bright. Prurit urémique**, nausées. Ces deux troubles disparaissent pendant un mois à la suite d'une cautérisation (décembre 1909).

Obs. III. — M. T. cinquante-deux ans. **Maladie de Bright**, **albuminurie** de 0ᵍʳ,60. Oppression vive. Une première cautérisation fait disparaître l'oppression et diminuer l'albumine. La seconde rend la respiration absolument libre, avec des traces indosables d'albumine.

BRONCHITE.

Voy. Asthme.

BRONZÉ (Teint).

Obs. I. — Mˡˡᵉ K., dix-huit ans. Migraines et céphalée sus-orbitaire, dyspepsie, ne peut digérer aucune viande, régime végétarien absolu, diarrhée fréquente, inappétence complète à tout travail physique et intellectuel. **Asthénie et teint addisonien**. Une cautérisation. Les migraines se font moins fréquentes et plus courtes, une sur huit qu'elle avait auparavant; puis disparaissent le mois suivant. Le teint se dégage; elle est plus gaie et travaille volontiers; l'asthénie, la diarrhée et la dyspepsie disparaissent. Le malade mange et digère tout, a repris le régime mixte (juillet 1908).

BRULURES.

Voy. Névralgie gastrique, Cancer du rectum.

CANCERS.

Si l'on étudie le rôle des centres bulbaires dans la défense organique, le problème de la résistance au cancer comporte les données suivantes :

C'est à l'âge où commencent à fléchir nos activités nerveuses que le cancer apparaît. La personnalité bulbaire se montre dans ce fait que parfois la défense organique fait faillite sur tout un côté du corps, l'autre restant longtemps indemne, et que la généralisation cancéreuse peut être unilatérale, indépendamment de toute systématisation lymphatique.

Il y a d'autre part dans le cancer des désarrois nettement fonctionnels, tels que rages névralgiques indiquant la
rupture de l'équilibre sensitif dans un domaine donné, et
non proportionnées à l'irritation périphérique au niveau
de la tumeur, ce qui indique une défaillance bulbaire, —
tels que troubles sécrétoires, diminution ou exagération
de sécrétions, d'aspect réflexe, mais dénotant également
un désarroi nucléaire au niveau du bulbe, siège des régu-
lations automatiques, — tels enfin que défections plus ou
moins complètes de nos divers moyens de résistance à
l'imprégnation cancéreuse, permettant soit la généralisation,
soit la diathèse de cachexie.

Le théorème sera donc : *en réveillant les activités
physiologiques de défense bulbaire, nous rajeunissons
littéralement l'organisme, et nous retardons l'apparition
du cancer, héréditaire ou non. De plus, nous diminuons
l'emprise de la tumeur sur l'organisme, et son action à
distance.*

Voici les quelques expériences que j'ai pu réaliser :
elles montrent que l'on peut espérer agir favorablement,
peut-être sur le cancer, certainement sur le cancéreux.

CANCER DE LA BOUCHE.

Obs. I. — M. G., soixante et onze ans. — Cancer des fumeurs,
prenant la moitié droite de la langue, et la joue droite, a déjà
été opéré il y a quinze mois d'un ganglion. Trismus, salivation
énorme, douleurs atroces et continues, a cessé de parler, s'alimente difficilement. Je lui fais une cautérisation, il salive beaucoup moins, ouvre un peu plus la bouche, parle un peu, et
trois mois après cette cautérisation, il n'avait pas eu une seule
crise de contracture douloureuse.

Le traitement n'a pas été poussé plus loin, le malade ayant
été attiré par un nouveau traitement du cancer prôné par son
journal.

CANCER DE LA FACE.

Obs. I. — M. T., quarante-sept ans. Petite tumeur épithéliale de l'aile droite du nez, datant de deux ans, grosse comme une lentille et assez prurigineuse. La première cautérisation provoque une vive poussée de prurit, la tumeur grossit un peu, semble s'injecter, comme si elle allait suppurer, dit le malade. Un léger suintement se produit pendant deux jours, et la tumeur s'affaisse, à peine visible, comme elle était, au dire du malade, six mois après son apparition (Polyclinique H. de Rothschild, novembre 1912).

CANCER DE L'ESTOMAC.

OBS. I. — M. F., soixante-huit ans. **Gastralgie** intense, teint **cancéreux**, amaigrissement extrême, rapide, et vomissements glaireux très fréquents, intolérance gastrique. Les vomissements cessent dès la première cautérisation, les douleurs diminuent en quelques jours, et le malade, se jugeant suffisamment guéri, me quitte en me disant que s'il pouvait dépenser plus de huit sous par jour pour sa nourriture, il serait bientôt gros et gras.

OBS. II. — M. D., cinquante-quatre ans. Opéré il y a six mois d'un **cancer de l'estomac**. Il maigrit rapidement depuis un mois, parce que rien ne « veut plus passer » et que l'œsophage est pris à son tour. Les liquides même qu'il absorbe péniblement reviennent avec des vomissements glaireux et fétides. Après deux cautérisations, les vomissements glaireux ont presque disparu, la viande hachée est déglutie et tolérée. La première semaine il monte de 84 livres à 88 ; la seconde, il atteint 94 livres, et cesse de suivre la consultation.

OBS. III. — M. A..., cinquante-deux ans, m'est adressé par des camarades du service du professeur Dieulafoy, à l'Hôtel-Dieu, pour une **achlorhydrie** absolue, constatée un an auparavant par le professeur Hayem, et avec tous les signes cliniques et radiographiques d'un **cancer de l'estomac** occupant tout l'organe et le bas de l'œsophage. Ce malade pouvait à peine absorber le lait, les purées, et ne digérait ni œufs, ni viande hachée, qu'il retrouvait intacts dans ses selles. La première cautérisation diminue la névralgie claviculaire, particulièrement intense, et les douleurs de l'hypocondre gauche. La constipation persiste, mais les douleurs intestinales disparaissent. Après la seconde, le malade reprend faim, sa langue est presque normale ; il dort mieux, et sur le côté gauche, ce qu'il ne pouvait plus faire depuis le début de sa maladie. Il reprend 880 grammes en dix jours. Il mange des œufs, de la viande, et les digère, ses selles sont moulées, presque normales, et tout y est digéré. Un mois après le début du traitement, il n'a plus ni gaz, ni douleurs gastro-intestinales, ni malaises, ni dépression. Il lui reste pour tout signe clinique quelques aigreurs d'estomac, mais il peut manger des huîtres, du pain beurré, du jambon aux œufs, des crêpes, et digère tout. Un mois après, le spasme de l'œsophage reparaît, mais cède à une nouvelle cautérisation. Puis je cesse un moment de voir le malade, dont j'apprends la mort, précipitée par un accident de voiture.

CANCER DE L'INTESTIN.

Obs. I. — M. P., soixante et un ans. Ce malade, comme les précédents, est venu me consulter à la Polyclinique H. de Rothschild, ayant eu connaissance de cas analogues au sien, ou supposés tels, guéris par mon traitement. Il souffrait depuis quatre ans de **douleurs gastro-intestinales** intenses, de **diarrhées** abondantes, de **mélœna**, d'**épuisement extrême**, d'anorexie absolue, ayant quatre à cinq selles par jour et autant par nuit, extrêmement fétides. Son teint est aussi celui d'un cancéreux. Aucun traitement, aucun régime ne l'a soulagé depuis ces quatre ans. Une première cautérisation l'améliore sensiblement pendant quelques jours, et sa joie est surtout grande d'avoir eu envie de chocolat et de l'avoir digéré, ce qui lui était impossible depuis longtemps. Une seconde cautérisation fait définitivement disparaître les mélœna, la fétidité, la diarrhée, les selles sont moulées, de couleur normale, une selle par jour. Il dort parfaitement la nuit, ne souffre plus, engraisse, et se porte à merveille depuis ce moment, c'est-à-dire depuis mars 1909.

Obs. II. — M. T. m'est adressé par son beau-frère, le Dr T., pour un **cancer de l'intestin**, que le malade ignore, et que je dois traiter comme une entérite banale, dont il connaît des cas de guérison par ma méthode. Les douleurs disparaissent en quelques jours, et six mois après, le malade s'éteint de sa conception cancéreuse, sans avoir une seule fois souffert depuis mes cautérisations.

CANCER DU RECTUM.

Obs. I. — Mme X., Hôtel-Dieu, cinquante-neuf ans. Douleurs généralisées dans le petit bassin, sensation de ptose intestinale, selles douloureuses, épreintes, entéro-côlite muco-membraneuse (?) barre colique, selles nocturnes atroces et fréquentes, la malade peut à peine rester assise. Première cautérisation :

le lendemain matin, selle abondante moulée, mais mêlée de fausses membranes et de glaires, disparition des épreintes douloureuses. Cette amélioration dure trois jours et les douleurs reprennent. Une seconde cautérisation reproduit les mêmes effets. Puis la malade passe dans un service de chirurgie pour **néoplasme** du petit bassin. Le traitement nasal, donné à deux reprises, a dégagé l'hyperesthésie et l'exaspération douloureuse des épreintes (avril 1908).

Un confrère du Midi me communique deux observations de **cancer du rectum** traités par des cautérisations nasales, et dans lesquelles les douleurs ont disparu également depuis les piqûres, sans que l'évolution du mal ait été retardée.

CARIE DENTAIRE.

Voy. DENTITION.

CAUCHEMARS.

OBS. I. — Mme A. Neurasthénie, mélancolie, **cauchemars** chaque nuit, qui la forcent à employer tous les moyens pour rester éveillée. Palpitations habituelles, anxiété cardiaque, sans aucune lésion au cœur. Tous ces troubles sont apparus à la suite de surmenages divers, et durent d'une façon continue depuis trois ans. Deux cautérisations diminuent l'anxiété, sans atteindre le cauchemar. Une troisième diminue le cauchemar, et rend le sommeil plus facile. La quatrième cautérisation fait cesser définitivement tout cauchemar, mais après quelques jours troublés par un peu de confusion mentale (octobre 1099).

OBS. II. — Mlle C., quatorze ans. Entérite chronique depuis la première enfance. A eu souvent des oxyures et a été opérée d'appendicite. **Cauchemars**, somnolences, somnambulisme, se lève et se promène chaque nuit. Après la première cautérisation, le somnambulisme disparaît totalement, les rêves persistent, plus légers, sans cauchemars, mais la malade ne se lève plus jamais la nuit. Les règles, qui étaient douloureuses, se passent normalement. Des somnolences persistent pendant la journée, et disparaissent ensuite avec l'entérite chronique.

CÉPHALÉE.

OBS. I. — Mlle B. Disparition d'un coryza ancien et d'une céphalée presque continue dès la première cautérisation (juin 1909).

Obs. II. — Mme B. Vertiges fréquents, étourdissements continus, **céphalée** droite, diplopie, strabisme interne, rétinite hémorragique (Dr de Lapersonne). Deux cautérisations suppriment le vertige et la céphalée, la malade a moins de convergence et de diplopie, et voit beaucoup mieux (novembre 1908).

Obs. III. — Mme B. Céphalée continue, associée à divers troubles brightiques, tels que gastralgie. dyspepsie, pyrosis, vertiges, syncopes, pollakiurie. acrocryesthésie, palpitations. Tous ces troubles disparaissent par une seule cautérisation en avril 1909.

Obs. IV. — M. M. Vertige intense, à forme d'attaque, inclinaison de la tête et du tronc à droite, nystagmus droit, nausées, douleur à la nuque. **céphalée** vive, crises nasales, éternuements violents, alternatives d'hydrorrhée et de dessiccation pénible de la muqueuse, avec sensation de brûlures. La première cautérisation fait disparaître le vertige, il reste un peu de céphalée, ce malade peut sortir. Les crises d'éternuement ont persisté, mais sans troubles hyper ou hypocritiques. La seconde cautérisation le dégage tout à fait (avril 1908).

Obs. V. — Suzanne B., treize ans. Céphalée continue depuis trois semaines. Disparaît immédiatement après la cautérisation.

Obs. VI. — Mme A. Insomnie depuis cinq ans, **céphalée**, anxiété, excitation cérébrale, troubles digestifs. La première cautérisation procure trois bonnes nuits, la seconde cinq. Elle peut ensuite aller au théâtre, ce qu'elle ne faisait plus, sans souffrir de la tête, et a dormi sans véronal. Cette amélioration a persisté (1909).

Obs. VII. — Mme R. Migraines et **céphalée** frontale environ tous les cinq jours, depuis l'enfance. Constipation, pyrosis, dilatation, urines très chargées. La première cautérisation fait cesser la constipation, la malade a depuis régulièrement deux selles par jour. Les urines deviennent aussitôt et restent claires. Les migraines ne sont plus que mensuelles. Trois mois après, la malade me revient pour une migraine, et cette fois la migraine mensuelle disparaît comme l'autre, et définitivement. La malade mange impunément de tout (1909).

Obs. VIII. — M. P. A depuis trente-cinq ans, chaque matin, **un**

engourdissement douloureux et profond de la tête, des yeux et des bras. Une piqûre le dégage comme il ne l'a pas été depuis des années, me dit-il.

Obs. IX. — Mme U. Constipation opiniâtre et **céphalée** continue depuis trois ans. Excitation nerveuse, pleure dans la rue, anxiétés. Une cautérisation fait disparaître tous ses troubles (1909).

Obs. X. — Mme C. **Céphalée** matutinale depuis dix ans, surtout douleurs à la nuque. Ce trouble, ainsi qu'une constipation ancienne, disparut à la suite d'une cautérisation et n'est pas revenu depuis deux ans (1910).

CHEVEUX (Chute des).

Obs. I. — Mlle J. Constipation ancienne, crises d'hyperesthésie nasal et de prurit de tout le cuir chevelu, avec **chute des cheveux** depuis trois ans. Après une cautérisation, la constipation, le prurit et l'hyperesthésie cessent dès le lendemain, la chute des cheveux cesse quelques jours après et n'a plus reparu depuis cette époque (1908).

Obs. II. — M. P., quarante-quatre ans. Son père, ses deux frères et lui ont perdu totalement leur **barbe** vers quarante ans. Depuis un an et demi, cette chute du poil est absolument enrayée chez lui, après quelques cautérisations dans la région génitale (Polycl. H. de Rothschild, 1910).

Obs. III. — Mme H. Ne perd plus ses **cheveux** depuis que je l'ai guérie d'une entérite. **Pelade** disparue également (1910).

CHORÉE.

Obs. I. — Mlle K., seize ans. **Chorée** intense, forme hystérique depuis plusieurs mois. Quelques cautérisations dans la région naso-génitale font disparaître tous les troubles en moins de quinze jours.

Obs. II. — Le petit D., âgé de dix ans, opéré de spina bifida à l'âge de cinq mois, par le Dr Kirmisson. Cet enfant a de l'incontinence urinaire continue, jour et nuit depuis la naissance et porte un appareil quand il sort avec sa mère pour venir à ma consultation ; il a également de l'incontinence fécale, avec diarrhée continue, fétide et souvent sanguinolente et membraneuse. Il n'a marché qu'à deux ans et demi. Il se tient d'ailleurs et marche assez mal. Depuis trois ans, il est en outre atteint de **chorée**. Une première cautérisation reste sans résultat. Dès la seconde la chorée diminue sensiblement ainsi que la diarrhée et les selles ont tendance à se mouler. La fétidité disparaît et l'état général semble meilleur, l'enfant se tient mieux sur ses jambes. Après la troisième cautérisation, l'enfant se tient mieux, marche mieux, mais il reste de la chorée et les urines sont plus abondantes, le matin surtout. Après la quatrième, la chorée disparaît, trois semaines après le début du traitement. La diarrhée est moindre, l'incontinence urinaire n'est pas modifiée. Je fais une cinquième cautérisation, et un mois après, sa mère, qui a été souffrante, me le ramène complètement guéri de sa chorée, de son incontinence fécale et urinaire, très transformé, me dit-elle, tant au moral qu'au physique (juillet 1909).

Obs. III. — Le jeune M., treize ans et demi. Incontinence d'urine nocturne, céphalée fréquente et mal du chemin de fer. **Chorée** depuis trois semaines. Le père a eu les mêmes troubles dans l'enfance et la mère est asthmatique. Tous ces phénomènes disparaissent en quatre cautérisations (1909).

Obs. IV. — La jeune H. treize ans. **Chorée** depuis huit mois. Très améliorée en deux cautérisations. La malade cesse de venir à la consultation (Polycl. H. de Rothschild, 1912).

CIRRHOSE DU FOIE.

Obs. I. — M. Charles B., soixante ans. M'est adressé à la Polyclinique H. de Rothschild par le Dr Roques, pour de la dysphonie. Ce malade est atteint d'une **cirrhose atrophique du foie** assez avancée, il a de grosses **varices** aux jambes, se plaint d'**hémorroïdes**, et sa dysphonie est directement causée par l'énorme développement de **varices pharyngées** et **laryngées**, formant de véritables paquets hémorroïdaires dans le vestibule de la glotte. Il a de l'œdème des jambes et un peu d'ascite. Je vise la région hépatique, et j'apprends à la consultation suivante, huit jours après, que le soir même de ma cautérisation le malade a présenté un véritable anasarque, qui a duré quelques heures, et a disparu rapidement, entraînant avec lui l'œdème des jambes et l'ascite. Les varices pharyngées et laryngées avaient sensiblement diminué, s'aplatissant sur les parois, libérant le vestibule glottique. La voix était presque sonore. Après trois cautérisations, en moins d'un mois, les varices étaient devenues des varicosités, puis des veinosités, les hémorroïdes avaient cessé d'incommoder le malade, et sa voix revenue, il cessa de venir me voir au moment où je désirais le plus chercher jusqu'où la lutte contre le processus veineux entamerait l'évolution de la cirrhose. Le Dr Roques le perdit également de vue.

Cette observation, évidemment fort incomplète, montre que le réveil bulbaire peut modifier profondément le processus de dystrophie veineuse. On doit donc espérer aussi enrayer le processus de cirrhose ; mais les ressources cliniques forcément limitées à ma clientèle personnelle ne m'ont pas permis de traiter un seul cas de cirrhose.

CLAUSTROPHOBIE.

Voy. note AGORAPHOBIE, et ANXIÉTÉ.

OBS. I. — Mme G. Entérite muco-membraneuse ancienne, neurasthénie, gastralgie, vertige, agoraphobie et **peur de l'isolement**, coliques et douleurs rectales. Première cautérisation : n'a plus d'agoraphobie, sort seule et partout, ne se sent plus ni neurasthénie, ni entérite, mange de tout, mais a cet été une petite rechute à la suite d'abus de fraises. Deuxième cautérisation : intestin parfait, aucune douleur ; disparition brusque des règles (quarante-cinq ans) et crise de brûlure rectale le mois dernier. Va bien depuis. Se dit totalement guérie (septembre 1908).

OBS. II. — Mme G. Névrose cardiaque, **claustrophobie**, a le mal de mer en chemin de fer, oppression asthmatiforme dans les tunnels, redoute un prochain voyage en Italie, qu'elle remet depuis un an. Une cautérisation calme l'anxiété cardiaque et respiratoire, et quelques jours après, une lettre d'Italie m'apprend qu'elle a passé sans aucun trouble le tunnel du Mont-Cenis (1909).

OBS. III. — M. T. K. Mal du chemin de fer. Anxiété, **claustrophobie**, ne peut aller au théâtre. Guéri en deux cautérisations de tous ces troubles (1911).

OBS. IV. — M. L. Atteint de phobies diverses, ne pouvant séjourner plus de quelques jours dans le même endroit, inquiet, anxieux, versatile, émotif, d'une fragilité extrême vis-à-vis des variations de température, de lumière, déprimé ; ce malade dont le père, asthmatique, présentait les mêmes susceptibilités, non en anxiété, mais en réaction asthmatique, m'écrivit : « Depuis la cautérisation que vous me fites, il y a quelques jours, la neurasthénie m'a complètement abandonné : si les idées noires reviennent de temps en temps, comme par une vieille habitude, elles ne produisent plus aucun effet déprimant ; de plus une émotivité anormale dont j'étais affecté a complètement disparu. » Ce malade eut une rechute deux ans et demi plus tard, et revint me demander une seconde cautérisation (1909). Petite rechute en 1913

Obs. V. — M. L. **Phobie du chemin de fer**, anxiété profonde. Guéri de toutes ses anxiétés en six cautérisations.

Obs. VI. — M^llo C. V. **Claustrophobie**, angoisse des tunnels, m'est présentée par une amie que j'ai guérie du trac en scène et qui l'a connue dans un théâtre de Milan. Après la cautérisation, je reçois de Milan cette lettre : « Votre piqûre m'a complètement guérie des affres de la claustrophobie, j'en suis sûre. Je n'envisage plus avec horreur les voyages où il y a des tunnels à passer, comme je faisais auparavant. J'ai passé calme le Simplon dont la pensée seule m'oppressait horriblement, et je suis en train de partir pour Gênes, où il y en a un autre aussi important. Autrefois j'aurais tout fait pour éviter ce voyage » (1909).

Obs. VII. — M. C. **Phobie du chemin de fer**, ne peut supporter le compartiment fermé, ne peut aller au **théâtre**, ou doit se placer près d'une sortie sans que la crainte de l'incendie y soit pour quoi que ce soit : de même pour les églises, pour les musées, avec réactions physiques intenses quand il est forcé de passer un tunnel, etc... Est amélioré par une cautérisation.

Obs. VIII. — M^llo B. Nervosité, **mal des chemins de fer**. Après mon traitement cette jeune fille repart dans son pays et fait cinquante heures de chemin de fer continues sans aucun trouble février 1912).

Obs. IX. — M^llo G., dix-huit ans. **Mal du chemin de fer**, sensation extrême d'anxiété vertigineuse, nauséeuse, ne peut venir à Paris sans être dans un étourdissement continu, avec des troubles de la vue, des spasmes gastriques, une confusion agoraphobique à crier, même accompagnée, même dans la chambre. Dans ces moments elle ne peut prendre aucune nourriture, tant est grande l'affre anxieuse et aussi tant est forte l'angoisse pharyngée. Cet état dure depuis l'enfance. Je l'avais traitée l'an dernier, mais quelques moments avant son

départ de Paris et aussitôt rentrée chez elle, en province, tous
les troubles avaient naturellement disparu, et elle ne pouvait
savoir si elle était ou non guérie. Cette année, elle revint à
Paris, où elle était forcée de passer quelque temps, et sa mère
me l'amena dès l'arrivée. Dès la seconde cautérisation, le
spasme pharyngé fut dénoué et elle put manger. L'angoisse
agoraphobique céda et elle put circuler dans les rues. Le surlendemain, je lui fis une troisième cautérisation, et elle put
passer deux heures au Salon, déjeuner au bois et aller au
théâtre le soir. Elle était donc guérie de son agoraphobie de
Paris, mais il restait l'épreuve du mal des chemins de fer et
des véhicules en général. Une lettre, que je reçus un mois
après, m'apprend que l'épreuve est faite. Une course en auto
de 600 kilomètres en un jour et demi, sans aucun malaise. Puis
quatre jours d'excursions à Vichy et reprise, sans appréhension
aucune, du train pour Paris, six heures de chemin de fer, nouvelles courses dans Paris et retour le soir même chez elle
après trois nouvelles heures de chemin de fer, « sans avoir
éprouvé autre chose que du plaisir ».

On le voit, la claustrophobie est fréquemment associée
à l'agoraphobie. Le traitement est d'ailleurs le même, il
consiste à soutirer la réaction bulbaire anxieuse qui jaillit
à l'occasion de perceptions spéciales d'espace.

CONGESTION CÉPHALIQUE.

Obs. I. — Dʳ P. Vertige continu depuis une insolation, deux
mois avant, ne peut tourner la tête sans risquer de tomber,
congestions céphaliques fréquentes. Deux cautérisations le
guérissent (1909).

Ce trouble est fréquent dans mes observations, et banal.
Celui-ci était dû à une insolation et presque continu.

CONJONCTIVE.

Obs. I. — Mᵐᵉ B. **Conjonctivite** chronique disparue dès la première cautérisation, en même temps qu'un peu de coryza.

Obs. II. — M. E. **Conjonctivite** depuis deux mois, larmoiement,
prurit, coryza. Mieux dès la première cautérisation (1912).

COLIQUES.

Voy. Constipation, Entérites, etc.

COLITE MUCO-MEMBRANEUSE.

Voy. Entérites.

CONGESTION LARYNGÉE.

Obs. I. — Mlle M., dix-huit ans. Rhumes fréquents. Dysphonie. **Congestions laryngées** qui compromettent sa carrière de chanteuse, le grave et le médium se voilant sans cesse. Constipation opiniâtre avec migraines fréquentes. Dysménorrhée. Le traitement nasal amène l'amélioration rapide de tous les symptômes (mai 1908).

Voy. Dysphonies.

CONSTIPATION.

La constipation peut avoir des causes multiples. Elles aboutissent toutes à ce double effet : insuffisance des sécrétions fécalisantes, asthénie des parois musculaires de l'intestin. L'excitation des centres bulbaires chargés de cet office fera disparaître souvent très vite cette infirmité.

Obs. I. — Je commence par le cas qui m'a donné le plus de peine. Il s'agit d'une jeune fille de vingt et un ans, qui souffrait depuis son enfance de constipation rebelle, accompagnée de maux de tête continus, qui lui rendaient extrêmement pénible son travail quotidien, dans une de nos grandes banques, où elle devait passer des heures à vérifier les numéros de tirage des titres en dépôt. Comme les premières tentatives ne donnaient aucun résultat, je lui offris de continuer jusqu'à réussite complète, voulant savoir s'il existait réellement des cas rebelles, ou si la difficulté était due simplement à une distribution nerveuse, à une anatomie très anormale.

Nous poursuivîmes ainsi cette recherche, tous les points touchés sur la muqueuse nasale étant soigneusement repérés. La quarante-huitième cautérisation produit l'effet d'une purgation incomplète. Nous étions en ce moment très haut, vers le point où l'on agit sur certaines névralgies faciales ordinairement. La fois suivante, à la **quarante-neuvième** cautérisation, je touchai enfin juste et la constipation disparut dès le lendemain matin, pour ne plus reparaître depuis deux ans. La céphalée s'effaça aussitôt, et le travail devint facile.

Cette recherche est la plus longue que j'aie faite. Elle m'a prouvé que les insuccès, ou le retard dans la guérison tenaient, non à l'incapacité thérapeutique du procédé dans certains cas, mais à une difficulté d'ordre anatomique, certaines distributions nerveuses du trijumeau étant parfois très différentes de la normale. Le chiffre de vingt n'a été qu'exceptionnellement atteint. En général, la constipation disparaît une fois sur trois du premier coup. Je compte plus de deux mille constipations guéries par ce procédé depuis cinq ans.

Obs. II. — Mlle D., vingt-deux ans. **Constipation opiniâtre**, absolue, pendant cinq à six jours, puis expulsion douloureuse, sans débâcle. Cet état dure depuis la première enfance. Le lendemain de la première cautérisation, une selle moulée, sans douleur aucune. Huit jours après, seconde cautérisation ; la malade est réveillée le matin par le besoin ; et depuis, deux selles normales par jour, parfaitement moulées, régulières et sans douleur, sans aucune rechute jusqu'à ce jour, migraines mensuelles disparues (avril 1908).

Obs. III. — Mlle M., dix ans. **Constipation** depuis cinq ans, dilatation d'estomac ; crises de gastralgie violente et de vomissements chaque matin au réveil. A essayé tous les régimes.

Une cautérisation : dès le lendemain matin, aucune gastralgie et rien depuis cette époque. Selles normales. N'a eu cet été qu'une petite crise de quelques jours à la suite d'une grande émotion, la mort subite de son grand-père (mai 1908).

Obs. IV. — Mme L. **Constipation** depuis vingt ans, typhlo-colite. Polyurie, migraines et vertiges. Asthénie. Tuberculose guérie.

Première cautérisation : selles moulées pendant quelques jours ; la douleur cæcale s'est exagérée le soir et a fortement diminué ensuite. Le soir, même vertige, avec hydrorrhée nasale et hyperesthésie frontale, réaction nasale exagérée.

Deuxième cautérisation : battements cæcaux pendant quelques heures. L'asthénie semble disparue, la malade se sent plus gaie. Troisième cautérisation : la douleur cæcale a totalement disparu, la constipation est presque supprimée. La polyurie a persisté (mai 1908).

Obs. V. — Mlle C., six ans. **Constipation** opiniâtre depuis la naissance. Prurit nasal. Une cautérisation : débâcle le soir et le lendemain. Guérie depuis après quelques oscillations. (mai 1908).

Obs. VI. — Mlle G. **Constipation opiniâtre** ancienne ; débâcle tous les cinq à six jours. Une cautérisation : selles normales le lendemain et depuis (juin 1908).

Obs. VII. — M. A. Gastro-entérite de deux ans, après grippe. **Constipation** et débâcles muco-membraneuses ; crampes, coliques, nausées, épistaxis fréquentes. Les migraines, qui dataient de vingt ans, ont totalement disparu depuis qu'est apparue la gastralgie. Trois cautérisations : la gastralgie, les coliques, les crampes, les nausées, les épistaxis et la constipation ont disparu ; les migraines ne sont pas revenues, néanmoins (juin 1908).

Obs. VIII. — M. R. Asthénie, **constipation** habituelle, ictères fréquents, selles décolorées sans crises hépatiques. Une cautérisation : dès le lendemain, selles bien colorées, moulées et faciles. L'ictère a disparu, le teint s'est rosé, l'asthénie a sensiblement diminué. Le malade n'a eu que quelques vagues retours de ces troubles depuis six mois (juillet 1908).

Obs. IX. — Mme K. **Constipation** habituelle. Une cautérisation : n'est plus constipée et supporte maintenant certains aliments qu'elle ne tolérait absolument pas.

Obs. X. — Mlle K., quinze ans. **Constipation** et migraine. Une cautérisation fait cesser ces troubles (juillet 1908).

Obs. XI. — Le petit F. P., vingt mois. *Entérite*, ventre très balonné, en carreau, rachitisme. La **constipation** cesse d'emblée, le ventre se ramollit rapidement, et l'enfant se remet en un mois parfaitement (Polycl. H. de Rothschild).

Obs. XII. — Mlle M. D., vingt-sept ans. Gastro-entérite depuis cinq ans, **constipation** opiniâtre, avec crises cæco-appendiculaires fréquentes, dépression, dysménorrhée, anxiété, migraines mensuelles, avec vomissements violents. Les troubles digestifs et migraineux cèdent ensemble après quatre piqûres. La dysménorrhée disparaît dès le premier mois (1909). N'a plus eu une seule crise de douleurs appendiculaires depuis.

Obs. XIII. — Mme P., cinquante-trois ans. Cette dame m'est adressée un peu comme défi. Elle est célèbre dans son entourage par une **constipation tenace**, qui résiste à tout traitement, avec céphalée continue, extrémités glacées jour et nuit, etc. Elle-même s'annonce ainsi : « Docteur, j'ai cinquante-trois ans, voilà cinquante-trois ans que je suis constipée. » J'ai la chance de rencontrer d'emblée le point juste, et le soir même, la malade a une selle spontanée, et dès le lendemain, deux selles normales par jour, effet qui ne s'est pas démenti depuis avril 1909. La céphalée a disparu et n'a eu depuis trois ans qu'un léger retour inoffensif de deux jours. Une émotion a même un jour provoqué de la diarrhée, trouble que la malade avait toute sa vie ignoré.

CORYZA.

Obs. I. — Mlle G., vingt-trois ans. **Coryza mensuel** depuis la formation. Guéri à la première cautérisation (Polycl. H. de Rothschild).

Obs. II. — Mlle B. Disparition d'un **coryza ancien** et d'une céphalée presque continue dès la première cautérisation (juin 1909).

Obs. III. — Mlle G., dix-huit ans. Retards de dix jours et **coryza** apparaissant au moment où elle devrait avoir ses règles pour disparaître quand surviennent celles-ci. Après quatre cautérisations qui l'avaient débarrassée de divers troubles, les règles vinrent à leur heure, et le coryza disparut dès ce moment (1909).

Obs. IV. — M. le Dr V. Gastro-entérite et neurasthénie datant de cinq ans ; vertiges intenses ; constipation opiniâtre et débâcles douloureuses. **Coryza** chronique. Deux cautérisations : n'a pas eu de vertiges depuis, beaucoup moins constipé ; les spasmes douloureux ont disparu, le nez est dégagé, et il a pu reprendre son travail quotidien (novembre 1908).

Obs. V. — Mlle D., vingt-six ans. **Rhinite** postérieure et ozène au début. L'ozène et la rhinite disparaissent en deux cautérisations (1909).

Obs. VI. — Mlle L. **Coryza** chronique et irritation gingivale due à de mauvaises dents négligées. Les deux troubles s'amendent en quelques cautérisations, et la malade m'apprend que ce dont elle est le plus charmée, c'est la disparition complète de pellicules abondantes du cuir chevelu, contre lesquelles elle luttait vainement depuis son enfance (1909).

Obs. VII. — Le petit J. M., trois ans. Entérite, gastrite, pharingite et **rhinite** muco-membraneuses, guéries en une fois (1909).

Obs. VIII. — Mme R. **Frilosité** extrême depuis toujours, **coryzas** fréquents, avec migraine. La frilosité disparaît immédiatement après la première piqûre, le coryza et les migraines cèdent à une troisième cautérisation et ne reviennent plus (1909).

Voy. ASTHME DES FOINS ET ENTÉRITE.

CRACHOTTEMENT.

Voy. DYSPEPSIE.

CRAMPES.

Voy. CONSTIPATION et DYSPEPSIE.

CRYESTHÉSIE ET ACROCRYESTHÉSIE.

Ce trouble disparaît souvent immédiatement, au début du traitement. Les centres vasomoteurs des extrémités sont vraisemblablement situés, dans le bulbe, tout au voisinage des centres digestifs et rénaux, car le froid aux extrémités accompagne fréquemment les troubles relevant de ces centres, et il m'est souvent arrivé de voir des malades me signaler, comme effet immédiat d'une cautérisation visant une constipation ou une dyspepsie, le réchauffement inattendu des extrémités.

DACRYOCYSTITE.

OBS. I. — La petite E. M., treize ans. **Dacryocystite**, guérie en deux cautérisations.

DÉBACLES.

Voy. CONSTIPATION.

DENTITION.

OBS. I. — Mlle L. Coryza chronique et **irritation gingivale** due à de mauvaises dents négligées. Les deux troubles s'amendent en quelques cautérisations, et la malade m'apprend que ce dont elle est le plus charmée, c'est la disparition complète de pellicules abondantes du cuir chevelu, contre lesquelles elle luttait vainement depuis son enfance (1909).

OBS. II. — M. F. Entérite depuis trois mois, hémorroïdes depuis six ans. Ses crises d'entérite s'accompagnent de **névralgies dentaires**. L'entérite disparaît aussitôt après la cautérisation et son dentiste lui signale bientôt une amélioration remarquable de l'état de ses gencives, qui facilite beaucoup, dit-il, son travail local. Les hémorroïdes disparaissent également du jour au lendemain après une seule cautérisation (1910).

DÉROBEMENT.

Obs. I. — M. P. M. Neurasthénie, vertiges, anxiété, palpitations, **dérobement douloureux**, depuis plus d'un an, sans aucun signe de tabes. Suppression de tous les troubles depuis mars 1908.

Obs. II. — Mme V., quatre-vingts ans. Vertiges intenses avec **dérobement**, gastro-entérite ancienne. Dès le lendemain de la cautérisation, selles normales et guérison de l'entérite. N'a plus eu de vertiges ni de dérobement depuis (juin 1908).

Obs. III. — Mlle L. Vertiges violents avec **dérobement**, tournoiement et chutes brusques, étourdissements coïncidant avec des crises de fringales et des courbatures. Une cautérisation fait disparaître tous ces troubles. Guérie totalement depuis (Dr Apert, 1908).

DIABÈTE.

Voy. GLYCOSURIE.

DIARRHÉE.

Voy. GASTRO-ENTÉRO-COLITES.

DIARRHÉE VERTE.

Voy. ENTÉRITE DES NOURRISSONS.

DILATATION D'ESTOMAC.

Voy. DYSPEPSIE.

DIPLOPIE.

Obs. I. — Mlle D. Vertiges, **diplopie**, nausées, rougeurs, palpitations, associés à une entérite séreuse grave, depuis deux ans. Guérie en un mois (janvier 1908).

Obs. II. — La petite A. B., huit ans. **Strabisme, diplopie**, paralysie du droit interne gauche. Voit mieux après quelques cautérisations.

DOULEURS.

Voy. NÉVRALGIES.

DYSARTHRIE.

Obs. I. — Le petit G., huit ans. Incontinence d'urine depuis la naissance, et troubles considérables de la **parole** qui le rendent presque incompréhensible. Une cautérisation le débarrasse de son incontinence d'urine et depuis ce moment, ses parents constatent qu'il est comme dénoué, que son intelligence s'éveille et que son langage se forme rapidement, qu'il dispose mieux ses phrases et surtout articule presque correctement (Polyclinique H. de Rothschild).

Obs. II. — Marie D., sept ans. Dyspepsie, leucorrhée, **dysarthrie** qui lui fait interposer certaines consonnes, dâteau pour gâteau, tintante-tinq pour cinquante-cinq, etc. Cinq cautérisations guérissent, dans l'ordre suivant, sa leucorrhée, sa dispepsie et enfin ses défauts de prononciation qui ont presque disparu en un mois et que l'enfant s'applique visiblement et assez facilement à corriger (Polyclinique de H. de Rothschild).

Obs. III. — Georges F., neuf ans. **Dysarthrie** sans aucun trouble de la santé générale, **bredouillement** incompréhensible, sauf pour ses parents. La première cautérisation, faite au point génital, comme s'il se fût agi d'un arriéré simple, dégage la parole et le soir même, les parents remarquent qu'il ralentit son parler, articule plus grandement et s'efforce de se faire comprendre, se reprend quand il n'a pas bien dit, etc. Cette seule cautérisation semble avoir suffi à orienter correctement son effort d'articulation (Polyclinique H. de Rothschild).

Obs. IV. — M. G. G., dix-neuf ans. Souffrait depuis plusieurs mois, à la suite d'une grippe, de cacosmie, c'est-à-dire de sensations olfactives désagréables, sans ozène vrai, d'affaiblissement rapide de la vue, qui l'avaient forcé à porter des verres assez forts et aussi d'une peine considérable à articuler, qui le faisait **bredouiller**, **bégayer** et bafouiller constamment, et d'autant plus qu'il s'appliquait davantage. Deux cautérisations supprimèrent, la première la cacosmie et les troubles de la vue, car il put quelques jours après cesser de se servir de verres, et sa vue redevint parfaitement normale ; la seconde, portant sur le point de phonation, agit indirectement sur la parole articulée, et le langage lui redevint aussi facile qu'antérieurement à sa grippe.

Obs. V. — Georges D., dix ans. A commencé à parler à trois ans seulement ; arriéré à tous autres égards. Il parle encore maintenant avec de très grandes difficultés. Les premières cautérisations, sur la région génitale, le dénouent, son intelligence semble s'éveiller, au dire de ses parents, et surtout la parole lui devient plus facile.

DYSMÉNORRHÉE.

Le bulbe est le lieu des centres régulateurs de nos équilibres organiques ; il offre le terrain naturel d'entente entre toutes les demandes et toutes les offres physiologiques organisées. Certains de nos équilibres organiques et fonctionnels sont réglés d'une façon constante, immédiate et insensible ; mais d'autres, soit par la durée même du travail organique nécessaire, soit pour se conformer aux fluctuations extérieures quotidiennes ou saisonnières, soit encore par suite de convenances personnelles ou sociales, sont soumis à des habitudes physiologiques qui prennent leurs heures, leurs saisons, leurs rythmes propres. Nos besoins et nos satisfactions ont ainsi leurs marées, très régulières chez l'homme bien portant, mais que la pathologie du bulbe nous montre parfois profondément troublées. Les nombreuses formes cliniques alternantes, vicariantes, les embardées physiologiques qui nous secouent alternativement de l'*hyper* à l'*hypo*, dans un même ordre fonctiennel, les formes inverses des maladies, les crises saisonnières, les prédilections matutinales ou vespérales, les rythmes, les termes que l'organisme affecte dans la culture ou dans la neutralisation de tel agent infectieux, les variations circulaires de nos tonicités motrices, sensitives, psychiques, les cyclothymies, tous ces troubles relèvent directement de défaillances bulbaires.

L'accommodation génitale consacre moins d'un mois à l'ovulation, à la culture de l'ovule fécondable, et, quand celui-ci arrive à terme sans avoir été fécondé, l'expulse, s'autotomise par une menstrue, et recommence une nouvelle culture. Si la fécondation a lieu, l'organisme con-

sacre neuf mois à la gestation, c'est-à-dire à la culture de
l'œuf : puis, par une autotomie encore, expulse le pla-
centa et l'œuf mûr, dont la culture se continuera par la
lactation. Est-ce l'appareil d'accommodation génitale qui se
plie aux habitudes biologiques de l'ovule, ou est-ce le
germe qui évolue selon les conditions que lui offre
l'accommodation génitale de l'organisme maternel ? Nous
devons admettre une accommodation réciproque. Mais le
rôle des centres bulbaires chez la femme se manifeste nettement par la facilité avec laquelle on peut expérimentalement régulariser la périodicité mensuelle, par l'excitation
directe des centres gonostatiques, en cautérisant légèrement la muqueuse nasale au point de Fliess, d'où partent
des filets du trijumeau aboutissant dans le bulbe au niveau
du segment génital. Voici quelques exemples de cette
recherche.

Obs. I. — Mlle T. **Coryza chronique**, réglée tous les trente-huit
jours, **douleurs et pertes blanches continues**. La première cautérisation guérit le coryza, les pertes disparaissent, les règles
viennent le mois suivant à trente jours, sans douleurs, et se
régularisent ensuite (1909).

Obs. II. — Mlle M. **Coryza ancien** et **hydrorrhée** nasale depuis
la formation. **Retards de règles**, de quatre et huit jours, **douleurs**
vives. La première cautérisation coupe l'hydrorrhée, et les
règles reviennent régulièrement et sans douleurs depuis (1909).

Obs. III. — Mlle H. Constipation, céphalée, **leucorrhée**, règles
retardant de dix jours. Depuis l'unique cautérisation que je lui
fis, sa constipation, ses maux de tête, ses pertes blanches et
ses retards disparurent. Tous ces troubles se tenaient. La
cautérisation portait dans la région génitale (décembre 1909).

Obs. IV. — Mlle E., vingt ans. Formée à treize ans, **souffre**
abominablement tous les mois, forcée de s'aliter et de sus-
pendre tout travail pendant plusieurs jours. Elle a plus de
douze heures de douleurs à crier. **Métrite** et **ovarite** gauche,
leucorrhée abondante. Je cautérisai une fois chaque mois. Le
premier mois, les règles vinrent avec une avance de quatre

jours, mais la malade ne souffrit que deux heures et put ne pas s'aliter. Le pouls était moins tendu. Le second mois, un jour d'avance, aucune douleur, a pu sortir. Les extrémités, qui étaient gelées, se réchauffent maintenant facilement. Le troisième mois, règles parfaitement normales. Il persiste un peu de leucorrhée, qui disparait le mois suivant. Mais pendant les mois suivants, les règles ne reparurent plus et j'appris que la malade, retournée en Angleterre, avait eu une grossesse et des couches parfaites (juin 1909).

Obs. V. — Mlle G., dix-huit ans. **Retards** de dix jours et **coryza** apparaissant au moment où elle devrait avoir ses règles pour disparaître quand surviennent celles-ci. Après quatre cautérisations qui l'avaient débarrassée de divers troubles, les règles vinrent à leur heure, et le coryza disparut dès ce moment (1909).

Obs. VI. — Mlle M. **Retards** de huit jours, forcée de s'aliter huit jours chaque mois. La première cautérisation supprime retards et **douleurs**, et les mois suivants le mieux persiste (1909).

Obs. VII. — Mme H. Réglée tous les quinze jours, depuis sa formation. Elle a actuellement trente-trois ans La première cautérisation met les règles suivantes à vingt-sept jours, et débarrasse la malade d'une foule de petits troubles névralgiques. Va bien depuis (1909).

Obs. VIII. — Mme B., externe des hôpitaux. Voici l'observation écrite par la malade elle-même. « Voici quinze mois que je suis venue sur la recommandation de Mlle la D^esse Dylion. Vous m'avez fait une cautérisation sur la muqueuse nasale.

« Je souffrais de **dysménorrhée membraneuse** ; examinée à l'hôpital Saint-Antoine, on m'avait trouvé une légère rétroversion utérine et une atrésie complète de l'orifice interne du col. Tous les mois je souffrais beaucoup et j'étais obligée chaque fois d'interrompre mon service d'externe pendant deux, même trois jours que je passais au lit. J'avais essayé un peu de tout, mais rien n'avait atténué ces douleurs périodiques. Depuis que vous m'avez fait cette cautérisation, jamais je n'ai manqué à mon travail ; il y a même certains mois où je n'éprouve pas le moindre malaise. D'autres fois, j'ai quelques petites douleurs insignifiantes en comparaison de ce que je souffrais autrefois, ou des maux de tête. Mon humeur est beaucoup plus égale, et il me semble que cela tient surtout à ce que je n'éprouve plus la fatigue qui suivait chaque période et l'anxiété qui la précédait ». (décembre 1909). Grossesse en 1912.

Obs. IX. — Mme C. **Dysménorrhée**, depuis plusieurs années. Règles douloureuses et retards de huit à quinze jours, **leucorrhée**. Tous ces troubles ont disparu après une seule cautérisation et ne sont pas revenus depuis (1909).

Obs. X. — Mme S. Périodes menstruelles régulières, mais extrêmement **douloureuses**, forçant la malade à s'aliter deux jours, et se compliquant de crises **vertigineuses**, d'**anxiété**, de peur de rester seule, de **dépression mélancolique** qui inquiète souvent son entourage. A la suite d'une cautérisation, la malade ne souffre plus que trois heures au lieu des deux jours de douleurs continues, et la période se passe sans vertiges ni anxiété d'aucune sorte. L'oppression et les palpitations sont insignifiantes. Le mois suivant, aucune douleur, aucun trouble nerveux. L'amélioration s'est maintenue depuis, malgré de forts ébranlements moraux (janvier 1909).

Obs. XI. — Mlle P. P. Constipation, migraine presque continue. **douleurs** mensuelles vives et acné. Trois cautérisations font disparaître la constipation, les migraines, la dysménorrhée et l'acné mensuelle (1909).

DYSPEPSIE.

Toute matière alimentaire doit être cuisinée, dès son introduction dans le tube digestif, par l'action d'une série de sucs chargés de ferments, de diastases, de sécrétions auxiliaires permettant l'assimilation des produits utiles, et la focalisation, la neutralisation des résidus nuisibles. L'élaboration de ces sucs digestifs, directs et indirects, est décidée en haut lieu pour les opérations inaccoutumées, directement et dès les premiers neurones pour les opérations élémentaires. L'intervention nerveuse, compétente et experte, ne peut se faire que par une information centripète, réellement sensorielle, par une détermination réflexe et aussi par une commande active de ces centres adressée aux réservoirs et aux éléments glandulaires. La dyspepsie peut donc résulter ; 1° d'une insuffisance ou d'une perversion, d'une exaltation dans l'information centripète, 2° d'une insuffisance, d'une perversion ou d'une exaltation dans l'élection centrale, 3° des mêmes troubles dans l'appareil d'injonction centrifuge.

Quelle que soit la nature du trouble, il nous suffira de solliciter les centres bulbaires qui ont la haute direction de la manœuvre digestive pour rétablir le fonctionnement normal, comme le montrent les observations suivantes.

Obs. 1. — Mme L. M. **Dyspepsie flatulente, dilatation d'estomac,** anxiété, phobies. A pu voyager sans ennui, ce qui lui était impossible, a mangé et digéré le cassoulet, et divers plats méridionaux ou algériens qui lui étaient interdits (1910).

Obs. II. — Mlle M. A pu, après deux cautérisations, manger et digérer de la viande, ce qui lui était impossible depuis plusieurs années (1910).

Obs. III. — Mlle P. Migraines fréquentes depuis quatre ans, forme ophtalmique, voit la moitié des objets, nausées, acidités, vomissements, extrémités glacées, a quelquefois la migraine aphasique ou paraphasique, tantôt ne peut parler, tantôt parle facilement, mais dit tout autre chose que ce qu'elle veut dire, etc. Ces migraines la **prennent subitement, comme** le sommeil d'ailleurs. **Intolérances gastriques** et **hépatiques.** Une cautérisation règle ses troubles digestifs, la fait manger impunément de tout, supprime les fringales, et la malade n'a plus eu une migraine depuis septembre 1910.

Obs. IV. — Mlle R. Une sinusite frontale de deux mois laisse une névralgie faciale, avec migraines purement gastriques, insomnie, **dyspepsie, dilatation,** acidités, insuffisance hépatique. Après quatre cautérisations, j'atteignis la région du foie : l'insuffisance hépatique, la dyspepsie, les migraines et la névralgie faciale disparurent (1911).

Obs. V. — Mme J. L., trente et un ans. Gastro-entérite depuis quinze ans. Gargouillements, gaz, bruits. Ne tolère absolument que les purées et les potages. Digère tout facilement après la première cautérisation (Polycl. H. de Rothschild, 1912).

Obs. V. — M. J. G. G. Côlite muco-membraneuse, depuis deux ans, régime sévère. Plombières. Rhinite légère. Même cautérisation. Amélioration totale dès le lendemain matin, selles normales une fois par jour, à la même heure. Je revis le malade huit jours après. Son médecin qui l'accompagnait en France,

et rentrait avec lui au Mexique, m'affirma que son caractère
était méconnaissable, et tout à fait redevenu ce qu'il était deux
années auparavant. Ce jeune homme avait repris, sans aucun
inconvénient, la vie de tout le monde et même un peu plus : la
cuisine la plus incendiaire ne l'entamait pas. Il caractérisait
ainsi joyeusement sa métamorphose : « Avant votre cautérisation, les plus mauvais moments de ma journée étaient ceux
où je me mettais à table et ceux où j'allais aux W.-C. Ce sont
maintenant les meilleurs ! » Ce malade, qui me fut envoyé par
le professeur Dieulafoy pour une rhino-pharyngite, se laissa
cautériser pour sa rhinite hypertrophique, sans soupçonner mes
intentions à l'égard de son entérite, qu'une allusion à Plombières et quelques détails m'avaient seuls fait connaître (septembre 1907).

Obs. VI. — M. S. Entérite muco-mubraneuse, datant de trois
ans, avec début brusque, défaillance, état syncopal, douleurs
péricæcales fréquentes, **neurasthénie**. Cet état intestinal a succédé à de l'asthme, à des crises d'oppression et de suffocation,
avec angoisse. Ce malade se laissa cautériser sans conviction
aucune le 2 novembre 1907, et ce n'est que deux jours après
qu'il se décida à me téléphoner que depuis longtemps il ne
s'était senti aussi bien ; la constipation était disparue dès le
lendemain, et les selles sont régulières depuis cette époque ;
malgré l'abandon de tout régime, le mieux s'est maintenu. Il
est plus gai et ne parle plus de ces ennuis intestinaux, dont
aucun traitement, dit-il, ne l'a jamais soulagé à ce point. Il
est redevenu fort mangeur et ne craint plus rien : aucune
rechute jusqu'à ce jour (novembre 1907, D^{esse} Herzenstein).

Obs. VII. — Dr P. **Dyspepsie** depuis vingt-cinq ans, **dilatation**
gastrique, aérophagie, gaz, ballonnement, constipation, migraines fréquentes, anxiété le soir, hémorroïdes. Après deux
cautérisations, l'intestin et l'estomac fonctionnent régulièrement et tous les troubles digestifs disparaissent, ainsi que les
hémorroïdes. La malade **peut travailler** le soir en pleine lucidité et sans fatigue, et **n'a pas eu** de migraines depuis (1909).

Obs. VIII. — Mme B. Constipation ancienne, **dyspepsie**, dilatation, intolérance pour la viande, les acidités et les crudités.
Hémorroïdes. Digestion lente, aigreurs, ballonnements, oppression digestive et respiratoire, bouffées de chaleur au visage et
angoisses. Urines chargées, doigts morts, pieds glacés, asthénie
générale. La première cautérisation donne trois selles plu-

sieurs jours de suite, les gaz diminuent, l'appétit revient en même temps que la tolérance pour tout ce qu'elle ne pouvait digérer. Les hémorroïdes sont subitement plus sensibles pendant plusieurs jours, mais la malade se sent infiniment mieux, plus gaie, plus solide, remontée, mange de tout et digère tout, engraisse (septembre 1909).

Obs. IX. — Mme B. Gastralgie, éructations, pyrosis, crachottement, vertiges, syncopes, dyspepsie, pollakiurie, cryesthésie, palpitations, le tout remontant à une scarlatine dans l'enfance. La dyspepsie et la gastralgie disparaissent dès la première cautérisation. Les autres troubles disparaissent également (avril 1909).

Obs. X. — Mme L. C. Entéralgie, gastralgie ancienne, migraines dysménorrhée, vertige. Deux cautérisations sans résultat immédiat, sauf qu'elle a pu le lendemain, pour épreuve, manger impunément du melon qu'elle ne pouvait tolérer. Le mois suivant, la dysménorrhée avait disparu ainsi que les vertiges et l'entérite, et aussi les migraines (juillet 1908).

Obs. XI. — M. C., dix ans. Constipation depuis la première enfance avec coliques. Dès le lendemain de la cautérisation, la constipation et les coliques disparaissent et ne sont pas revenues. Le chocolat, qu'il ne digérait absolument pas, est parfaitement supporté. Aucune rechute depuis (février 1908).

DYSPHAGIE.

Obs. I. — Le plus jeune des petits malades que j'aie traités pour un trouble de l'appareil digestif, est une fillette de douze jours, qu'un confrère, le Dr G., m'amena récemment parce qu'elle ne pouvait ni têter, ni avaler une cuillerée de lait, et était tombée par inanition à la moitié du poids qu'elle avait à sa naissance. L'examen local m'ayant montré qu'il ne s'agissait pas d'une malformation pharyngée, je dis au Dr G. que son bébé était simplement victime d'une dissociation fonctionnelle de l'acte de succion, assez comparable au léger cornage dont il était également affecté. En effet, la musculature pharyngée restait flasque et ne s'associait pas à l'effort de l'appareil buccal, dont l'action ventousante s'exerçait autant en arrière qu'en avant; ce qui, d'une part favorisait peu l'introduction du lait et d'autre part provoquait l'antipéristaltisme pharyngien et le vomissement. Le cornage était également dû à une asynergie de l'effort inspiratoire, dans lequel la béance glottique ne s'as-

sociait pas à la dilatation thoracique. Je proposai donc une
légère cautérisation, touchai légèrement le cornet inférieur,
et dès son retour à la maison, l'enfant têta normalement. Le
cornage persista, et disparut à son tour après une seconde
cautérisation, faite cette fois dans la région nasale qui commande aux centres laryngés. J'avais simplement, chez cet
enfant, éveillé l'activité d'un centre bulbaire un peu tardif, et
que l'incitation cérébrale de cette petite, qui se mourait de faim,
ne pouvait déclancher. Je suppose que l'âge de cette enfant
— douze jours — suffit à écarter toute idée de suggestion. Je
profitai de l'occasion pour débarasser mon confrère d'une constipation ancienne, d'une agoraphobie et de tics qui le gênaient
fort depuis des années.

DYSPHONIE.

Obs. I. — Mme A. Rhume des foins depuis neuf ans. La voix,
classée à tort dans les soprani dramatiques, **craque** facilement
dans l'aigu, qu'elle prend mal, en baissant la tête, suivant en
cela la stupide routine de l'enseignement actuel du chant,
auquel nous devons la ruine de tant de voix. La corde vocale
droite, légèrement ecchymotique, a dû être forcée par la pratique de la voix poussée et appuyée dans le masque. Une cautérisation coupe la crise de rhume des foins qui ne s'est pas
reproduite l'année suivante. La voix ne craque plus, et la
malade, renonçant à ses pratiques antiphysiologiques, retrouve
rapidement l'étendue et la liberté de sa voix (mai 1909).

Obs. II. — Mlle R., trente ans. Institutrice. **Dysphonie** de trois
ans améliorée et presque guérie en quatre cautérisations
(Polycl. H. de Rothschild, 1911).

Obs. III. — Mlle S. S., seize ans. **Aphonie** depuis un an, disparue une heure après la cautérisation (Polycl. H. de Rothschild).

Obs. IV. — M. L. Chanteur au Théâtre de la Monnaie, grippé
et sans voix depuis deux mois, m'est adressé de Bruxelles par
une chanteuse que j'avais guérie de troubles analogues. Une
cautérisation lui rend sa voix le soir même et il peut le surlendemain donner une représentation dans un rôle pour lequel
on attendait depuis plus d'un mois sa guérison (1910).

Obs. V. — M. B. Chanteur, baryton. Dysphonie depuis cinq
mois. La voix devient meilleure le soir même et le grave, qui

était perdu depuis le début de la maladie, revient presque instantanément (1911).

Obs. VI. — M. C. Ténor. Atteint de troubles vocaux profonds par suite du surmenage de répétitions, vient me trouver quelques heures avant une répétition générale, craignant de ne pouvoir donner le moindre son, sa voix étant rauque et éteinte, et sachant en plus que son trac habituel, exagéré par les embarras qu'il prévoyait, lui enlèverait tous ses moyens. On avait décidé de faire une annonce au public. Je trouvai ses cordes rouges et variqueuses, gonflées et un durillon fortement saillant. Je le cautérisai doublement, pour sa dysphonie et pour son trac, à son grand étonnement. Le soir, l'auteur du livret fit lui-même l'annonce pour excuser l'aphonie de son interprète principal, et l'étonnement fut assez grand, paraît-il, de le trouver plus en voix que jamais, tandis que lui et ses camarades n'étaient pas moins surpris de ne pas trouver en lui son trac habituel. Le lendemain, il vint me raconter cette scène non prévue et je trouvai ses cordes vocales, malgré l'effort de la veille, presque absolument blanches.

Obs. VII. — Mlle M. Rhumes fréquents, dysphonie, congestions laryngées fréquentes et tenaces, qui compromettent sa carrière de chanteuse, le grave et le médium de sa voix se voilant sans cesse. Constipation opiniâtre avec migraines fréquentes. Dysménorrhée. Quelques cautérisations nasales amènent l'amélioration rapide de tous ces troubles (mai 1908).

Obs. VIII. — Mlle B. Dysphonie, asthénie vocale associée à des poussées fréquentes d'entérite muco-membraneuse. L'état intestinal s'améliore dès le lendemain de la cautérisation et la voix n'a pas faibli depuis (janvier 1909).

Obs. IX. — M. D., ténor. Voix couverte, congestion habituelle des cordes vocales. La voix se dégage dès la seconde intervention et les cordes sont parfaitement blanches quelques jours après (janvier 1909).

Obs. X. — Mlle B., alto. Oppression vocale, voix couverte, atrésie nasale, troubles vocaux, coïncidant avec des migraines fréquentes, surtout au moment des règles. Deux cautérisations font disparaître les migraines et les troubles vocaux (février 1909).

Obs. XI. — Mlle P. Chanteuse professionnelle, elle a dû cesser tout exercice vocal à cause d'une extinction progressive de sa

voix. L'extrême lividité du voile du palais, du pharynx, du
vestibule de la glotte me font porter le diagnostic de laryngite
tuberculeuse, au moins au début, et la malade m'apprend
qu'elle est soignée par son médecin pour de la bronchite tuberculeuse et que tous les efforts poursuivis par les divers médecins qu'elle a consultés pour lui rendre quelque force échouent
invariablement à cause d'une entérite qui la mine depuis l'âge
de seize ans. Les deux sommets du poumon sont en effet le
siège de vives crépitations, surtout le droit. Elle tousse, trans-
pire, a des poussées de fièvre, maigrit constamment et a des
retards de règles de dix jours et plus. Son moral est assez
affecté, car elle a d'elle-même fait le diagnostic d'une triple
tuberculose, laryngée, pulmonaire et intestinale. La trouvant
si avertie, je lui montre sans peine que la clef de tout traitement doit être cherchée dans la guérison de son entérite, pour
laquelle elle a tenté tous les traitements en vogue.

La première cautérisation, le 20 mai 1909, établit des selles
régulières et normales dès le lendemain, au lieu de la constipation coupée de débâcles pénibles, fétides et sanguinolentes
qui l'épuisaient. Elle se sentit aussitôt remontée, plus vaillante, se mit à manger de bon appétit, digérant tout. Ses règles
viennent à trente jours et à vingt-huit par la suite. Elle engraissa
de 300 grammes en huit jours et reprit un peu d'embonpoint
ensuite. La pâleur de l'appareil vocal disparut totalement après
la troisième cautérisation, et la voix était redevenue en quelques jours assez vaillante pour qu'elle pût reprendre ses leçons
de chant. Un mois plus tard, toute crépitation du côté gauche
avait disparu, et la lésion du sommet droit semblait en voie
de cicatrisation.

La sœur de cette malade, que je vis l'année suivante, m'affirma qu'elle se sentait en parfait état pour le moment (mai
1909). J'ai revu depuis cette malade, et puis confirmer sa guérison.

Obs. XII. — M^llo A. Chanteuse professionnelle. Voix fatiguée,
facilement éteinte, incertaine, entérite ancienne, constipation
opiniâtre, trac en scène quand elle ne se sent pas en possession de tous ses moyens vocaux, ce qui lui arrive maintenant
presque chaque soir. La constipation disparaît dès la première
cautérisation, la voix revient parfaitement sûre et le trac a disparu le soir même (avril 1909).

Obs. XIII. — M^mo D. Chanteuse professionnelle, est atteinte de
dysphonie depuis dix-huit mois, a dû abandonner tout travail

vocal. La glotte se congestionne aussitôt qu'elle a chanté quelques minutes, le larynx, la gorge et les oreilles deviennent le siège de picotements et de cuissons. L'examen laryngoscopique montre des cordes vocales irrégulières et congestionnées. la gauche s'ouvrant à peine dans l'inspiration et se tendant mal dans l'attitude de phonation. En deux cautérisations, à huit jours d'intervalle, le larynx se décongestionne, les troubles douloureux disparaissent, et en moins de quinze jours tous les troubles fonctionnels ont disparu. La malade, revenue un mois après, allait parfaitement bien de ce côté (octobre 1909).

Obs. XIV. — Mlle D. Enrouement presque continu depuis sept ans, associé à une entérite aujourd'hui améliorée. Cordes vocales rouges, avec dépôts ecchymotiques dus à des efforts que fit récemment la malade pour retrouver sa voix, sous la direction meurtrière d'un des professeurs de chant les plus connus de Paris. Deux cautérisations dégagent la voix assez nettement pour que la malade se considère comme guérie (décembre 1909).

Obs. XV. — Mme M. D. Magnifique voix d'alto bien connue, trop souvent traitée en contralto, remarquable par son ampleur et par sa puissance de pénétration dramatique quand l'artiste évite la prise en masque, qui a détruit tant de nos voix de théâtre. Une grippe, avec rhino-pharyngite sèche, l'éloignait depuis près d'un mois de la scène et voilait surtout le médium de sa voix, s'opposant à une tournée d'Amérique projetée. Les cordes vocales, relativement petites, comme on l'observe si fréquemment dans ce genre de voix toutes en résonnance bucco-pharyngée, ont l'aspect sec, raide de la laryngite par arrêt de sécrétion muqueuse, que j'ai décrite dans la forme inverse de l'asthme des foins. A ma seconde cautérisation, la voix redevient immédiatement claire, et la malade a hâte de rentrer chez elle pour la donner toute. Elle reprend aussitôt son rôle et fait ensuite sa tournée d'Amérique sans aucune défaillance vocale, observant de plus que toute sensation de trac a disparu (novembre 1909).

Obs. XVI. — Mme P. M. Dysphonie, rhinite, céphalée continue depuis plus d'un mois. Voix voilée, lui interdisant un rôle de commère dans une revue sans cesse retardée. Une cautérisation fait en moins d'une heure disparaître mal de tête, coryza et impotence vocale. Elle peut répéter généralement le soir même, et jouer le lendemain avec la plénitude de ses moyens vocaux (avril 1910).

Obs. XVII. — Mlle P. Dysphonie portant sur les notes aiguës et gêne vocale accrue par divers troubles disgestifs. Trac. Trois cautérisations règlent parfaitement les fonctions digestives, la malade mange de tout et en même temps sa voix redevient aussi sûre que jamais, l'aigu s'obtient facilement avec éclat, et le trac lui même disparaît en scène (février 1910).

Obs. XVIII. — M. B. Candidat à la députation, vient me demander si une vieille pharyngo-laryngite lui permet de faire une campagne effective, décidé à n'accepter la candidature proposée que si je pense pouvoir lui donner assez de voix pour parler en public tous les soirs. Comme c'est un vieil ami et que nous sommes du même parti politique, comme d'autre part il saisit parfaitement les principes de la voix en public que j'ai développés dans mes conférences de la Sorbonne et au théâtre Réjane, il me promet de venir se faire cautériser aussi souvent qu'il le pourra, et comme il vient régulièrement, nous avons réussi. Je le cautérisai douze fois pendant les deux mois de sa campagne, moyennant quoi il put faire cinquante-deux réunions publiques en cinquante-six jours, et parfois deux réunions le même soir, une pour lui et l'autre pour un camarade du parti, candidat aux élections municipales. Il fut élu, et sortit de cette campagne avec une voix plus solide que jamais. Il chanta même le jour où les camarades fêtèrent son élection (1912).

ECZÉMA.

Obs. I. — Mme G., soixante ans. **Eczéma des conduits auriculaires** depuis plusieurs années, ayant résisté à divers traitements. Le prurit disparaît très vite et en trois jours, tous les troubles ont disparu (D^esse Mendelssohn, janvier 1909).

Obs. II. — Observations communiquées par le Dr Louis, de Moreuil (Somme) :

Deux cas d'**eczéma** rebelles à tout traitement. Les deux sujets (jeune homme de vingt et un ans, jeune fille de vingt deux ans) ne peuvent ou ne veulent observer aucun régime. En désespoir de cause, je leur fais à tous deux, à peu près dans le même moment (juillet 1909), une cautérisation nasale qui les guérit complètement en quelques jours. Le 606 ne fait pas plus vite disparaître les plaques muqueuses que la cautérisation n'a fait leurs plaques énormes d'eczéma, qui en faisait un objet de répulsion.

Obs. III. — Mme V. Entérite ancienne, constipation opiniâtre.

Eczéma du nez. Une cautérisation : disparition de la constipation et de l'eczéma dès le lendemain (février 1909).

Obs. IV. — Mme H., soixante-dix ans. **Eczéma rétro-auriculaire** depuis des années. Disparaît en quatre cautérisations (Polycl. H. de Rothschild).

Obs. V. — Mme G. **Eczéma de l'oreille** depuis plusieurs mois. Guéri en trois jours après une cautérisation (1909).

Obs. VI. — Mme L. Entérite chronique, dépression habituelle. **Eczéma ancien des cuisses.** Cet eczéma disparaît, avec la constipation, en trois cautérisations (1910).

Obs. VII. — M. D. Souffre depuis un an d'**eczéma humide** des mains et surtout des pieds, de constipation et d'hémorroïdes. L'eczéma disparaît le premier, en moins d'un mois, la constipation cède ensuite, mais les hémorroïdes persistent encore un mois après. Le malade cesse alors le traitement.

Obs. VIII. — Mme V. R. **Eczéma symétrique** depuis un mois, jambes, poignets et bras. Le prurit exaspère jusqu'à la nausée. Constipation habituelle, intolérance digestive. Quatre cautérisations font disparaître le prurit, l'eczéma et la constipation. Un dîner au poisson, avec huîtres, café, etc., provoque une légère rechute. Une cinquième cautérisation dégage totalement, plus de régime, bouillabaisse, crustacés, fraises, tout est toléré. La malade peut prendre des bains de mer, qui ne lui réussissaient pas, sans aucun inconvénient (1912).

Obs. IX. — Mlle F. En même temps que se guérissait un asthme ancien, avec quelques cautérisations disparut rapidement un **eczéma** de la lèvre supérieure, également ancien (1912).

Obs. X. — Mlle A. M., onze ans et demi. **Eczéma du nez** datant de six mois. Disparaît définitivement après deux cautérisations (Polycl. H. de Rothschild, 1912).

Obs. XI. — Le Dr Louis, de Moreuil (Somme), me communique l'observation d'une fillette atteinte d'**eczéma de la face**, dont toute la figure ne formait qu'une croûte, et dont la narine gauche était même obstruée par une véritable synéchie. Deux cautérisations dans la narine libre firent tout disparaître en six jours.

ENGELURES.

Obs. I. — Mme N., trente-huit ans. Guérie par moi de constipation ancienne, d'insuffisance hépatique et d'anxiété, a remarqué que pour la première fois depuis son enfance, elle n'a pas eu d'**engelures** aux mains et aux pieds cet hiver (Polycl. H. de Rothschild).

Obs. II. — Mme G. Souffre depuis des années d'**engelures** aux pieds, lesquelles s'améliorent en quelques cautérisations, sans rechute les années suivantes.

ENTÉRITE DES NOURRISSONS.

Des sept premiers nourrissons que j'ai traités, et dont j'ai vainement fait connaître les observations, l'un avait une **diarrhée** banale depuis deux mois, et les selles se sont moulées dès le soir même. Quatre autres avaient de la **diarrhée** verte depuis plusieurs mois, et dépérissaient malgré tout traitement. Leurs selles sont redevenues normales, moulées et jaunes, en vingt-quatre heures ; en même temps le sommeil se régularisait d'emblée, et l'assimilation meilleure s'affirmait dès lors par une augmentation de poids. Mais ces enfants, vus à la consultation de la Polyclinique H. de Rothschild, n'ont pu être suivis au delà de huit ou quinze jours, trois semaines au plus ; car les mères, qui m'avaient naturellement promis de me les ramener en cas de rechute, ne sont plus revenues. Ces guérisons, sues dans le quartier, en ont facilité d'autres.

Mais voici deux observations plus complètes. La première est celle du jeune Bish., dont le traitement a été suivi avec moi par les Drs Baillet, Brunier et Roques.

Obs. I. — Cet enfant, né à huit mois, pesait à sa naissance, le 8 janvier, environ 2 kilogrammes. A quatre mois, il fut pris de **diarrhée** verte, et en une semaine tomba de 4^kg,570 à 4^kg,090. Cette diarrhée résista à tout traitement et durait encore lorsqu'en octobre le Dr Roques me proposa de le traiter. Il pesait alors 6^kg,050. Le soir de la première cautérisation, les selles se moulèrent et prirent même assez de dureté pour provoquer un peu de saignement aux premières défécations. La diarrhée ne reparut plus, malgré l'éruption précipitée de plusieurs dents ;

mais les selles restèrent encore légèrement marbrées de vert pendant près d'un mois. Les pesées hebdomadaires donnèrent 6^{kg},100, 230, 520, 550, 650, 970, 7^{kg},220, dernièrement, le 15 décembre. L'aspect de l'enfant s'est naturellement transformé à l'avenant. Tout autre traitement avait cessé d'emblée.

L'autre cas était plus sérieux.

Obs. II. — Le jeune B. naissait le 15 août 1910, pesant 3^{kg},250. Confié à une nourrice qui devait l'élever au biberon, il fut bientôt pris de **vomissements** et de **diarrhée verte**. Les parents, prévenus le dix-huitième jour, le trouvèrent dans un état de maigreur effrayante. Leur médecin diagnostiqua **l'athrepsie** et le fit aussitôt mettre au sein ; mais l'enfant ne le prit qu'un jour et les vomissements et la cachexie s'accentuèrent encore. Pendant trois semaines, l'enfant resta sans sommeil, sans mouvements, poussant de temps à autre un cri strident, de plus en plus inerte, malgré trois injections quotidiennes de sérum physiologique. L'anurie absolue se montra à plusieurs reprises, et le petit malade, a peine soutenu par une cuillerée à café de lait maternel coupé d'eau minérale, par jour, ne pesait plus, le 20 septembre, que 2^{kg}, 250. Le médecin dut alors s'absenter, et son remplaçant, jugeant l'enfant perdu, se montra si décourageant que les parents appelèrent le Dr Klotz, qui pratiqua aussitôt une injection de sérum. L'enfant souffrit et cria près de douze heures et retomba dans sa torpeur. Le Dr Klotz, qui suivait alors mes recherches à la consultation de la Polyclinique, me demanda de voir avec lui et de traiter *in extremis* cet enfant, ce qui fut fait le soir même, 21 septembre.

L'enfant me parut n'avoir plus en effet que quelques heures à vivre, et ne dut sentir qu'à peine la cautérisation, tant était profonde sa torpeur. La journée du lendemain fut encore très mauvaise, et à plusieurs reprises les parents durent le secouer, car la respiration s'éteignait, pour reconnaître s'il vivait ou non. Mais vers dix heures du soir, vingt heures après la cautérisation, un changement radical s'accomplit : l'enfant sortit de son agonie, s'éveilla complètement, chercha visiblement le sein, et se mit à téter avec ardeur. Il prit ainsi 20 grammes et s'endormit aussitôt d'un sommeil normal. Le lendemain, il prit 40 grammes, et, par la suite, des tétées de 60, 80 grammes. Il n'eut plus un seul vomissement, et bien que ses selles, maintenant toujours moulées, fussent encore souvent teintées de vert, il eut, dès ce jour, un gain régulier de 40 à 50 grammes. Le 15 octobre, à deux mois exactement, il avait repris son poids de naissance, après une inanition presque absolue de vingt jours. Le sachant suivi de très près par mon confrère, et le voyant prospérer par ses propres moyens, je ne lui fis pas d'autre cautérisation. Il est maintenant aussi bien que peut l'être un bébé de cet âge.

Une seule excitation insignifiante de la muqueuse nasale a donc permis au filet du plexus trijumeau qui aboutit, dans le bulbe, au segment qui contient les centres digestifs, de secouer la torpeur de ces centres, de les redresser en bonne attitude fonctionnelle, et en moins de vingt heures, la sidération profonde de l'appareil digestif, l'athrepsie, l'infection, l'inertie, le désarroi fonctionnel et la paralysie de défense se sont dissipés, comme se dissipe l'asphyxie quand le même trijumeau transporte dans l'intimité du bulbe respiratoire l'excitation pourtant si minime d'une aspersion froide que subit son extrémité cutanée. Et tout l'équilibre nucléaire s'est repris en masse, faim, capacité digestive, tolérance de la muqueuse, activité mécanique, diaphylaxie intestinale, assimilation, fécalisation, et aussi ce sommeil immédiat, gage direct de la stabilité fonctionnelle.

Depuis ces premières cures, il ne se passe pas de consultation à la Polyclinique où je ne traite ainsi des enfants pour de l'entérite et j'en aurai guéri un grand nombre avant que les médecins des hôpitaux d'enfants, qui connaissent par moi ce traitement si facile, se décident à l'appliquer aux nourrissons de leur service. Depuis ma publication de ces cas, plus de *huit mille* nourrissons sont morts à Paris sans que ce traitement ait été essayé.

ENTÉRITE CHEZ L'ENFANT.

Obs. I. — Henri M., un an. **Diarrhée verte** depuis trois semaines. Guéri en deux jours (Polycl. H. de Rothschild).

Obs. II. — Le petit J. M., trois ans. **Entérite**, gastrite, pharyngite et rhinite muco-membraneuses, guéries en une fois (1909).

Obs. III. — Le petit Y. C., cinq ans et demi. **Entérite muco-**

membraneuse depuis dix mois. La cautérisation provoque une crise aiguë le soir même, avec fièvre, mais l'enfant est guéri dès le lendemain (1910).

Obs. IV. — Le petit R. O., quatre ans et demi. **Entérite glaireuse** depuis toujours. Guérie dès la première cautérisation.

Obs. V. — Le petit F. P., vingt mois. **Entérite**, ventre très ballonné, en carreau, rachitisme. La constipation cesse d'emblée, le ventre se ramollit rapidement, et l'enfant se remet en un mois parfaitement (Polycl. H. de Rothschild).

Obs. VI. — Le petit M., neuf mois, **diarrhée verte** depuis trois mois. La première cautérisation n'arrête pas la diarrhée, mais les selles sont parfaitement jaunes en deux jours. La seconde cautérisation rend les selles solides et moulées (1912).

Obs. VII. — Le petit R. C., neuf mois. Entérite et **diarrhée verte** depuis la naissance. Disparue du jour au lendemain après une cautérisation (Polycl. H. de Rothschild).

Obs. VIII. — La petite D., quinze mois. **Entérite** aiguë depuis quelques jours. La température, de 38,8 à dix heures du matin, tomba à 37,6 en une heure, après ma cautérisation, et les selles redevinrent normales après quelques heures (1912).

ENTÉRITE DE LA DENTITION.

Obs. I. — La petite Lucie B., dix mois. **Entérite réflexe dentaire**. Disparition immédiate. L'entérite ne s'est pas reproduite pour les autres dents (Polycl. H. de Rothschild).

ENTÉRITES.

Voy. Gastro-entéro-colites.

ÉPILEPSIE.

J'ai eu peu d'occasions de traiter l'épilepsie et je ne donne ici que les cas qui semblent avoir eu des résultats positifs. Dans quatre cas, je n'ai rien obtenu. Voici les autres :

Avec l'autorisation de M. Nageotte, j'ai traité à Bicêtre dix-sept enfants représentant diverses formes de cette affection. Comme les accidents étaient fort irréguliers, et que des cas isolés ne devaient avoir que peu de signification, quels que fussent les résultats obtenus, M. Nageotte

me proposa de prendre en bloc le nombre des accidents
fournis par tous ces enfants pendant la quinzaine qui
précéda ma cautérisation et pendant la quinzaine qui la
suivit, et de comparer ces résultats aux chiffres fournis
pendant les deux mêmes quinzaines de l'année précédente
par ces mêmes enfants. Voici les chiffres obtenus :

Juillet 1908, 1re quinzaine, 47 crises; 2e quinzaine, 77 crises.

Juillet 1909, 1re quinzaine, 86 crises ; après ma cautérisation,
2e quinzaine, 85 crises.

Il semble donc qu'il y ait eu, sinon diminution des
accidents, du moins atténuation sensible des effets que la
chaleur avait produits l'année précédente.

Mais je me garde de conclure sur de si pauvres données.

L'épilepsie est le plus formidable des désarrois bulbaires
et je m'y aventurerai avec moins de tranquillité qu'au
milieu des phénomènes d'épistasie que je traite chaque
jour. Je suis néanmoins convaincu, par les quelques expériences qui suivent, que la sollicitation directe de ces
centres si susceptibles de haut mal donnera souvent des
résultats heureux.

Obs. I. — M. M. D., dix-sept ans et demi. A fait, à l'âge de
trois ans, une chute sur le nez, et depuis ce temps a de l'in-
continence d'urine chaque nuit. Il a parfois des syncopes brusques, purement émotives, comme à chaque vaccination. Il en
a une aussitôt après ma piqûre, mais sans caractère nettement
épileptique. Après la première cautérisation, il passe vingt-deux
nuits sans accident sur vingt-sept. Son père me le ramène, je
le cautérise de nouveau, sans syncope cette fois, et tout le mois
se passe sans incontinence.

Obs. II. — Mlle L. **Vertige épileptique,** agoraphobie, cacosmie,
nausées, ptyalisme, palpitations, variations thermiques
extrêmes, incontinence d'urine diurne et nocturne. Chez cette
jeune fille de vingt-huit ans, tous ces accidents, me dit-on, sont
apparus à la suite d'une chute brutale sur le dos, il y a quatre
ans. Une cautérisation. Deux jours d'excitation ambulatoire,
règles normales depuis, l'anxiété, les vertiges, l'agoraphobie,

et la sialorrhée disparaissent. Pas de troubles pendant trois mois, puis rechute légère enrayée définitivement par une seconde cautérisation (septembre 1908).

Obs. III. — Le jeune J. D., quinze ans. A la suite d'une chute sur la tête, perd la mémoire, trouve mal ses mots, ne sait plus travailler, régresse intellectuellement d'une façon frappante, passe ses heures de classe dans un abrutissement profond, a continuellement des **absences totales,** mais sans crises épileptiques caractérisées. Quelques piqûres l'améliorent rapidement, les absences ont presque disparu, il écoute, répond, devient plus attentif en classe, gagne neuf places en quinze jours. Après une dizaine de cautérisations, son état mental et moral semble redevenu normal (Polycl. H. de Rothschild).

Obs. IV. — Le petit G., treize ans. **Epilepsie** depuis l'âge de sept ans. M'est adressé par le Dr M. Péraire. Cet enfant, quand je le vis pour la première fois, avait jusqu'à **quatre-vingts crises de petit mal** par jour, avec perte de connaissance, urines involon taires, grimaces, mais pas de grandes convulsions.

La première cautérisation abaisse le nombre des crises à six par jour pendant une quinzaine de jours; puis les crises remontent à une vingtaine en moyenne, pendant un an, mais sans émission d'urine, beaucoup plus courtes et moins profondes, souvent réduites à une vague grimace, avec une éclipse de sentiment très courte et à la suite desquelles il est immédiatement présent. Il a pu ainsi suivre l'école, gagner rapidement des bonnes places, travailler chez lui pendant des heures sans repos, sans fatigue cérébrale et s'acharner sur des problèmes d'arithmétique pénibles. Il a été une fois premier, son caractère est totalement amélioré, son sommeil est parfait ainsi que sa santé générale. Il reste parfois trois heures sans aucun trouble. Cet enfant n'a plus pris de médicament depuis le début de mon traitement et certains points de son amélioration intellectuelle sont sans doute attribuables à la suppression absolue du bromure depuis le commencement de mes cautérisations. Je le vois de moins en moins à la Polyclinique de Rothschild et sa mère, très attentive, me l'eût ramené à la moindre rechute.

Obs. V. — Le jeune L., âgé de huit ans, est atteint depuis plusieurs années de **petit mal,** à forme ambulatoire. Ses crises, qui se produisent plusieurs fois par jour, ont presque invariablement les caractères suivants : subitement, au milieu de ses ieux, il se plaint d'une vive envie d'uriner, prend lui-même

son vase, toujours prêt, et perd immédiatement conscience de
ce qui l'entoure, n'entendant plus, ne regardant plus, puis, il
se promène dans la chambre, le vase maintenu des deux mains
dans l'attitude d'usage, mais sans uriner. Près d'une minute
après le début de l'attaque, rarement plus, sa figure se con-
tracte tristement, il esquisse quelques mots, se met à uriner,
et revient à sa connaissance presque subitement. Il reporte
lui-même son vase et se remet à jouer. Une première cautérisation produit une légère amélioration. Les crises sont plus
courtes, l'enfant n'urine plus à la fin de sa crise, et à plusieurs
reprises, elles ont changé de caractère, c'est-à-dire que l'enfant s'est borné à une légère absence, à une perte vague de
conscience, sans parler d'uriner et sans prendre son vase. Mais
les crises se sont plusieurs fois rapprochées coup sur coup, mais
en restant très légères. Une seconde cautérisation n'amena
aucun changement, sauf une plus grande irrégularité des
troubles. Après une troisième cautérisation, les parents, ne
voyant pas de guérison complète, cessèrent, à mon grand
regret, le traitement. La maladie ne s'est plus modifiée depuis,
autant que j'ai pu m'en convaincre (janvier 1909).

Obs. VI. — M. V. Entérite et rhinite concomitantes depuis
longtemps ; asthénie, surdité légère congestive, otalgie, somnolences ; la nuit tombe dans un sommeil profond, à **forme
comitiale** et pendant lequel il a régulièrement chaque nuit de
l'incontinence fécale et urinaire. OEdème des jambes. Une première cautérisation règle l'intestin, supprime la rhinite et
l'asthénie ; une seconde l'otalgie, les bourdonnements et la
surdité ; à la troisième, le sommeil est moins profond, toute
incontinence disparaît, et le malade, ses forces revenues, se
sent parfaitement valide et maître de toute sa puissance de
travail. Aucune rechute depuis cette époque (mai 1908).

Obs. VII. — Mme P. **Crises comitiales** avec sensation de sécheresse extrême dans le nez. La première cautérisation, en
décembre 1911, supprime toute grande crise pendant dix mois,
et la muqueuse nasale est normalement lubrifiée. Une crise,
à la suite d'ennuis, avorte en août. Les petits malaises sont
maintenant à peine sensibles (1912).

Obs. VIII. — Mlle R. P., dix-sept ans. **Crises épileptiques** quotidiennes, mord sa langue, perd ses urines, tombe brusquement sans connaissance, etc. Les crises, après deux cautérisations, deviennent seulement mensuelles, et je ne revois plus

la malade après une troisième cautérisation (Polycl. H. de Rothschild).

Obs. IX. — Mme C., trente-neuf ans. **Epilepsie**, crises brutales, sans aura, très irrégulières et pouvant survenir à n'importe quel moment. Depuis les cautérisations, les crises sont toujours précédées d'aura, et la malade peut éviter les chutes dangereuses. Cette amélioration relative dure deux mois. Puis je ne revois plus la malade (Polycl. H. de Rothschild).

Obs. X. — M. H. L., trente-deux ans. Crises d'**épilepsie** chaque semaine depuis quinze ans. La première cautérisation espace les crises de vingt-quatre jours. Je refis une seconde cautérisation, mais le malade ne revint plus à la consultation (Polycl. H. de Rothschild).

Obs. XI. — Mlle M. R., trente-quatre ans. Crises **comitiales** depuis trois ans, à la suite, dit-elle, des frayeurs causées par les dernières inondations. Syncopes brusques sans aura, sans urines involontaires, sans convulsions. Malgré le traitement bromuré, ses crises sont quotidiennes. Après la cautérisation, elles s'espacent de huit à douze jours.

Obs. XII. — Mme D., quarante-quatre ans. Accidents **comitiaux** depuis l'âge de douze ans, vertiges, absence. Une sœur a encore de l'incontinence d'urine à quarante ans, père alcoolique, mort d'hémiplégie. A trente-cinq ans, première grande crise à la suite d'une frayeur. Le bromure a aggravé son état, provoquant des stupeurs, des amnésies. Elle l'a abandonné depuis un an. Elle habite une ville du Midi, et son médecin, après la lecture d'une note de moi à la Société de Biologie, sur un épileptique arriéré, me l'amène à Paris. Ses crises de petit mal diminuent d'emblée, et de 15 par jour, tombent à 5. Après deux cautérisations, la céphalée, les angoisses, l'insomnie disparurent. Son médecin m'écrivait : « L'état de ma malade s'est considérablement amélioré : les crises ont diminué en nombre et en durée ; le sommeil est revenu, l'habitus extérieur s'est complètement modifié, en un mot, c'est une véritable transformation. Personnellement, je suis ravi de ce résultat. » Après une seconde visite à Paris, un mois après, je reçus de son médecin la lettre suivante : « Je suis heureux de vous apprendre que depuis son retour, elle voit les crises diminuer de nombre et d'intensité, et que son calendrier indique seulement 8 crises depuis dix jours... Appétit, gaieté, assurance sont revenus, elle n'est plus la même femme. Je ne saurais trop vous féliciter de ce

merveilleux changement... » Je n'ai pas revu depuis cette
malade dont le traitement sera suivi (1912).

ÉPISTAXIS.

Obs. I. — Mlle D., vingt-huit ans. **Épistaxis mensuelles** depuis
l'âge de la formation. Après une première cautérisation, trois
mois se passent sans épistaxis. Puis, un accident le mois suivant. Une seconde cautérisation guérit définitivement, au moins
depuis plus d'un an.

L'abaissement de la tension artérielle et la cautérisation
sur la région naso-hépatique suppriment fréquemment les épistaxis. Naturellement, le traitement local de l'hémorragie est
indépendant de cette méthode.

ÉRUCTATIONS.

Ce symptôme n'est généralement pas noté dans mes
observations, car il est trop banal dans diverses dyspepsies
pour que le malade même en parle. Il disparaît facilement
en même temps que les autres troubles.

ÉRYTHÈME.

Obs. I. — Mlle A., 27 ans. Entérite de deux ans, **érythème** cir-
cumbuccal habituel. L'entérite et les rougeurs disparaissent
en quelques jours.

Obs. II. — La petite Berthe G., six ans. **Érythème, hyperhydrose** du nez. La rougeur et le suintement, qui duraient depuis
la première enfance, disparaissent en quinze jours.

Obs. III. — M. S., quarante et un ans. Chaleur et **rougeur
vive** du nez, depuis des années, à la moindre émotion et surtout pour l'ingestion d'aliments chauds. En quatre cautérisations, les troubles diminuent sensiblement, et après la septième,
cette désagréable infirmité a totalement disparu (1909).

Obs. IV. — Mme G., trente-deux ans. Constipation et **rougeur**
du nez, assez marquée, et augmentant facilement. Le nez
reprend sa couleur normale dès la seconde cautérisation, et
définitivement, sans rechute depuis 1910.

Obs. V. — Mlle S. S. Hydrorrhée nasale, le nez **rougit** par le
froid, prurit intra-nasal, pieds glacés. Dès la première cautérisation, le prurit nasal disparaît, et les pieds cessent d'être
froids.

Obs. VI. — Mlle Y. M., seize ans. Souffre depuis plusieurs années de dyspepsie flatulente, avec hoquet fréquent, **rougeurs** intenses du visage, par plaques, après le repas. Tout disparaît en trois cautérisations.

Obs. VII. — Mme C. Constipation, migraines, étourdissements continuels, **érythème nasal**, pieds glacés prurit vulvaire. Une cautérisation fit disparaître dès le lendemain matin tous les troubles, sauf l'érythème. Celui-ci céda plus tard à une nouvelle cautérisation.

Obs. VIII. — Mlle A., vingt-sept ans. Entérite muco-membraneuse continue depuis deux ans, accompagnée dès le début de **plaques érythémateuses** sur le pourtour de la bouche, lesquelles disparurent en quelques jours, ainsi que l'entérite, après une cautérisation.

ÉRYTHROMÉLALGIE.

Obs. I. — Mme R., soixante ans. Vient me consulter pour une constipation ancienne, avec poussées brusques d'urticaire. Elle souffre depuis un an d'**érythromélalgie** des deux mains. Ce dernier trouble, après ma cautérisation, fit place à un vif fourmillement, et disparut presque totalement en une heure, car il n'en restait plus trace, me dit quelques jours après la fille de cette malade, le soir même, quand elle fut de retour à Enghien. La constipation et l'urticaire disparurent également et il n'y eut pas de récidive depuis trois ans (1909).

EXCITATION GÉNITALE.

Obs. I. — M. G., quarante-sept ans, est atteint depuis quatre ans d'une sorte d'asthme, avec coryza perpétuel, particulièrement intense le matin et d'oppression, mais sans crises d'asthme. Cette oppression asthmatiforme a débuté brusquement. Depuis cette époque également sont apparues des **érections** nocturnes, vers deux heures du matin, sans éjaculation, mais assez douloureuses. Ces érections cessent aussitôt qu'il se lève, mais persistent s'il reste couché, jusqu'au matin. Le matin, au réveil, il a une assez forte migraine qui dure peu. Quand les érections ont été moins fortes, le coryza a plus d'intensité, et si parfois, la nuit, les érections cessent subitement, c'est pour faire place à une oppression asthmatiforme intense. Dans ces cas, la migraine du matin manque.

La première cautérisation remonte le malade qui n'a plus

d'oppression, moins de rhume et moins d'érections. Pendant trois nuits, il n'a pas d'érections ni d'oppression, puis elles reparaissent, moins intenses. Je recautérise la semaine suivante, le malade n'habitant pas Paris : mêmes effets, non durables. De même la semaine qui suit, le malade me dit avoir la sensation absolument définie que tous ses troubles, surtout les génitaux sont immédiatement liés à sa susceptibilité nasale et me prie de ne viser que ces points-là, en évitant les régions génitales de la muqueuse nasale. Une grippe fait renaître tous les troubles, mais en peu de temps, les crises apparaissent plus tard dans la nuit. Je le cautérise une dernière fois, deux mois après le début du traitement et un malade qu'il m'adressa quelque temps après de son pays me dit de sa part qu'il était très satisfait de son état actuel de santé, sans plus de détails (1909). Bien pendant trois ans.

Obs. II. — M. S. Asthme nasal datant de treize ans, oppression, hyperosmie extraordinaire, prurit nasal et auriculaire intense, vive **excitation génitale** pendant les crises, état neurasthénique prononcé. Cinq cautérisations font disparaître les crises et leur retentissement génital; l'asthme se transforme en bronchite avec toux catarrhale, qu'un séjour en Suisse fait bientôt cesser à son tour (octobre 1909).

Obs. III. — M. C., quarante-neuf ans. Souffre d'asthme depuis l'âge de vingt-trois ans avec accès terrible qu'aucun traitement n'a pu arrêter. **Pertes séminales**, catarrhe prostatique, pollakiurie nocturne, **érections fréquentes**. Il est de plus impuissant, mais par intimidation. Il a de l'anxiété sous diverses formes. Après cinq cautérisations, l'asthme a fortement diminué, ainsi que l'anxiété. Les érections et l'impuissance ont disparu (1912).

Obs. IV. — Mme R. Coryza fréquent, insomnie, crampes utérines, énervement génital; le mari est absolument frigide et le mariage n'a jamais été consommé ; mariée depuis douze ans, souffre de tout l'appareil génital, surtout après les règles, colères, s'est fait soigner en Suisse pour cette neurasthénie génitale, sans succès d'ailleurs. Chaque crise utérine est suivie le matin d'un fort coryza ou de prurit du membre inférieur. Je cherche à rétablir l'équilibre génital, mais je n'obtiens rien qu'une exaspération du coryza. La seconde cautérisation toucha juste, et me valut le lendemain la lettre suivante : « Hier, j'ai passé une soirée extraordinairement détendue et je viens de passer une nuit comme je n'en ai pas eu depuis mon enfance. Mon sommeil a été presque conscient et je n'ai cessé d'éprouver un sentiment de délassement dans tout mon être, sentiment qui, au réveil complet, me fait vous envoyer l'expression de ma reconnaissance. » Les règles vinrent normales, les crampes utérines ne reparurent plus, pas plus que le prurit et le coryza. La détente génitale fut complète après deux autres cautérisations, avec un sommeil parfait (1911).

Obs. V. — M. G. J., vingt-quatre ans. A, depuis une grande peur dans l'enfance, quatre grandes crises épileptoïdes par an. Depuis huit ans, **spermatorrhée, érections** douloureuses presque continues, en voiture, en marchant, crises voluptueuses et douloureuses chaque nuit, douleurs prostatiques depuis dix ans, caractère irritable, contradictions, anxiétés, gastro-entérite. Son père qui l'accompagne me dit qu'il l'a engendré étant atteint d'une fièvre typhoïde, qui éclata le lendemain. Il eut sa première crise épileptoïde en voyant dans la rue une femme prise du haut mal. La première cautérisation lui donna un assez bon sommeil, moins de rêves, et suspendit les pertes séminales. Après deux autres cautérisations, il n'eut qu'une perte en quinze jours et beaucoup moins d'érections la nuit. Quelques jours après il eut sa grande crise avec une perte de connaissance d'une demi-heure et, la crise passée, se retrouva dans le même état d'amélioration. Les amnésies disparaissent. Les érections, qui se produisaient irrésistiblement dès qu'on l'agaçait, dès qu'on le contredisait, à la moindre contrariété, disparaissent maintenant dans les mêmes circonstances. Comme certains enfants anxieux, il se masturbait la nuit pendant ses cauchemars, et chaque fois qu'il avait peur, pendant le jour. Ce trouble a également disparu. Son état général et surtout l'appareil digestif sont remarquablement améliorés, quand il part en vacances et suspend son traitement (mai 1912).

Obs. VI. — Le jeune D., huit ans, incontinence d'urine chaque nuit, opéré d'un phymosis, a des **érections** fréquentes la nuit. Dès la seconde cautérisation les érections sont moins fréquentes et disparaissent après la troisième, l'incontinence met plus de temps à cesser (octobre 1909).

Obs. VII. — Le petit André G., quatre ans. Incontinence d'urine depuis la naissance et **masturbation**. Deux cautérisations font disparaître successivement l'incontinence et la masturbation (Polycl. H. de Rothschild).

Obs. VIII. — Marcel D., huit ans. **Masturbation** depuis la première enfance. Amélioré dès les premières cautérisations. Pas suivi (Polycl. H. de Rothschild).

Obs. IX. — Mme B. Rétroversion utérine. Grippe il y a trois ans. Depuis cette époque, irritabilité nerveuse générale. Troubles digestifs, simulant l'entérite, urines troubles et épaisses, polyurie, secousses nerveuses, surtout au lit, avec sensation que ces secousses à forme critique lui évitent des attaques nerveuses, qu'elle sent monter en elle et qui aboutiraient à quelques crises terribles si une secousse de tout le corps ne rompait l'aura. Bien réglée, souffre beaucoup chaque mois, idées noires, anxiété, énervements, excitations, empressements brusques à toutes ses besognes, étourdissements, palpitations, vertiges, étouffements, prurit vulvaire et **excitations génitales** intenses, **rêves voluptueux** particuliers, toujours les mêmes, dans lesquels elle joue le rôle de succube sans que jamais l'homme apparaisse dans ses rêves. La première cautérisation règle l'intestin, supprime l'entérite, les frissons, les sensations de froid et la polyurie. Un violent prurit nasal disparaît. Une troisième cautérisation supprime le prurit vulvaire, la malade dort parfaitement, comme elle n'a pas dormi depuis trois ans. Une quatrième supprime divers petits énervements, et quinze jours après le début du traitement les rêves ont complètement disparu. La malade se sent améliorée de tous points en moins d'un mois (février 1910). Les règles ont passé sans aucun trouble.

Obs. X. — M. D. Ce malade a, depuis des années, des crises gastralgiques, avec sensations anxieuses, toujours suivies, la nuit d'après, de pertes séminales. Après quelques cautérisations, ces divers troubles disparaissent (1910).

Obs. XI. — M. D., vingt-six ans. A, depuis l'age de seize ans, de la **masturbation** semi-consciente ou tout à fait inconsciente la nuit. Ces troubles sont apparus à la suite de l'opération d'une fistule (phlegmoneuse, péri-prostatique). Ils disparaissent dix jours à la suite de la première cautérisation. Une seconde, dans la région digestive et destinée à combattre la constipation, les fait reparaître dès le soir même. Puis, après diverses alternatives, dans lesquelles il se fait une sorte de balancement entre la spermatorrhée et la constipation, les troubles génitaux disparaissent définitivement. La masturbation, disparue dès la première nuit, n'est jamais reparue; seules les pertes séminales avaient persisté par crises. Après la quatorzième cautérisation, constipation et spermatorrhée, ainsi que divers troubles neurasthéniques, ont disparu. Le malade se marie l'année suivante (octobre 1909).

Obs. XII. — Le jeune André P., onze ans. Note remise par la mère : « A commencé à prendre de mauvaises habitudes vers sept ans. C'est à partir de cette époque qu'il a eu de l'incontinence d'urine le jour et la nuit, mais par périodes. Il a été opéré d'un phymosis, en octobre 1908. Un mois après l'opération, l'incontinence a recommencé, mais la nuit seulement, et toujours par périodes. En 1910, il a été cautérisé à la Polyclinique H. de Rothschild et depuis cette époque, il n'a cessé d'être propre, et a perdu ses mauvaises habitudes. Le professeur le trouve plus éveillé et il est dans les premiers de sa classe » (Polycl. H. de Rothschild, 1910).

Voy. aussi ANXIÉTÉ GÉNITALE.

EXOPHTALMIE.

Obs. I. — M. M. Atteint, depuis près de deux mois de **vertige** intense, avec **exophtalmie**, névralgie occipitale, avec crises d'éternuements accompagnées de douleurs vives aux extrémités. Une cautérisation fait diminuer rapidement l'exophtalmie, et tous les autres symptômes disparaissent en quelques cautérisations. Tous ces troubles étaient apparus subitement et simultanément. Un mois après, léger vertige avec **névralgie nasale intense**, qu'une nouvelle cautérisation arrête encore, sans rechute depuis (janvier 1909).

Voy. aussi BASEDOW (MALADIE DE).

FATIGUE.

Voy. CONSTIPATION, DYSPEPSIE, GASTRO-ENTÉRO-COLITES, NEURASTHÉNIE.

FAUSSE COUCHE.

Voy. GROSSESSE.

FÉTIDITÉ.

Voy. CHORÉE et GASTRO-ENTÉRO-COLITES.

FIBROME UTÉRIN.

Voy. GASTRO-ENTÉRO-COLITES, obs. 13.

FIÈVRE.

Obs. I. — Mlle T. G., vingt-trois ans. **Fièvre, hémoptysie,** dysphonie, toux, **laryngite tuberculeuse.** Une cautérisation fait disparaître tous les troubles pendant quinze jours. Après la seconde cautérisation, je n'ai plus revu la malade (Polycl. H. de Rothschild).

Obs. II. — M. C. B., quarante-deux ans. Entérite ancienne, rhumatismes, à chaque année, vers le mois d'octobre, une crise de huit jours de **fièvre,** avec **frissons** continus. Depuis quelques cautérisations, les troubles intestinaux ont disparu, et avec eux la fièvre et les frissons, qui n'ont pas reparu depuis 1909.

Obs. III. — M. D. Un chauffeur d'automobile soigné avec le Dr E. Fournier, pour des vertiges intenses, et dont l'observation est donnée au mot **vertige,** m'apprit récemment que depuis ma cautérisation, en 1909, des **fièvres de Madagascar,** qui lui revenaient depuis sa rentrée en France plusieurs fois par mois, ne sont pas revenues une seule fois. Elles n'avaient jamais cédé à aucun traitement et ont ainsi disparu du jour au lendemain, après ma cautérisation, qui a, en même temps que les centres labyrinthiques, secoué les centres diaphylactiques et permis à ceux-ci de débarrasser définitivement l'organisme des parasites qui l'infestaient depuis des années (1909).

Obs. IV. — Mme D., quarante ans. Prurit auriculaire, depuis plusieurs années, surtout le matin, alternant avec un gonflement assez net du cou, et avec un peu de **fièvre.** Tout disparaît en trois cautérisations (1909).

Obs. V. — La petite D., quinze mois. **Entérite aiguë** depuis quelques jours. La température, de 38,8 qu'elle était à dix heures du matin, tomba à 37,6 en une heure, après ma cautérisation, et les selles redevinrent normales en quelques heures.

J'ai peu d'observations sur la fièvre, n'ayant jamais eu à intervenir dans des cas fébriles. Je suis convaincu que la méthode donnera de bons résultats par action directe sur les centres bulbaires thermostatiques, quand les médecins, dans les hôpitaux, soupçonneront l'existence de ces centres, auxquels ils ont constamment affaire sans paraître s'en douter.

FRIGIDITÉ.

Obs. I. — Mme D. Chanteuse professionnelle que je soignais pour le trac et divers troubles vocaux. Comme elle était assez mal réglée, je cautérisai pour ce trouble. Elle me revint quinze jours après, avec les compliments de son mari, qui, disait-elle, avait été surpris de l'ardeur conjugale qu'elle avait manifestée dans les deux semaines qui avaient suivi. Les règles survinrent, normales et sans retard, et avec elles revint la frigidité remarquable chez cette malade, au dire de son mari, qui vint me voir à cette occasion. Après les règles qui suivirent, sans retrouver l'exaltation première, elle n'était plus retombée dans son inertie d'autrefois (mai 1909).

Obs. II. — Mme G., quarante-quatre ans. Entérite muco-membraneuse depuis plusieurs années, neurasthénie, dépression, agoraphobie l'empêchant de sortir seule de chez elle. Troubles liés à la ménopause. Ces divers troubles disparurent en quelques cautérisations. L'agoraphobie d'abord et l'entérite. Les règles revinrent une fois abondamment, puis ne reparurent plus. Mais ce qui frappa et inquiéta surtout la malade, c'est que pendant tout le mois qui suivit la suspension définitive des règles, elle se sentit d'une frigidité absolue qui était loin de sa manière d'être ordinaire, me dit-elle. Je la cautérisai de nouveau dans l'espoir de faire revenir ses règles. Celles-ci ne revinrent pas, mais vingt-huit jours après ses dernières règles, la frigidité disparut d'un jour à l'autre et l'appétence génitale reparut comme par enchantement, d'une façon saisissante, me téléphona-t-elle le lendemain matin ; et elle dure normalement depuis trois ans.

Voy. Impuissance.

FRILOSITÉ.

Obs. I. — M. A., vingt-quatre ans. **Frilosité**, asthénie et surtout aboulie, et incapacité absolue de travail intellectuel et artistique depuis plus de deux ans. La frilosité disparaît d'abord, en deux cautérisations, l'asthénie en trois autres ; et après une douzaine de séances, le travail est complètement repris, avec une activité que le malade ne se connaissait pas depuis des années (1909).

Obs. II. — Mme D., quarante-huit ans. Neurasthénie profonde depuis sept ans, frilosité, dépression, atonie physique prononcée, oppressions, angoisses, mains chaudes et pieds glacés ; ces derniers sont de plus le siège de transpirations profuses qui forcent la malade à changer de bas souvent cinq ou six fois par jour ; entérocôlite. Une seule cautérisation fait disparaître la dépression, les oppressions, les transpirations, et la frilosité (1910).

Obs. III. — Mme R. **Frilosité** extrême depuis toujours, coryzas fréquents, avec migraine. La frilosité disparaît immédiatement après la première piqûre, le coryza et les migraines cèdent à une troisième cautérisation et ne reviennent plus (1909).

Obs. IV. — Mme A. Entérite ancienne, gastralgie, migraines, insomnie, mélancolie, anxiété, dépression et **frilosité** accentuée depuis des années. Tous ces troubles disparaissent en quelques cautérisations (1909).

Obs. V. — Mme D. Neurasthénie, dilatation d'estomac, **cryesthésie** généralisée, psoriasis. Ces divers troubles, qui dataient de plusieurs années, cèdent à six cautérisations (Hôtel-Dieu, 1910).

FRINGALES.

(Voyez note ANOREXIE).

Obs. I. — Mlle D. Vertiges violents avec dérobement, étourdissements coïncidant avec des crises de **fringales**. Tout disparaît par une seule cautérisation (1908).

Obs. II. — M. V. Vertige depuis trois ans, chutes brusques avec perte de connaissance. Dérobement, astasie, agoraphobie, **fringales**. Tout disparaît en trois cautérisations.

Obs. III. — Mme H. **Agoraphobie**, anxiété, crises d'étouffements, de sueurs, dérobements, oppression gastrique et **fringales intenses** dès qu'elle se trouve dans la rue. Toute émotion un peu vive s'accompagne de fringale. Jamais de vertige. Constipation habituelle. Trois cautérisations font disparaître tous ces troubles (février 1909).

Obs. IV. — Mlle L. Vertige avec dérobement, asthénie, tournoiement ; étourdissements coïncidant avec des crises de **fringales** et courbature générale après chaque crise. Première cautérisation : disparition des vertiges et des fringales. Se dit guérie (Dr Apert, octobre 1908).

Obs. V. — M. M. Entérite muco-membraneuse sans interruption. Asthénie profonde, crises de **fringales** avec somnolence associée et sueurs profuses. Insomnie nocturne. Première cautérisation : disparition des fringales, selles meilleures, n'a plus ni somnolences ni sueurs; dort bien la nuit.

Une deuxième cautérisation, visant les phénomènes d'asthénie persistante, semble provoquer la constipation; mais l'appétit reste bon, les débâcles et les fringales ne reparaissent pas. Le malade se sent bien. Une troisième cautérisation, un mois après, et certains troubles étant revenus à la suite d'excès de table et de tabac, fait réapparaître les débâcles et les fringales avec l'asthénie et les somnolences; puis, après quelques jours, les selles redeviennent normales, tous les symptômes s'effacent et le malade se dit aujourd'hui guéri (mai 1908).

Obs. VI. — Mlle D. C., vingt ans, entérite dès l'âge de deux ans, grande émotivité, coliques et flux intestinal à la moindre émotion. Sa santé se maintint assez bonne jusqu'à l'âge de dix-huit ans, où elle eut la rougeole et la variole, puis une forte furonculose, et l'entérite s'aggrava. Elle a facilement des palpitations, des anxiétés, des rougeurs, des nausées, du vertige et de la diplopie; souvent du tremblement et des **faims violentes**. Dysménorrhée; les règles sont particulièrement douloureuses pendant les crises d'entérite; l'atonie musculaire est remarquable. Guérie en quelques cautérisations.

Voy. Gastro-entéro-colites.

FRISSON.

Voy. Constipation, Dyspepsie et Cryesthésie.

FURONCULOSE.

Obs. I. — M. H., vingt-six ans. **Furonculose** depuis quatre mois, généralisée, sans glycosurie. Disparue en huit jours.

Obs. II. — M. D., quarante-trois ans. **Furonculose** depuis trois ans, avec anthrax, folliculite nasale. Chez ce malade, un asthme ancien a disparu depuis que la folliculite est apparue. Mieux après deux cautérisations (1909).

Obs. III. — Mme D. Je transcris une lettre de malade, vue à la Polyclinique H. de Rothschild.

« Depuis le 25 août 1912, moi qui auparavant n'avais jamais eu un bobo, je souffrais énormément de **furoncles** aux fesses et aux cuisses. J'avais beau me purger et prendre journellement de la levure de bière, tous les jours il m'en sortait de nouveaux. J'en ai eu vingt et un gros, dont quatre énormes qui m'ont fait garder le lit tout à fait ; au moindre mouvement, le sang jaillissait, et j'avais une syncope, et pourtant je suis plutôt dure. J'essayai de les faire sécher avec des cataplasmes de fécule ; je n'y arrivai que superficiellement et au moindre mouvement ils recoulaient, et une foule de petits sortaient alentour des gros, que j'essayais de faire disparaître avec de la teinture d'iode.

« J'allai alors trouver à la Polyclinique le Dr Bonnier, qui me fit une piqûre. Dès le lendemain, les petits qui se montraient à fleur de peau disparaissaient et les gros commençaient à sécher sans cataplasmes, ce qui me rendit heureuse, car je pouvais m'asseoir un peu. Après une seconde cautérisation, huit jours après, mes furoncles sont totalement guéris, et bien mieux, les grosses croûtes tombent, mes jambes ont repris leur élasticité, et mes étourdissements disparaissent. Il ne me reste qu'un peu de fatigue. Moi, ça ne m'étonne pas, parce que je sais combien j'ai souffert pendant ces six semaines. Marie D., trente-six ans. »

GASTRALGIE.

Voy. Névralgie gastrique.

GASTRITE.

Voy. Gastro-entéro-colites.

GASTRO-ENTÉRO-COLITES.

Ce trouble est de beaucoup celui que j'ai le plus fréquemment guéri et à guérir. Je donne ici les principaux échantillons cliniques, obtenus dès les premières années de ma pratique actuelle. Ces guérisons sont si fréquemment obtenues que j'ai cessé de les compter depuis 1909.

Obs. I. — Mme S., doctoresse en médecine, était atteinte depuis 1892, à la suite d'une dysenterie, d'une **entérite muco-membraneuse**, qui ne s'améliora que passagèrement, lors d'un séjour en Suisse, en 1902, et s'aggrava dès son retour à Paris, avec huit à dix selles glaireuses et douloureuses par jour, et **amai-**

grissement profond, malgré un régime très sévère. S'étant aperçue que toujours les crises s'accentuaient à l'occasion d'un coryza, et que parfois, au contraire, les selles se moulaient dans les moments très rares où le nez était parfaitement indemne, elle me fit part de cette observation, et me demanda de modifier cet état nasal. Je lui conseillai les aspirations d'eau chaude salée et iodée, et quatre jours après la malade eut des selles moulées, sans glaires et régulièrement une fois par jour. L'entérite disparut ainsi après quatorze ans, et peu après le début de ce traitement, la malade se mit à manger de tout. Depuis cette époque, juillet 1906, jusqu'à ce jour, elle n'a eu d'entérite que pendant quelques jours, à l'occasion d'un coryza produit par un lavage de cheveux. Les deux hivers se sont passés sans coryza. La **neurasthénie** accentuée qui accompagnait l'entérite disparut presque aussitôt. Une légère rechute me fit la cautériser au-dessus des cornets inférieurs, et tout rentra aussitôt dans l'ordre (juillet 1906).

Obs. II. — Mme S. m'adressa, le 20 mars 1907, un malade atteint également d'**entérite glaireuse** depuis quinze ans, à la suite d'une fièvre typhoïde. **Amaigrissement** prononcé, et malgré la sévérité du régime, diarrhée persistante avec crises violentes de plusieurs jours, totalement indépendantes de tout écart de régime, selles sanguinolentes avec frissons, coliques, sensation de **brûlure au rectum,** dans les flancs et au creux épigastrique, congestion hépatique, **ictère,** le tout affectant une certaine périodicité presque mensuelle.

Ce malade ne présentait aucun trouble nasal, sauf un peu d'hypertrophie des cornets inférieurs ; je cautérisai ceux-ci sur leur convexité supérieure dans toute leur longueur, c'est-à-dire en arrière des points dont la cautérisation retentit sur l'asthme et sur la toux, et parfois aussi sur les troubles génitaux. Cette localisation était toute théorique, mais elle me permit de modifier l'état du malade, car l'**adynamie** et l'**anxiété** disparurent, puis la **neurasthénie** ; les selles devinrent normales et régulières en quelques jours, malgré quelques écarts de régime, encouragés par l'euphorie dont le malade fut avant tout surpris. Il reprit 6 kilogrammes ces deux premiers mois, résultat qu'il n'avait jamais pu atteindre. Cet état heureux s'est également maintenu jusqu'à ce jour, à peine troublé par quelques poussées légères qui n'ont jamais dépassé deux selles par jour pendant un à deux jours. Il semble donc qu'ici encore ces quinze années d'entérite n'aient été qu'un long trouble bulbaire d'ordre épistasique. Sans rechute depuis deux ans, d'après des nouvelles toutes récentes. A cessé tout régime (mars 1907).

Obs. III. — M. D., soixante ans. **Entérite** depuis la jeunesse, aggravée depuis 1870. Depuis quatre ans, reprise très forte, avec dix selles par jour, diarrhée habituelle avec constipation passagère à chaque écart de régime. **Neurasthénique.** Même cautérisation, amélioration sensible aussitôt, et quelques jours après, selles régulières et moulées comme elles ne l'avaient été depuis des années ; l'appétit est meilleur, ainsi que le sommeil. Le malade se dit infiniment mieux qu'avant la cautérisation. Cet état s'est maintenu.

Obs. IV. — M. J. G. G. **Côlite muco-membraneuse**, depuis deux ans, régime sévère. Plombières. Rhinite légère. Même cautérisation. Amélioration totale dès le lendemain matin, selles normales une fois par jour, à la même heure. Je revis le malade huit jours après. Son médecin, qui l'accompagnait en France, et rentrait avec lui au Mexique, m'affirma que son caractère était méconnaissable, et tout à fait redevenu ce qu'il était deux années auparavant. Ce jeune homme avait repris, sans aucun inconvénient, la vie de tout le monde et même un peu plus ; la cuisine la plus incendiaire ne l'entamait pas. Il caractérisait ainsi joyeusement sa métamorphose : « Avant votre cautérisation, les plus mauvais moments de ma journée étaient ceux où je me mettais à table et ceux où j'allais aux W.-C. Ce sont maintenant mes meilleurs ! » Ce malade, qui me fut envoyé par le professeur Dieulafoy pour une rhino-pharyngite, se laissa cautériser pour sa rhinite hypertrophique, sans soupçonner mes intentions à l'égard de son entérite, qu'une allusion à Plombières et quelques détails m'avaient seuls fait connaître (septembre 1907).

Obs. V. — Mme L. **Entérite** depuis deux ans, opérée pour une métrite catarrhale à cette époque, **amaigrissement**, **diarrhée** avec selles glaireuses et provoquées par la moindre émotion, urines boueuses, poussées **d'hyperthermie**, **d'œdèmes** sous-cutanés, de vertiges, de fatigues profondes, etc. Pas de rhinite. Cautérisation le 13 novembre 1907. Dès le lendemain, amélioration totale ; gagne 3 livres le premier mois. L'entérite n'a eu que quelques vagues retours offensifs, mais la malade ne suit plus aucun régime, et a même fait, sur ma demande, quelques repas d'épreuve des plus osés, sans en éprouver le moindre trouble intestinal. Cette malade devait être opérée pour une appendicite, dont tous les symptômes ont disparu, et ne sont réapparus que deux ans après. Elle fut vue alors par un chirurgien et opérée de son appendicite.

Obs. VI. — Mme B. Entérite muco-membraneuse, datant de quinze ans, coliques fréquentes, entérorragies, douleur cœco-appendiculaire, vertige dit stomacal, nausées, vomissements. Une cautérisation au cornet gauche seulement. Le soir, vertige intense ; dès le lendemain, selles moulées « telles que la malade ne s'en était pas connues depuis quinze ans », disparition de tous les symptômes. Cet état s'est maintenu depuis (février 1908).

Obs. VII. — Mme M. **Entérite** de dix ans ; constipation et débâcle membraneuse ; **anorexie** totale, **palpitations, vertiges, migraines** fréquentes, **asthénie, insomnie, coryza,** selles habituellement décolorées, sans ictère. Une cautérisation : selles spontanées, mais décolorées encore pendant plusieurs jours. L'appétit est revenu dès le lendemain avec le sommeil, la malade dort bien et se lève tôt, et n'a pas eu de vertige, ni de migraine, ni de nausées, ni de rhume depuis (juillet 1908).

Obs. VIII. — M. S. **Entérite muco-membraneuse,** datant de trois ans, avec début brusque, défaillance, état syncopal, douleurs péricæcales fréquentes, **neurasthénie.** Cet état intestinal a succédé à de l'asthme, à des crises d'oppression et de suffocation, avec angoisse. Ce malade se laissa cautériser sans conviction aucune le 2 novembre 1907, et ce n'est que deux jours après qu'il se décida à me téléphoner que depuis longtemps il ne s'était senti aussi bien ; la constipation était disparue dès le lendemain et les selles sont régulières depuis cette époque ; malgré l'abandon de tout régime, le mieux s'est maintenu. Il est plus gai et ne parle plus de ses ennuis intestinaux, dont aucun traitement, dit-il, ne l'a jamais soulagé à ce point. Il est redevenu fort mangeur et ne craint plus rien (novembre 1907, Dr Herzenstein).

Obs. IX. — M. B. Docteur en médecine. **Entérite muco-membraneuse** depuis vingt-cinq ans, à la suite du choléra. Deux à trois selles, parfois cinq par jour, liquides et pénibles avec constipations passagères. **Rhinite** ancienne et **asthme.** Cautérisation le 8 janvier 1908. Dès le lendemain, une selle bien moulée, chaque jour à la même heure. La rhinite et l'asthme ont disparu totalement. Le malade se juge absolument guéri. Il s'est réconcilié avec le persil, qui le rendait toujours malade.

.Le skatol, l'indican, l'urobiline et le sucre ont disparu des urines et n'ont pas reparu depuis (janvier 1908).

Obs. X. — M. H. Entérite depuis huit mois, crampes d'estomac, alternant avec les douleurs intestinales, nausées, pituites, vertige, constipation opiniâtre. Cautérisation nasale à gauche le 3 février. Le lendemain et les jours suivants, douleur vive à gauche de l'ombilic et hyperesthésie de l'hypocondre gauche. Le 7 février la douleur a disparu, ainsi que les crampes d'estomac, le vertige, la nausée. La constipation persiste un peu, mais le malade peut impunément supporter l'alcool, le café, le vin pur, le tabac, qui lui étaient intolérables auparavant. Pas revu (janvier 1908).

Obs. XI. — Mme D. B. **Entérite, subictère et fétidité des selles** depuis quinze ans. L'entérite, la constipation persistent encore un mois; mais l'ictère et la fétidité des selles disparaissent dès la première cautérisation (juin 1909).

Obs. XII. — Mlle D. C., vingt ans. Entérite dès l'âge de deux ans, grande émotivité, coliques et flux intestinal à la moindre émotion. Sa santé se maintint assez bonne jusqu'à l'âge de dix-huit ans, où elle eut la rougeole et la variole, puis une forte furonculose, et l'entérite s'aggrava. Elle a facilement des palpitations, des anxiétés, des rougeurs, des nausées, du vertige et de la diplopie; souvent du tremblement et des faims violentes. Dysménorrhée; les règles sont particulièrement douloureuses pendant les crises d'entérite; l'atonie musculaire est remarquable.

Malgré cette généralisation des susceptibilités bulbaires, je l'ai cautérisée à plusieurs reprises, mais assez légèrement.

Une permière fois, je lui fis la même cautérisation que précédemment, sur le cornet inférieur; pendant la journée, les troubles intestinaux s'accrurent subitement; mais quatre jours après les selles étaient moulées comme elles ne l'avaient pas été, au dire de la malade, depuis des années. Les cauchemars disparurent, et l'appétit se montra.

Deux semaines après, je fis une seconde cautérisation, mais sur des granulations pharyngées assez saillantes. Il y eut encore une aggravation subite, dix-huit selles par jour et une douleur au niveau du côlon transverse, avec amaigrissement brusque, sensible en peu de temps à tous les vêtements.

Huit jours plus tard, je cautérisai de nouveau, entraîné moi-même par la confiance que me manifesta la malade, et je touchai l'extrémité antérieure du cornet inférieur gauche. La malade eut le soir même une crise d'oppression, de palpitation, d'anxiété, de diarrhée, et un état syncopal qui s'esquissa plusieurs jours de suite. Depuis le début du traitement, la malade a perdu 4 livres ; mais elle n'a nullement souffert pendant sa dernière période menstruelle, ce qui est en contradiction avec ce qui se passe depuis des années.

Après ces violentes réactions, le 6 janvier 1908, la malade se considérait comme très sensiblement améliorée. Depuis, tous les troubles ont disparu et la malade se dit guérie. Son aspect extérieur s'est d'ailleurs étonnamment modifié.

La sœur de cette malade, qui commençait les mêmes troubles, en a été également guérie, et plus rapidement ; et toutes deux ont une santé parfaite depuis (1908).

OBS. XIII. — Mᵐᵉ P. M. Entérite glaireuse, séreuse, ancienne, six à dix selles parfois et fibrome utérin. Deux cautérisations : selles normales moulées, mange maintenant de tout ; est totalement guérie depuis la deuxième cautérisation (septembre 1908). Elle a pu ensuite faire enlever le fibrome et a parfaitement supporté l'opération qu'on retardait depuis des années, à cause de son mauvais état général.

OBS. XIV. — M. L. B., quarante ans. **Entérite** depuis quatre mois, diarrhée continue, selles verdâtres. Tout disparaît en deux heures, car il a dès ce moment des selles normales comme couleurs, et parfaitement moulées, me dit-il (Polycl. H. de Rothschild).

OBS. XV. — Mᵐᵉ C. Crises d'entérite fréquentes, durant une quizaine de jours, migraines presque quotidiennes, dépression, amaigrissement. Une de ses amies, que j'ai guérie des mêmes troubles, l'engage à faire le voyage de Paris, me l'amène et j'ai le bonheur de la guérir totalement par une seule cautérisation, du jour au lendemain : entérite, migraines, dépression, raideurs de la nuque, tout disparaît, et la malade gagne neuf livres en trois mois. Cette guérison fut le point de départ d'une série d'autres cures dans la même région, où cette dame et sa maladie étaient fort connues.

GAZ.

Voy. CONSTIPATION, DYSPEPSIE et GASTRO-ENTÉRO-COLITES.

GLAIRES.

Voy. CONSTIPATION et GASTRO-ENTÉRO-COLITES.

GLYCOSURIES.

Le point de la muqueuse nasale qui nous donne ainsi la communication avec les centres sur lesquels agissait Claude Bernard est situé au-dessus du cornet inférieur, vers son tiers moyen, immédiatement au-dessus des points gastriques, en avant des points qui visent la réaction anxieuse, en avant et au-dessous de ceux qui nous livrent les réactions labyrinthiques et oculomotrices. C'est une projection périphérique très nette de la topographie bulbaire.

Sur vingt glycosuriques traités par moi en ce point :

Deux n'ont pas été modifiés après une première cautérisation, et n'ont pas persisté ;

Quatre ont également abandonné le traitement après cinq ou six essais sans résultats ;

Une malade de l'Hôtel-Dieu, salle Sainte-Jeanne, a vu son sucre monter légèrement après un premier essai, avec lequel on avait malheureusement supprimé brusquement tout régime, et n'a pas voulu continuer ;

Une malade âgée, du service de M. Sicard, à l'Hôtel-Dieu ; état diabétique grave avec 140 grammes de sucre. La première cautérisation fit nettement augmenter le sucre de plus de 30 grammes. M. Sicard invoquant la possibilité d'une coïncidence, j'en fis une seconde, et l'acétone apparut. Je m'en tins là.

Mais chez les douze autres malades, le résultat fut positif, et semble radical chez quelques-uns. Les voici :

Obs. I. — Dr B. A la suite d'une forte atteinte de choléra, en 1833, étaient apparus une entérite muco-membraneuse sévère, de l'asthme fréquent, et une glycosurie de 12 à 15 grammes en moyenne par jour. Une seule cautérisation, en janvier 1908, fit disparaître simultanément ces trois affections, sans rechute jusqu'ici. Le skatol, l'indican et l'urobiline disparurent en même temps.

Obs. II. — M. W. Glycosurie de trois ans, 1ᵍʳ,44. A la seconde cautérisation, le sucre, l'asthénie, la polyurie, la soif et la sécheresse de la gorge disparurent définitivement.

Obs. III. — Mᵐᵉ L. A. Glycosurie de dix-huit ans, 27 grammes. Après la première piqûre, 15 grammes. Après la seconde, 0. Cette malade, partie en province, eut une rechute, et le traitement ne fut pas repris.

Obs. IV. — M. G. Glycosurie légère de plusieurs années, régime sévère, et forte constipation, 0ᵍʳ,86. La première cautérisation supprime la constipation. Le sucre ne disparaît qu'après la troisième. Sans rechute depuis avril 1910. A cessé le régime.

Obs. V. — M. R., soixante-quinze ans. Guéri d'une glycosurie de 30 grammes par le régime Guelpa, qui l'avait laissé à 1 gramme environ par litre. Huit cautérisations ont réduit le sucre à quelques centigrammes, malgré la reprise d'une alimentation normale. Chemin faisant, constipation, hémorroïdes, varices, eczéma et polyurie avaient successivement cédé. Ce malade est resté amélioré depuis juin 1910. Chaque cautérisation avait provoqué une ascension nette du sucre le lendemain, suivie d'une disparition presque complète les jours suivants.

Obs. VI. — Mᵐᵉ S., Hôtel-Dieu, salle Sainte-Jeanne. Vue avec l'interne, M. Paillard. Une cautérisation fait descendre le sucre de 95 à 47 grammes. Mais la malade, redevenue subitement plus valide, quitte l'hôpital sans attendre la fin du traitement.

Obs. VII. — M. B. m'est adressé à l'Hôtel-Dieu, de la consultation externe, par M. Loeper : 41 grammes de sucre. Une cautérisation abaisse à 35, une seconde à 12 grammes. Ce malade n'est plus revenu ensuite.

Obs. VIII. — Mᵐᵉ J. Hôtel-Dieu, salle Sainte-Jeanne. Vue également avec M. Paillard. Soixante-cinq ans, faiblesse de la vue, de l'ouïe, de la marche et de la station, et 75 grammes de sucre. La première cautérisation abaisse à 49, la seconde à 7, la troisième à 0. La malade voit, entend et marche mieux. Elle reste un mois en observation, avec suppression de tout régime, sans retour de glycosurie, puis quitte le service.

Obs. IX. — Mᵐᵉ B., soixante-deux ans. Glycosurie ancienne, 66 grammes pour 3 litres. La première cautérisation donne 64 grammes avec 3 litres d'urine ; la seconde, 62 avec 1 litre et demi la troisième, 40 grammes avec 2 litres. Une grippe survient et le sucre remonte à 64, mais sans polyurie. Une nouvelle cautérisation ramène le sucre à 59 grammes. La malade quitte Paris.

Obs. X. — M. B., soixante-dix ans. Glycosurie datant de seize ans, 45 grammes. Une cautérisation abaisse à 32, une seconde à 25 grammes. Le malade quitte également Paris.

Obs. XI. — M. N., soixante-trois ans. Polyclinique H. de Rothschild. Diarrhée glaireuse, avec 10 selles par jour et traces de sucre depuis longtemps. Une cautérisation augmente la diarrhée passagèrement, comme c'est presque de règle dans ces formes, mais les traces de sucre disparaissent tout à fait.

Obs. XII. — M. A. Glycosurie datant de sept ans, se maintenant à 1 ou 2 grammes par un régime très strict. La première cautérisation fait monter le sucre à 25 grammes pour redescendre le lendemain à 1 gramme et pour disparaître totalement pendant une semaine. Le malade, se jugeant guéri, cesse, au cours d'un séjour fatigant à Londres, tout régime, reprend du pain, de la viande, de la bière et le sucre reparaît, 3 grammes. Cette observation, encore trop récente, et incomplète, est curieuse par la réponse un peu vive du centre bulbaire et aussi par ce fait qu'avec la reprise du régime le sucre a, cette fois, disparu totalement.

On voit donc que cette voie du trijumeau nasal est en réalité digne d'être recherchée, tant au point de vue des sondages expérimentaux dans la masse du bulbe qu'au point de vue thérapeutique.

GOITRE.

Obs. I. — Mlle G. Entérite, constipation ancienne, **hypertrophie thyroïdienne** assez considérable pour qu'elle se couvre toujours le cou assez haut, et datant de plusieurs années. Aucun signe de maladie de Basedow. Le goitre disparaît rapidement après la première cautérisation. La seconde guérit la constipation (1910).

Obs. II. — Mme M. G., quarante-deux ans, native de la Creuse. **Hypertrophie thyroïdienne** depuis huit ans, surtout à droite. Ce goitre diminue sensiblement depuis qu'elle suit le traitement. Pendant dix mois, il a été à peine visible, puis est réapparu pendant les vacances, par suspension du traitement. Depuis qu'il est repris, il s'est effacé de nouveau (1912).

GONORRHÉE.

Obs. I. — M. J. S., trente-deux ans. Tuberculose, dépression, impuissance depuis trois ans. Une première cautérisation fit presque disparaître un ancien écoulement urétral. Une seconde fit, pendant trois semaines, réapparaître la tonicité génitale. Le malade me revint alors, je le cautérisai de nouveau avant les vacances ; il quitta Paris, et je ne le revis plus (1909). Il est mort deux ans après de sa tuberculose.

Obs. II. — M. L. Blennorrhagie il y a vingt ans. Rétrécissement, uréthrite postérieure, reste écoulement jamais tari. N'a plus que rarement de gonocoques. Les filaments disparaissent tout à fait après la seconde cautérisation (octobre 1909).

Obs. III. — M. D. Blennorrhagie datant de dix mois, aussi intense que les premiers jours, érections atrocement douloureuses et fréquentes dès qu'il est au lit, mictions cuisantes, et blennorrhée assez abondante pour qu'il soit obligé de se garnir constamment. Il a été traité pendant ces dix mois par tous les procédés connus. Ce malade n'habitant pas Paris, je n'ai pu le suivre comme je l'aurais voulu, mais il me revint vingt jours après la cautérisation et m'apprit que les douleurs avaient cessé dès le lendemain. Il pouvait maintenant uriner sans aucune douleur, et les érections avaient disparu dès la seconde nuit. Comme il devait faire un voyage, et répugnait à m'écrire de ses nouvelles, nous convinmes qu'un de ses parents, que je devais voir quelque temps après de sa part, m'informerait sans s'en douter de la disparition de la gonorrhée, si celle-ci cédait à ma seconde piqûre. J'appris ainsi quinze jours après que mon malade avait recommandé qu'on me dît qu'il allait à merveille et qu'il était enchanté de son état de santé (mai 1909).

Obs. IV. — M. L. Atteint d'une gonorrhée depuis vingt-huit ans, prostatite avec rétrécissement, ce malade a de la rétention complète et doit se sonder. Vingt cautérisations font totalement disparaître le gonocoque, et le malade qui se servait de la sonde nº 16, passe maintenant le nº 21 (1912).

Obs. V. — M. H. B. Ecoulement gonorrhéique datant de dix-huit ans. Cet écoulement se tarit définitivement après quatre cautérisations (1911).

Obs. VI. — M. T. Douleurs et élancements en urinant, filaments gonorrhéiques depuis trois ans. M'est confié comme essai par le Dr Marion, alors à Necker. Les douleurs cessent après la première cautérisation, les filaments disparaissent après la troisième (1910).

GORGE.

Obs. I. — M. L. Souffrait depuis cinq ans ans d'une **pharyngite** avec soif intense qui l'obligeait à se lever cinq ou six fois chaque nuit pour boire, gorge sèche et rouge. Pas de diabète. A été soigné tout ce temps par divers spécialistes de la gorge qui l'ont cautérisé au niveau du pharynx, sans aucune amélioration. Tout disparaît après une seule cautérisation nasale, ainsi qu'un point douloureux du côté droit du thorax (1910).

Un grand nombre de malades guéris par moi d'entérite chronique, enfants ou adultes, ont été, par la même occasion, débarrassés de pharyngites, d'amygdalites à répétition.

GRAVELLE.

Obs. I. — M. P., soixante-trois ans. **Gravelle** habituelle et crises néphrétiques fréquentes. Les troubles ont disparu après deux cautérisations (1909).

Un des phénomènes qui frappent le plus les malades, au cours de ce traitement des troubles digestifs, dyspepsies ou entérites, est le changement souvent immédiat de l'aspect des urines, qui de troubles, et chargées, deviennent claires et de coloration normale.

Voy. Urines.

GROSSESSE.

On sait avec quelle facilité la plupart des aménorrhées cèdent à l'excitation directe, par voie nasale, des centres **gonostatiques** bulbaires. On sait d'autre part que de fortes cautérisations de la muqueuse nasale ont pu provoquer des avortements, et qu'il en est de même de l'irritation continue de la pituitaire chez les cigarières. On est en droit de se demander si les minuscules cautérisations de la muqueuse nasale dont j'ai fait à la fois un procédé de

sondage physiologique bulbaire et une méthode thérapeutique n'étaient pas sans inconvénient en cas de grossesse.
L'indifférence absolue du corps médical à l'égard. de ma
recherche ne m'a pas permis d'étendre suffisamment le
domaine gynécologique de mes expériences, et je n'ai pu,
dans ma clientèle personnelle, rencontrer que cinq cas qui
aient une signification expérimentale. Les voici :

Obs. I. — J'avais soigné à plusieurs reprises, pendant deux
ans, une dame C. pour divers troubles neurasthéniques, pour
une gastro-entérite ancienne, des dysménorrhées passagères et
de forts écarts de tension artérielle, quand elle revint me voir
pour une aménorrhée de deux mois. Comme cinq grossesses
antérieures avaient toujours été accompagnées de vomissements
incoercibles pendant les quatre ou cinq premiers mois, et que
j'ignorais à cette époque que le réglage des troubles digestifs
par voie centrale pouvait supprimer les vomissements dans
les grossesses ultérieures, comme je l'ai vu plusieurs fois depuis,
je la cautérisai comme pour une aménorrhée banale. Je la cautérisai ainsi sur le secteur naso-génital tous les huit jours pendant deux mois, sans aucun effet, et la grossesse put être
reconnue. Comme elle attribuait à mes cautérisations l'état
général excellent qui caractérisait cette grossesse, et comme
j'observais chez elle des exaltations de tension vasculaire qui
gardaient un rythme mensuel, je m'efforçai de maintenir cette
tension dans la normale par la cautérisation du point que j'ai
indiqué dans l'Introduction, et qui est, chez cette malade,
comme d'habitude, presque superposé au point génital. Cette
femme fut donc, pendant les sept derniers mois de sa grossesse,
cautérisée vingt-six fois sur le point qui eût dû provoquer un
retour de règles, si elle n'avait pas été enceinte: La grossesse
et l'accouchement furent parfaits.

Obs. II. — Une jeune femme que j'avais débarrassée, par voie
naso-bulbaire, d'une gastro-entérite ancienne, avec état neurasthénique, migraines et prurit généralisé, de leucorrhée
tenace et de troubles dysménorrhéiques, en 1909, et qui se portait parfaitement depuis, vint me voir en janvier 1912, pour
un retard de règles de six jours, chose qui ne lui arrivait
jamais. Un accouchement, onze ans auparavant, s'était compliqué d'éclatement du bassin, avec périostite, soudure vicieuse,
qui lui avaient fait interdire toute nouvelle grossesse. Plu-

sieurs chirurgiens et accoucheurs des hôpitaux lui ayant
montré la nécessité de l'arrêt de cette grossesse le plus tôt possible, son médecin, qui me l'avait autrefois adressée, et qui
l'avait mise au traitement par le sulfate de quinine, l'apiol, les
bains salés et les douches, me demanda de la traiter concurremment. Sans donner aucun espoir à la malade, je lui fis plusieurs cautérisations pendant ce premier mois, sans aucun
résultat, et elle fut opérée deux mois après.

Voici d'autre part une observation de règles rappelées
chez une femme enceinte, mais dont l'enfant était mort :

Obs. III. — Le 17 avril 1910, une dame du Midi, dont j'avais
guéri une amie d'entérite ancienne, vient me trouver pour
une entérite glaireuse, avec alternatives de constipation et de
débâcles, vertiges, nausées, adynamie et amaigrissement de
13 kilogrammes en cinq mois. Cette femme présentait en outre
de l'aménorrhée, et n'avait pas eu ses règles depuis un an.
Comme elle avait trente-cinq ans et n'avait jamais eu d'enfants,
comme d'autre part son état général était pitoyable, avec
fièvre continue depuis un mois, son aménorrhée devait paraître
légitime. Je la cautérisai en deux points, pour l'appareil digestif et pour l'appareil génital. Le lendemain, la malade se sent
mieux, plus forte. Les vertiges et les nausées ont disparu, **ainsi
que la fièvre**. La constipation, qui avait persisté, disparaît après
la seconde cautérisation ; après une troisième, la malade, se
jugeant parfaitement remise, rentre chez elle, après une semaine
de traitement.

Peu après, son mari m'écrit la lettre suivante : « Je puis tout
d'abord vous annoncer la guérison de son entérite, et cela
depuis notre départ de Paris, le 23 avril. Mais ce qui, d'autre
part, a été pour nous une surprise et une déception, c'est que
ma femme a été prise, le 1er mai, de douleurs qui ont abouti à
une fausse couche. Nous étions loin de penser qu'elle pouvait
être enceinte ; son état remontait, d'après notre docteur, à six
semaines. Le Dr Lefour, professeur à la Clinique d'accouche-
ments de Bordeaux, qui lui a donné ses soins, nous a déclaré
que le voyage à Paris ne pouvait être la cause de cet accident,
et que le mal était certainement antérieur. Il a été, sur ce point,
tout à fait affirmatif. Dans ces conditions, si le traitement que
vous avez appliqué est intervenu pour quelque chose, cela n'a
pu être que pour provoquer l'expulsion d'un embryon déjà mort.
Les choses se sont passées, à cet égard, aussi bien que pos-

sible, sans aucune intervention chirurgicale, et depuis, ma femme s'est rétablie d'une façon tout à fait régulière. »

La malade eut normalement ses règles trois mois de suite, puis une nouvelle grossesse, qui d'ailleurs n'aboutit pas.

Le réveil des centres gonostatiques a non seulement débarrassé le terrain génital, mais il semble avoir relevé immédiatement la capacité diaphylactique de l'appareil utérin, car la fièvre avait disparu dès le lendemain de ma cautérisation, bien que le fœtus ait encore séjourné huit jours dans la cavité utérine. De plus, après le retour des règles, le fœtus mort, les règles ont repris leur rythme normal, et une nouvelle grossesse est devenue possible.

Obs. IV. — Mme P., trente-deux ans. Cette malade a été cautérisée régulièrement pendant toute la durée d'une grossesse, une fois par semaine, sans que la grossesse ait été troublée ; au contraire l'état général s'est maintenu excellent, contrairement à ce qui s'était passé pour les grossesses précédentes (Polycl. H. de Rothschild).

Obs. V. — Mme M. C., trente-cinq ans. Cautérisée une fois par semaine pendant toute la durée d'une grossesse, qui fut parfaite.

HÉMOPTYSIE.

Obs. I. — Mlle Th. G., vingt-trois ans. Fièvre, **hémoptysie**, dysphonie, toux, laryngite tuberculeuse. Une cautérisation fait disparaître tous les troubles pendant quinze jours. Après la seconde cautérisation, je n'ai plus revu la malade (Polycl. H. de Rothschild).

Obs. II. — Mme L. Entérocôlite muco-membraneuse, migraine ophtalmique, constipation, **hémoptysies**, selles souvent sanguinolentes, toux fréquente ; son mari, le Dr L., m'affirme, devant elle, qu'il n'y a rien de suspect à l'auscultation. Cinq cautérisation règlent l'intestin et font disparaître l'entérite avec tous les phénomènes douloureux et hémorragiques, les migraines et la toux disparaissent, et la malade m'écrit qu'elle engraisse (1909).

Voy. Tuberculose.

HÉMORROÏDES.

Parmi les désarrois des centres régulateurs bulbaires

dont l'ensemble constitue ce que l'on appelle l'**arthritisme**, les crises hémorroïdaires, soit par leur caractère paroxystique, soit par la facilité de leur alternance avec d'autres manifestations relevant de centres bulbaires voisins, affirment nettement leur origine nucléaire.

Les centres de la région hémorroïdaire occupent, dans le bulbe, la partie inférieure de la colonne des centres digestifs. Le point hémorroïdaire, dans le nez, est situé en arrière du segment génital, au-dessous du segment vasculaire, du segment urétro-vésical et du point sciatique. Toute cette région de la tête du cornet inférieur nous permet, par la sollicitation physiologique de minimes cautérisations, d'agir favorablement sur les aménorrhées, les dysménorrhées, les leucorrhées, sur les gonorrhées, l'impuissance, l'excitation génitale, sur les sécrétions internes utiles à la croissance, à la tonicité générale et à cet ensemble de tonicités morales et physiques auxquelles la langue populaire a donné le nom si physiologique de **virilité**, sur la tension artérielle, sur la bonne tenue anatomique et physiologique de l'appareil urinaire. Plus haut, on atteint le faisceau sensitif avant son chiasma, et on peut voir disparaître la sciatique, le lumbago. Les centres de la tonicité rectale et anale, avec le ténesme, l'incontinence, le prolapsus, le catarrhe anal, la dystrophie des parois veineuses, les hémorroïdes, les fissures, les faux besoins, les fausses manœuvres, les centres moteurs, sensitifs, trophiques, diaphylactiques de cet appareil se trouvent dans le bulbe au bout central des fibres du trijumeau qui partent de ce point nasal. Leur réveil fait disparaître les troubles, même anciens, dont leur désarroi était cause. On peut ainsi agir sur les hémorroïdes qui ne relèvent pas encore du bras séculier. En voici quelques exemples, avec phénomènes bulbaires divers.

Obs. I. — M. C. Le malade me rend ainsi compte, par lettre, des effets de ma cautérisation. « La cautérisation a eu lieu dimanche matin. Dès le lendemain matin, les **hémorroïdes** avaient cessé de saigner. Depuis, elles ont beaucoup diminué et ne forment plus bourrelet au moment des selles. Mais l'amélioration la plus nette est celle du sommeil. Je dormais très mal, me réveillant plusieurs fois par nuit et ayant de la difficulté à retrouver le sommeil. Dimanche soir, j'ai parfaitement dormi (huit heures sans interruption) et depuis, je n'ai jamais dormi moins de sept heures consécutives. » Chez ce malade, atteint d'entérite muco-membraneuse ancienne, les hémorroïdes saignaient et saillaient depuis dix-sept ans. L'amélioration générale a suivi ces premiers effets (septembre 1909), mais la constipation a persisté pendant le retour du sommeil et n'a disparu que quelques jours après.

Obs. II. — M. L. D. Vertige, déviation de la tête et des yeux, crises gastriques et **hémorroïdaires** fréquentes, qui disparaissent avec les autres troubles, par une cautérisation (1908).

Obs. III. — Lucienne A., treize ans. Entérite et **hémorroïdes** depuis plusieurs années. Guérie en sept cautérisations (Polycl. H. de Rothschild).

Obs. IV. — Mme M. W., quarante ans. **Hémorroïdes** et prolapsus Mieux en sept cautérisations.

Obs. V. — Mme L. M., trente-neuf ans. **Hémorroïdes** douloureuses. Disparaissent dès la première cautérisation (Polycl. H. de Rothschild).

Obs. VI. — M. Ch. B., trente et un ans. **Hémorroïdes** depuis plusieurs années, avec varices pharyngées, varicocèle et ictère fréquent. Tout disparaît en trois cautérisations (1909).

Obs. VII. — Dr P. Dyspepsie depuis vingt-cinq ans, avec dilatation gastrique, gaz, ballonnement, constipation, migraines fréquentes, anxiété le soir, **hémorroïdes**. Après deux cautérisations l'intestin et l'estomac fonctionnent régulièrement et tous les troubles digestifs disparaissent ainsi que les hémorroïdes. Le malade peut travailler le soir en pleine lucidité et sans fatigue, et n'a pas eu de migraines depuis (1909).

Obs. VIII. — Mme A. P., cinquante-trois ans. Constipation depuis la naissance, migraines fréquentes avec vomissements. Le soir même de la cautérisation, selle normale, et depuis l'intestin reste parfaitement réglé ; les **hémorroïdes**, les migraines, le froid aux extrémités ne sont pas revenus depuis 1909. A deux reprises, une émotion et un refroidissement ont même provoqué de la diarrhée, chose que le malade avait toute sa vie ignorée.

Obs. IX. — Mme B. Constipation opiniâtre et entérite depuis dix ans ; migraines fréquentes, dysménorrhée, **hémorroïdes** et **sciatique** gauche depuis deux ans, douleurs presque continues. La première cautérisation supprime la constipation, les glaires et les muco-membranes. La seconde, quatre jours après, fait définitivement disparaître la sciatique et les hémorroïdes. Cette amélioration dure depuis juillet 1909.

Obs. X. — M. E., soixante-cinq ans. Constipation et **hémorroïdes** depuis vingt ans. Le bourrelet hémorroïdaire disparaît à la troisième cautérisation, ainsi que les faux besoins continuels. Après une rechute, un mois après, une nouvelle intervention règle tout. Pas de troubles depuis près d'un an.

Obs. XI. — M. S., vingt-quatre ans. **Hémorroïdes** douloureuses et douleurs articulaires dans le genou droit, insomnies, dépression, doute. Deux cautérisations ont raison de tous ces troubles qui ne sont pas reparus depuis trois ans (1909).

Obs. XII. — M. T., cinquante ans. **Hémorroïdes** et prurit anal intense depuis plusieurs années. Guéri après deux cautérisations (1909).

Obs. XIII. — M. B., trente-six ans. Souffre depuis trois ans d'hémorroïdes, saigne constamment ; crises fréquentes, constipation. Une cautérisation fait cesser en même temps la constipation et les hémorroïdes (1910).

Obs. XIV. — M. F. Entérite depuis trois mois, **hémorroïdes** depuis six ans. Ses crises d'entérite s'accompagnent de névralgies dentaires. L'entérite disparaît aussitôt et son dentiste lui signale une amélioration remarquable de l'état de ses gencives qui facilite beaucoup, dit-il, son travail local. Les hémorroïdes disparaissent également du jour au lendemain après une seule cautérisation (1910).

Obs. XV. — Mlle J. Entérite chronique, **hémorroïdes**. Les hémorroïdes disparaissent avec la constipation, après la première cautérisation (1910).

Obs. XVI. — Mme L. Souffre depuis plusieurs années d'**hémorroïdes** et depuis plusieurs mois d'une fissure anale. Ces troubles disparaissent en quelques cautérisations en même temps qu'une constipation ancienne (1910).

Obs. XVII. — M. L. Varices et **hémorroïdes** depuis des années. Tout disparaît en cinq cautérisations (Hôtel-Dieu, 1910).

Obs. XVIII. — M. R. Constipation, **hémorroïdes** externes qui rentrent difficilement, depuis plus de vingt ans. La première cautérisation provoque un léger flux hémorroïdaire, sans douleurs. A la seconde, elles rentrent plus facilement. A la quatrième, le malade n'est plus constipé, mange de tout sans poussée hémorroïdaire. Les hémorroïdes rentrent maintenant facilement; elles sont, dit le malade, comme vidées. Bien depuis, malgré la reprise de dîners en ville (1911).

Obs. XIX. — M. B. Rectite muco-membraneuse, **hémorroïdes**. Guéri en deux cautérisations.

Obs. XX. — Mme D., trente-deux ans. **Hémorroïdes** internes. Les douleurs et le suintement hémorragique disparaissent après deux cautérisations.

Obs. XXI. — Le petit E. M., quatre ans et demi. Constipation et **hémorroïdes**. Après deux cautérisations, les hémorroïdes cessent de saigner et de saillir. La constipation a disparu (Polycl. H. de Rothschild, 1912).

HOQUET.

Ce symptôme, très fréquent dans les cas d'oppression digestive, n'a pas été noté, le plus souvent, dans mes observations, réduites aux principaux symptômes. Il a disparu avec l'oppression gazeuse dans beaucoup de dyspepsies.

HYDRORRHÉE NASALE.

Voy. Asthme des foins et Entérite.

HYPERSCHÉMATIE INTESTINALE.

Le mot schématie signifie représentation topographique. Il peut y avoir **aschématie** (voyez ce mot), **hyperschématie, hyposchématie** ou **paraschématie** de tel organe, de telle partie de nous-même selon que la représentation de cette partie de notre corps figure plus ou moins, et correctement ou non, dans le champ de notre conscience. Pour

les organes internes, l'aschématie est physiologique, le
cerveau ignore le siège et la forme de nos viscères. Il faut
qu'ils deviennent douloureux ou anxieux pour que nous
les sentions. Néanmoins ils entrent dans nos cœnesthésies,
et l'**aschématie** vraie crée un trou, une absence, un vide
dans notre représentation totale, si obtuse que paraisse
celle-ci dans notre conscience, dans laquelle les phénomènes
objectifs attirent toute notre visée consciente et active.

Obs. I. — Mlle X. Doctoresse en médecine. Constipation dès la
jeunesse, accrue il y a deux ans à la suite d'une angine, entérite avec débâcles membraneuses, neurasthénie associée. Cautérisation nasale le 4 janvier. Aucun résultat. Deuxième cautérisation. Hyperesthésie intestinale : la malade **sent** son intestin.
Hyperesthésie cataméniale, exceptionnelle chez cette malade.
Cinq semaines après, sans aucune modification de régime,
guérison subite, maintenue depuis. A repris toute l'activité de
son travail professionnel et laissé tout régime depuis un an
(février 1908).

Obs. II. — Mme N. Constipation depuis la première enfance,
insomnie, céphalée sus-orbitaire, vertige des hauteurs, ano-
rexies, anxiétés, mélancolie, exophtalmie gauche, palpitations,
rhinite et hydrorrhée nasale. Cautérisation des cornets inférieurs ; selles normales tous les trois jours, la douleur frontale
a disparu, ainsi que le vertige, la tristesse ; le sommeil est
réapparu, subit, immédiatement après les deux cautérisations ;
l'appétit a été excessif les deux premiers jours, l'exophtalmie
s'est presque effacée, les palpitations ont disparu ; les règles,
qui depuis quelques temps venaient entre trois et quatre
semaines d'intervalle, avec crises douloureuses de l'estomac et
de l'intestin, sont apparues après vingt-huit jours, sans aucune
douleur. La malade me dit sentir nettement que l'estomac et
presque tout l'intestin sont libérés, mais que le rectum et le
côlon descendant fonctionnent encore mal. Les insomnies ont
reparu après quinze jours, ainsi que les débâcles membraneuses et glaireuses. Puis, amélioration notable qui s'est maintenue (février 1909).

HYPERCHLORHYDRIE.

Obs. I. — M. B., cinquante-trois ans. Asthme des foins, eczéma, hyperchlorhydrie depuis un an. Une première cautérisation améliore l'asthme, qui disparaît à la seconde. L'hyperchlorhydrie, le pyrosis, le prurit pectoral disparaissent à la quatrième cautérisation (juin 1909).

Voy. DYSPEPSIES, GASTRALGIES, GASTRO-ENTÉRO-COLITES, PYROSIS, etc.

HYPERTHERMIE.

Voy. GASTRO-ENTÉRO-COLITES, et FIÈVRE.

HYSTÉRIE.

OBS. I. — Mlle K., seize ans. **Chorée hystérique** disparue après quelques séances.

OBS. II. — Mlle D. L., vingt-trois ans. A la suite d'une contrariété sentimentale, crises d'**hystéro-épilepsie** violentes, dans lesquelles deux hommes parviennent à peine à la maintenir. Hoquets nerveux pendant des heures, oppressions, étouffements, angoisses, les crises sont surtout fréquentes après le repas. Hémianesthésie gauche. Je lui fis une cautérisation, villa Borghèse, chez le Dr Cautru. Les crises cessèrent, ainsi que les hoquets, dès cette cautérisation. La malade tomba dans une somnolence qui dura soixante heures. Une seconde cautérisation rompit les troubles digestifs et fit cesser l'anorexie. Cette malade fut reprise par ses parents et ramenée en province. Sa guérison est complète, sans rechute depuis (1909).

ICHTHYOSE.

OBS. I. — Mme D. **Ichthyose** accompagnant une entérite ancienne. Une cautérisation fait disparaître l'ichthyose pendant trois mois.

ICTÈRE.

OBS. I. — Mme C., cinquante-sept ans. **Cirrhose du foie, ictère, varices, troubles visuels.** Deux cautérisations diminuent l'ictère et effacent sensiblement les varices. La malade se sent plus chaud, est plus forte, les troubles de la vue diminuent (Polycl. H. de Rothschild).

OBS. II. — M. Ch. B., trente et un ans. Hémorroïdes depuis plusieurs années, avec varices pharyngées, varicocèle, et **ictère** fréquent. Tout disparaît en trois cautérisations (1909).

Obs. III. — Mlle L. Constipation habituelle, dilatation d'estomac, fringales aussitôt après le repas, **ictère** fréquent localisé aux régions temporales, douleurs des jambes, somnolences, dysménorrhée. Tout est guéri en deux cautérisations (1909). Bien depuis.

Obs. IV. — M. R. Diarrhée depuis dix ans, amaigrissement, **ictère** habituel. Guéri en deux cautérisations (1909). Ce malade a près de soixante-dix ans. Bien depuis.

Obs. V. — M. R., cinquante ans. Asthénie ancienne, aérophagie, torpeur, difficulté de travail, scrupule continu dans toute entreprise, insomnie, constipation. **Ictère chronique.** Deux jours après la cautérisation, l'ictère disparaît et n'est pas réapparu depuis (janvier 1908).

Obs. VI. — Petite C., huit ans. **Dyspepsie ; entérite, urticaire,** ictère continu depuis l'âge de deux ans. Leucorrhée. **L'urticaire** disparaît à la première cautérisation. L'ictère, déjà très diminué, disparaît définitivement après la deuxième. L'entérite et la leucorrhée ont fini par céder à un assez grand nombre de cautérisations (janvier 1909, Polycl. de H. de Rothschild).

Obs. VII. — Mme D. B. Entérite, **subictère** et **fétidité** des selles depuis quinze ans. L'entérite et la constipation persistent pendant un mois, mais l'ictère disparaît, ainsi que la fétidité des selles dès la première cautérisation (juin 1909).

Obs. VIII. — M. B. Ictère, selles décolorées depuis plusieurs mois, épitaxis droites, anorexie, déminéralisation, ongles usés, **arythmie, frilosité.** Les selles se colorent dès le lendemain de la piqûre, l'ictère disparaît en trois jours. Les autres troubles s'effacent ensuite.

IMPUISSANCE.

Obs. I. — M. G. Asthme depuis quatorze ans, quotidien depuis trois ans. Depuis près de huit ans, **impuissance** absolue, la moindre velléité amoureuse provoque une violente crise d'oppression et d'asthme, et selon sa pittoresque expression, « tout ça tourne aussitôt en éternuements ». Il a chaque nuit des pertes séminales. Une première cautérisation semble dénouer l'association nerveuse, car l'impuissance cesse, et le coït s'effectue sans intrusion asthmatiforme, l'asthme ne reparaissant qu'au matin. Une seconde cautérisation semble supprimer l'asthme lui-même.

Obs. II. — M. C. Syphilis de quinze ans. Neurasthénie, vertige, anxiété, crise de prurit nasal, aboulie, dépression morale, **impuissance**. Le soir de la cautérisation, reprise de l'activité génitale. Dépression le lendemain. Amélioration de tous les troubles en quelques cautérisations. L'impuissance génitale et intellectuelle ont disparu parallèlement en quelques jours (janvier 1910).

Obs. III.—M. L., cinquante-trois ans. Diabète avec 30 grammes de sucre par litre depuis plusieurs années. Anosmie, constipation absolue et **impuissance**. Deux cautérisations font disparaître la constipation sans agir sur la glycosurie. L'anosmie persiste, mais l'impuissance disparaît. Cette amélioration dure pendant deux mois. Plus tard, le malade essaie pour son diabète le traitement de Guelpa qui l'améliore encore au point de vue intestinal et génital pendant tout le temps qu'il le suit.

Obs. IV. — M. S. Anxiété, neurasthénie, dyspepsie, insomnie, amaigrissement, **impuissance**, pas d'érection, douleurs de la région lombaire. Une première cautérisation lui rend le sommeil, il digère mieux, prend 500 grammes en quelques jours, sa neurasthénie semble disparue. Après la seconde, les douleurs lombaires disparaissent, l'érection est normale, l'impuissance a disparu et avec elle toutes les anxiétés et les doutes qui déprimaient le malade. Cet état s'est maintenu depuis deux ans. Il durait depuis plus d'un an.

Obs. V. — M. C., trente et un an. Guéri par moi l'an dernier d'un ancien asthme des foins. Il me revient cette année pour faire soigner une **impuissance** dont il ne m'avait pas parlé et qui dure depuis trois ans. Les troubles génitaux et asthmatiques évoluent ici encore ensemble et particulièrement pendant sa période annuelle de trois mois d'asthme des foins, sa frigidité était absolue, et une telle torpeur saisissait sa sensibilité, que lui, qui était en d'autres temps extrêmement chatouilleux, cessait de l'être totalement pendant sa crise. L'asthme guéri, l'impuissance persista. Elle céda cette fois au traitement en trois cautérisations et le malade, que je revis un mois après, me confirma sa guérison totale, surpris lui-même, me dit-il, de sa facilité.

Obs. VI. — M. J. S., trente-deux ans. Tuberculose, dépression, **impuissance** depuis trois ans. Une première cautérisation fit presque disparaître un ancien écoulement urétral. Une seconde fit, pendant trois semaines, réapparaître la tonicité génitale. Le malade me revint alors, je le cautérisai de nouveau avant les vacances, il quitta Paris, et je ne le revis plus (1909). Il est mort deux ans après de sa tuberculose.

Obs. VII. — M. H., quarante-deux ans. **Impuissance** depuis deux ans, frigidité absolue. Cette impuissance est apparue il y a deux ans, en même temps que l'asthme des foins, dont je l'ai débarrassé l'an dernier. C'est en ne voyant pas revenir l'asthme cette année qu'il a l'idée de me parler de sa seconde affection. Après trois cautérisations, la frigidité a disparu, me dit-il, et l'activité génitale est parfaite (1913) (Conf. obs. V).

Voy. Obsessions.

INCONTINENCE FÉCALE.

Obs. I. — Le petit D., âgé de dix ans, opéré de spina bifida à l'âge de cinq mois, par le Dr Kirmisson. Cet enfant a de l'incontinence urinaire continue, jour et nuit depuis la naissance, et porte un appareil quand il sort avec sa mère pour venir à ma consultation ; il a également de l'**incontinence fécale**, avec diarrhée continue, fétide et souvent sanguinolente et membraneuse. Il n'a marché qu'à deux ans et demi. Il se tient d'ailleurs et marche assez mal. Depuis trois ans, il est en outre atteint de chorée. Une première cautérisation reste sans résultat. Dès la seconde, la chorée diminue sensiblement ainsi que la diarrhée, et les selles ont tendance à se mouler. La fétidité disparaît et l'état général semble meilleur, l'enfant se tient mieux sur ses jambes. Après la troisième cautérisation, l'enfant se tient mieux, marche mieux, mais il reste de la chorée et les urines sont plus abondantes, le matin surtout. Après la quatrième, la chorée disparaît, trois semaines après le début du traitement. La diarrhée est moindre, l'incontinence urinaire n'est pas modifiée. Je fais une cinquième cautérisation, et un mois après, sa mère, qui a été souffrante, me le ramène complètement guéri de sa chorée, de son incontinence fécale et urinaire, très transformé, me dit-elle, tant au moral qu'au physique (juillet 1909).

Obs. II. — M. V. Entérite et rhinite concomitantes depuis longtemps ; asthénie, surdité légère, congestive, otalgie, somnolences ; la nuit, tombe dans un sommeil profond, à forme comitiale et pendant lequel il a régulièrement chaque nuit de l'**incontinence fécale** et urinaire. Œdème des jambes. Une première cautérisation règle l'intestin, supprime la rhinite et l'asthénie; une seconde, l'otalgie, les bourdonnements et la surdité; à la troisième, le sommeil est moins profond, toute incontinence disparaît, et le malade, ses forces revenues, se sent parfaitement valide et maître de toute sa puissance de travail. Aucune rechute depuis cette époque (mai 1908).

Obs. III. — Andrée R., quatorze ans et demi. Idiote, ne sait pas encore parler (voy. Arriérés); a depuis sa naissance de l'incontinence d'urine et de l'**incontinence fécale**, qui force sa mère à lui laver cinq ou six pantalons par jour. Les deux incontinences disparaissent après deux cautérisations, pour ne plus revenir pendant plusieurs mois. Une rechute est de nouveau enrayée (Polycl. H. de Rothschild).

Voy. Tabes et Myxœdème.

INCONTINENCE D'URINE.

Obs. I. — Mlle L. Vertige épileptique, cacosmie, nausées, ptyalisme, palpitations, variations thermiques extrêmes, **incontinence d'urine** diurne et nocturne. Chez cette jeune fille de vingt-huit ans, tous ces accidents, me dit-on, sont apparus à la suite d'une chute brusque sur le dos, il y a quatre ans. Une cautérisation. Deux jours d'excitation ambulatoire, règles normales depuis, l'anxiété, les vertiges, l'agoraphobie et la sialorrhée disparaissent. Pas de troubles pendant trois mois, puis rechute légère enrayée définitivement par une seconde cautérisation (septembre 1908).

Obs. II. — Le petit D., un an. **Incontinence d'urine** chaque nuit, avec érections fréquentes, a été opéré d'un phymosis. Les érections disparaissent après la seconde cautérisation, l'incontinence met plus longtemps à cesser (octobre 1909).

Obs. III. — Le petit André G., quatre ans. **Incontinence d'urine** depuis la naissance et masturbation. Deux cautérisations font diparaître successivement l'incontinence et la masturbation.

Obs. IV. — Le petit André P., onze ans. **Incontinence d'urine** et masturbation. Monorchidie. L'incontinence et la masturbation disparaissent pendant douze jours après la première cautérisation. Je n'ai plus ensuite revu le petit malade (Polycl. H. de Rothschild).

Obs. V. — M. P., onze ans. **Incontinence d'urine** dans le sommeil, chaque nuit, depuis l'enfance. Première cautérisa-

tion : quelques nuits sans accidents, puis rechute. Deuxième
cautérisation : ces trois derniers mois, les accidents ont diminué de plus de moitié de leur fréquence (octobre 1908).

OBS. VI. — D. B., huit ans et demi. **Incontinence d'urine**
depuis la naissance. La première cautérisation supprime l'incontinence pendant deux jours, la seconde pendant cinq jours.
La troisième la fait totalement et définitivement disparaître.

OBS. VII. — E. G., huit ans. **Incontinence d'urine** depuis
la naissance. Disparue par une seule cautérisation (Polycl.
H. de Rothschild).

OBS. VIII. — A. R., quatorze ans et demi. Idiote, gâteuse.
L'incontinence d'urine et l'incontinence fécale disparaissent
en deux cautérisations (Polycl. H. de Rothschild).

OBS. IX. — Lucie T., quatorze ans. **Incontinence d'urine**
diurne et nocturne, depuis l'âge de deux ans, à la suite d'une
scarlatine. La première cautérisation fait disparaître l'incontinence nocturne, la diurne disparaît à la seconde. Totalement
guérie depuis deux ans (Polycl. H. de Rothschild).

OBS. X. — René L., quatre ans et demi. **Incontinence d'urine**
depuis la naissance. Apres la première cautérisation, un accident en quinze jours. Guérison définitive après la deuxième
(Polycl. H. de Rothschild).

OBS. XI. — M. L., vingt-deux ans. M'est adressé de Necker
par le Dr Marion, pour une **incontinence d'urine** nocturne
quotidienne, datant de l'enfance et qui l'a fait réformer du
service militaire. La première cautérisation le guérit pendant
quinze jours, puis il a une légère rechute et se trouve totalement guéri depuis la quatrieme cautérisation (Hôtel-Dieu).

OBS. XII. — Odette P., neuf ans. Incontinence d'urine depuis
la naissance, mélancolie. Après la première cautérisation,
l'enfant est éveillée par le besoin. Trois cautérisations la
guérissent totalement (Polycl. H. de Rothschild).

OBS. XIII. — Philippe T., dix ans. **Incontinence d'urine** depuis
la naissance. La première cautérisation donne trois nuits
bonnes, la seconde n'est suivie que de deux accidents en
quinze jours. Guérison après la troisième (*Id.*).

OBS. XIV. — Marcel L., onze ans. Vomissements et **incontinence d'urine** depuis la naissance, chaque nuit. La première
cautérisation donne trois nuits bonnes. Après la seconde, les

vomissements disparaissent, puis l'incontinence, en quelques jours (*Id.*).

Obs. XV. — Henri D., six ans. **Incontinence d'urine** guérie en une cautérisation (*Id.*).

Obs. XVI. — Marie D., trois ans. Sa sœur, **incontinence d'urine** diurne et nocturne, guérie en deux cautérisations.

Obs. XVII. — Marcel M., six ans. **Incontinence d'urine.** Mieux après deux cautérisations (*Id.*).

Obs. XVIII. — André G., quatre ans. **Incontinence d'urine** et masturbation. Les deux troubles disparaissent après deux cautérisations (*Id.*).

Obs. XIX. — Alfred P., dix ans. Incontinence d'urine et masturbation. Bien douze jours après la cautérisation. Pas revu après la seconde (*Id.*).

Obs. XX. — Jeanne P., treize ans. **Incontinence d'urine** depuis deux ans. Suite de scarlatine. Guérie en deux cautérisations (*Id.*).

Obs. XXI. — Ida L., huit ans. **Incontinence d'urine** diurne et nocturne. Ici encore la nocturne est guérie avant la diurne, qui persiste encore quinze jours après (*Id.*).

Obs. XXII. — Six enfants d'un dispensaire, **incontinence d'urine quotidienne.**

Anc.	après la 1re,	14	fois en 15 jours, après la 2o	0, guéri.
Abr.	—	10	—	—	pas revu.
Gui.	—	8	—	—	3, mieux ensuite.
Klé.	—	8	—	—	1, mieux.
Gold.	—	7	—	—	pas revu.
Silb.	—	0	—	—	guéri.

Obs. XXIII. — René V., cinq ans. **Incontinence d'urine,** disparue le lendemain (*Id.*).

Obs. XXIV. — Madeleine L., huit ans. **Incontinence d'urine** depuis la naissance. Après la cautérisation, n'a plus d'accident pendant plusieurs mois, sauf quand on change ses draps. Mieux ensuite (*Id.*).

Obs. XXV. — Victor R., huit ans. **Incontinence d'urine** depuis la naissance. Après la cautérisation, reste un mois sans accident. Pas revu ensuite (*Id.*).

Obs. XXVI. — Charles L., dix ans. **Incontinence** diurne et nocturne. A la première cautérisation, il urine moins la nuit, à la seconde, la diurne disparaît, après la troisième, rechute. Guéri après la quatrième et définitivement (*Id.*).

Obs. XXVII. — Pierre L., dix ans. **Incontinence** fécale et urinaire. L'urinaire disparaît à la première cautérisation, la fécale disparaît à la troisième seulement (*Id.*).

Obs. XXVIII. — Jules P., sept ans. **Incontinence** d'urine et phymosis. Guéri de l'incontinence en une fois, a pu être aussitôt opéré de son phymosis (*Id.*).

Obs. XXIX. — Maurice H., dix ans et demi. **Incontinence** d'urine, guérie en deux cautérisations.

Obs. XXX. — René L., trois ans. **Incontinence d'urine**. Dès la première cautérisation, s'éveille la nuit pour demander le vase. Guéri à la seconde (*Id.*).

Obs. XXXI. — Marcel L., onze ans. Vomissements et **incontinence d'urine** chaque nuit depuis l'enfance. Tous les troubles disparaissent en deux cautérisations (Polycl. H. de Rothschild).

Obs. XXXII. — Le petit R. I., sept ans et demi. **Incontinence** d'urine depuis la naissance quotidienne. L'incontinence disparaît dès la première nuit et définitivement (1909).

Obs. XXXIII. — Le jeune M., treize ans et demi. **Incontinence d'urine** nocturne, céphalée fréquente et mal du chemin de fer. Chorée depuis trois semaines. Le père a eu les mêmes troubles dans l'enfance et la mère est asthmatique. Tous ces phénomènes disparaissent en quatre cautérisations (1909).

Obs. XXXIV. — La petite A. N., neuf ans et demi. **Incontinence d'urine** nocturne. Guérie en trois cautérisations (Hôtel-Dieu, 1910).

Obs. XXXV. — Le jeune André P., onze ans. Note remise par la mère : « A commencé à prendre de mauvaises habitudes vers sept ans. C'est à partir de cette époque qu'il a eu de **l'incontinence d'urine** le jour et la nuit, mais par périodes. Il a été opéré d'un phymosis en octobre 1908. Un mois après l'opération, l'incontinence a recommencé. mais la nuit seulement, et toujours par périodes. En 1910, il a été cautérisé à la Polyclinique H. de Rothschild et depuis cette époque, il n'a cessé d'être propre, et a perdu ses mauvaises habitudes. Le professeur le trouve plus éveillé, et il est dans les premiers de sa classe. » (Polycl. H. de Rothschild, 1910.)

Obs. XXXVI. — M. G., vingt-trois ans. Réformé pour **incontinence d'urine** nocturne, après un séjour de trois mois dans un hôpital militaire où il a subi, me dit-il, divers traitements. Ayant connu la guérison d'une petite fille traitée par moi à la Polyclinique H. de Rothschild, il vient me trouver, et est guéri le soir même, définitivement (1911). Enchanté d'avoir été réformé et que les médecins militaires aient ignoré ce traitement si simple, que j'avais pourtant fait connaître à l'époque où il était à l'hôpital militaire.

Obs. XXXVII. — M. M. D., dix-sept ans et demi. A fait, à l'âge de trois ans, une chute sur le nez et depuis ce temps a de l'**incontinence d'urine** chaque nuit. Il a parfois des syncopes brusques, purement émotives, comme à chaque vaccination. Il en a une aussitôt après ma piqûre, mais sans caractère nettement épileptique. Après la première cautérisation, il passe vingt-deux nuits sans accident sur vingt-sept. Son père me le ramène, je le cautérise de nouveau, sans syncope cette fois, et tout le mois se passe sans incontinence.

Obs. XXXVIII. — Mme E. A., cinquante et un ans. **Incontinence d'urine** depuis vingt-sept ans, suite de couches, avec déchirure périnéale opérée deux fois. Le trouble n'existe que dans la station debout, et la malade ne sent pas qu'elle perd ses urines. Après la première cautérisation, elle se mouille moins. Après la seconde, elle peut ne plus se garnir. Après une troisième, le trouble est insignifiant, mais persiste néanmoins un peu.

Obs. XXXIX. — La petite O. F., neuf ans. **Incontinence d'urine** nocturne depuis le premier âge. Guérie dès le premier soir, et sans aucun accident depuis (Polycl. H. de Rothschild, 1912).

Voy. Incontinence fécale, Tabes, Myxœdème.

INSOMNIE.

Obs. I. — M. D. **Insomnie** surtout depuis dix ans, neurasthénie. S'est traité pour ce trouble chez Dubois, de Berne. A abusé inutilement des hypnotiques. Ne dort que quelques heures. A la seconde cautérisation, il se couche à huit heures et ne s'éveille qu'à une heure, et se rendort de quatre à sept heures. A la troisième, huit jours après, il dort de dix heures à trois heures, prend un peu de chloral, et dort jusqu'à sept heures. Depuis, ce malade ne s'éveille plus que quelques minutes, vers trois heures, et se rendort jusqu'au matin.

Obs. II. — Mme L. Vertige gauche avec effondrement, par
crises fréquentes. Épuisement nerveux, faiblesses, atonie
gastro-intestinale, a la sensation que tout s'effondre en elle.
« comme le sable dans le sablier ». Constipation opiniâtre,
nausées, somnolences. Une cautérisation fait disparaître le
vertige, l'épuisement, les somnolences. La malade dort parfaitement, comme elle n'a, dit-elle, jamais dormi. Une seconde
fait disparaître la constipation (décembre 1909). Guérison
maintenue, malgré quelques très légères rechutes, dont la
plupart se sont effacées d'elles-mêmes.

Obs. III — M. Le malade me rend ainsi compte, par lettre,
des effets de ma cautérisation : « La cautérisation a eu lieu
dimanche matin. Dès le lendemain matin, les hémorroïdes
avaient cessé de saigner. Depuis, elles ont beaucoup diminué
et ne forment plus bourrelet au moment des selles. Mais l'amélioration la plus nette est celle du sommeil. Je dormais très
mal, me réveillant plusieurs fois par nuit et ayant de la difficulté à retrouver le sommeil. Dimanche soir, j'ai parfaitement
dormi (huit heures sans interruption) et depuis, je n'ai jamais
dormi moins de sept heures consécutives.

Chez ce malade, atteint d'entérite muco-membraneuse
ancienne, les hémorroïdes saignaient et saillaient depuis
dix-sept ans. L'amélioration générale a suivi ces premiers
effets (septembre 1909), mais la constipation a persisté pendant le retour du sommeil.

Obs. IV. — La petite Léonie F., six ans. Neurasthénie infantile, mélancolique, se cache pour pleurer, dépression, **insomnie**, se lève la nuit pour aller voir si ses parents ne sont pas
morts subitement dans leur lit, leucorrhée. Tout se remet en
trois cautérisations, la petite dort bien, mange bien, est gaie
et chante, travaille, et, au dire de sa mère, grandit rapidement depuis ce moment (Polycl. H. de Rothschild).

Obs. V. — La petite S. L., sept ans et demi. **Insomnie**
depuis la première enfance, n'a pas eu, dit sa mère, trois
nuits complètes depuis sa naissance. Constipation. La première cautérisation améliore le sommeil, qui est parfait après
la troisième, et depuis (1911).

Obs. VI. — Mme S., trente et un ans. **Insomnie** absolue depuis
quatre ans, forme héréditaire, son père ne dormait jamais
plus de deux heures. Constipation opiniâtre, depuis quinze ans.
Après deux cautérisations, la malade dort parfaitement sans

chloral, sans véronal. Le sommeil est revenu après une crise de palpitations, de vertige, d'anxiété, qui a duré près d'une heure (1911).

Obs. VII. — M. T. vingt-quatre ans. Dépression, insomnie. Père et mère morts de tuberculose, souffre lui-même de douleurs dorsales, avec sommets un peu congestionnés. Deux cautérisations lui rendent le sommeil, les douleurs dorsales diminuent aussitôt ; il engraisse rapidement, de huit kilogrammes en cinq mois. Un an après, l'auscultation est muette, et le malade semble hors de toute appréhension (1911).

Obs. VIII. — Mme G., quarante ans. **Insomnie** continue, anorexie, nausées, entérite muco-membraneuse, ballonnements, fétidité des selles, perd beaucoup de sang, extrémités froides depuis quatre mois. La première cautérisation rend le sommeil et l'appétit, la malade est plus calme, plus gaie, a moins de frilosité, de dépression. La troisième diminue la constipation et les peaux disparaissent ainsi que les hémorragies intestinales. Tout est guéri après la cinquième cautérisation (1910).

Obs. IX. — Mme C., soixante ans. Dyspepsie, **insomnie**, vertiges, courbature oculaire, dépression, anxiété. Tous les troubles disparaissent après une cautérisation pendant plus d'un an (1911).

Obs. X. — Mme D., quarante-trois ans. Entérite ancienne, constipation, glaires, membranes, hémorroïdes, spasmes, crampes. Selles normales dès le lendemain, et depuis. Les spasmes disparaissent, les douleurs intestinales et hémorroïdaires, l'insomnie, l'anorexie sont du jour au lendemain supprimées (1909).

Obs. XI. — M. B. **Neurasthénie** depuis un an, dépression, atonie générale, anxiété, mélancolie, palpitations. Prurigo généralisé, et par-dessus tout, **insomnie**. Il a renoncé à tout travail professionnel. Après quelques alternatives d'améliorations et de rechutes, il est tout à fait guéri en un mois de tous ses troubles, dort parfaitement, travaille, et ne souffre plus de démangeaisons.

Obs. XII. — Mme L. de C. Neurasthénie, épuisement nerveux, crises d'atonie, de faiblesses, dit qu'elle sent en elle-même « comme un sablier qui se vide », expression qu'ont parfois certains neurasthéniques, dérobements, vertiges, constipation opiniâtre, nausées. Une cautérisation supprime tous ces troubles d'adynamie, le vertige disparaît, et la malade dort, dit-elle, comme elle ne se souvient pas d'avoir dormi. Cette amélioration dure depuis 1909.

Obs. XIII. — Mme R., quarante ans. Migraines depuis l'âge de douze ans, vertiges fréquents avec sensation d'effondrement, poussées d'ictères fréquentes, anxiété, claustrophobie, obsessions visuelles, atonie intellectuelle et **insomnie** à l'état presque continu depuis plusieurs. années. A été momentanément améliorée par l'eau de mer. La première cautérisation provoque un sommeil profond, impérieux, comme avait d'ailleurs aussi fait l'eau de mer; puis le sommeil devient régugulier et normal les nuits suivantes. Les autres troubles s'atténuent ensuite (1909).

Obs. XIV. — Mme A. **Insomnie** depuis cinq ans, céphalée, anxiété, excitation cérébrale, troubles digestifs. La première cautérisation procure trois bonnes nuits, la seconde cinq. Elle peut ensuite aller au théâtre, ce qu'elle ne faisait plus sans souffrir de la tête et a dormi sans véronal. Cette amélioration a persisté (1909).

Obs. XV. — M. B. Surmenage, nervosité, dépression ; a eu, l'an dernier, une petite hémiplégie gauche, **insomnie**, constipation et soixante-trois ans. La première cautérisation ramène le sommeil et diminue la nervosité. Ce malade, que je n'ai pas vu plus d'un mois, est mort l'année suivante d'apoplexie (1910).

Obs. XVI. — M. du B. Neurasthénie, dépression, mélancolie, anxiété, **insomnie**, ne dort jamais, me dit-il, plus d'une heure. Cinq cautérisations lui rendent le sommeil normal (1910).

Obs. XVII. — Mme R. Coryza fréquent, insomnie, crampes utérines, énervement génital — le mari est absolument frigide, et le mariage n'a jamais été consommé — mariée depuis douze ans, souffre de tout l'appareil génital, surtout après les règles, colères, s'est fait soigner en Suisse pour cette neurasthénie génitale, sans succès d'ailleurs. Chaque crise utérine est suivie le matin d'un fort coryza et de prurit du membre inférieur. Je cherche à rétablir l'équilibre génital, mais je n'obtiens rien qu'une exaspération du coryza. La seconde cautérisation toucha juste, et me valut le lendemain la lettre suivante : « Hier, j'ai passé une soirée extraordinairement détendue, et je viens de passer une nuit comme je n'en ai pas

eue depuis mon enfance. Mon sommeil a été presque conscient
et je n'ai cessé d'éprouver un sentiment de délassement dans
tout mon être, sentiment qui, au réveil complet, me fait vous
envoyer l'expression de ma reconnaissance ». Les règles vinrent normales, les crampes utérines ne reparurent plus, pas
plus que le prurit et le coryza. La détente génitale fut complète après deux autres cautérisations, avec un sommeil parfait (1911).

INSUFFISANCE HÉPATIQUE.

Voy. DYSPEPSIE.

INTOLÉRANCE HÉPATIQUE.

Voy. DYSPEPSIE, URTICAIRE.

JALOUSIE.

Obs. I. — M^{mo} F., vingt-sept ans. Anxiété, dépression, obsessions, **jalousie**, voit des femmes partout et persécute son mari,
qui me l'adresse. L'anxiété tombe dès la seconde cautérisation,
les obsessions diminuent rapidement, et après cinq cautérisations elle se sent guérie, et son mari m'écrit : « Ma femme
semble aujourd'hui tout à fait calmée et guérie, et nos
anciennes et fréquentes disputes ont fait place à une tranquillité vraiment surprenante. » Un an et demi après, cette femme
fut prise de troubles mentaux plus aigus, je ne la revis plus.

LANGUE SABURRALE.

Obs. I. — La petite D., sept ans, entérite depuis la naissance,
constipation. Dès le lendemain de la piqûre, les parents lui
trouvent la langue absolument nette, ce qu'ils n'avaient jamais
observé, et ce n'est seulement que le second jour que les selles
se forment normalement (mai 1909).

Obs. II. — M. le Dr P. Pharyngite et glossite gauches. Amélioration en deux cautérisations. Le malade m'apprend en
outre que depuis la première, les pellicules ont totalement
disparu sur la moitié gauche du crâne, où elles abondaient
depuis des années, malgré tout traitement, le côté droit n'en
présentant jamais (1909).

Obs. III. — Mme L. B. Entérocôlite muco-membraneuse, vertiges, nausées, troubles hépatiques héréditaires, langue dépouillée, xanthélasma. La première cautérisation supprime les

membranes, le vertige, les nausées, les coliques, la langue est absolument nette en deux jours, la malade ne maigrit plus, et le xanthélasma diaparaît après la troisième piqûre (1911).

LANGUE SÈCHE.

Obs. I. — Mme B. **Langue sèche, pharynx sec, asialie,** avec **prurit** insupportable. Pas de glycosurie. Une cautérisation rétablit les sécrétions normales et supprime le prurit ainsi que la susceptibilité nerveuse (septembre 1909).

LARMOIEMENT.

Obs. I. — Mlle B. M. **Rhinite asthmatiforme,** avec forte **réaction lacrymale.** Quelques cautérisations font disparaître la rhinite, le larmoiement, les crises asthmatiformes, et ne laissent qu'un peu d'emphysème (décembre 1908), professeur Brissaud.

Voy. CONJONCTIVITES.

LARYNGITES.

Voy. DYSPHONIE.

LEUCORRHÉE.

Obs. I. — Mlle A. L. vingt-neuf ans. Entérite muco-membraneuse, **salpingite depuis deux ans, leucorrhée** abondante. Guérie de ces divers troubles en trois cautérisations (Polycl. H. de Rothschild).

Obs. II. — Mme M., quarante ans. Entérite et constipation depuis dix ans. **Dysménorrhée et leucorrhée** depuis des années. Aucune grossesse depuis près de vingt ans de mariage. La constipation et la leucorrhée disparaissent en quelques cautérisations. Puis la malade quitte Paris et fait, trois mois après, une fausse couche de deux mois, à la suite d'une chute dans un escalier. La leucorrhée et la dysménorrhée ne sont pas reparues.

Obs. III. — Mme G., cinquante-sept ans. **Leucorrhée** abondante, qui a résisté à tout traitement local depuis des années. Disparition dès le lendemain matin, après une seule cautérisation. Une douleur rhumatismale du coude droit, qui durait depuis plus d'un an, et un urticaire habituel disparurent également depuis cette piqûre.

Obs. IV. — Mme A., vingt-deux ans. Rhume des foins depuis trois ans. Entérite membraneuse depuis trois mois, **leucorrhée** extrêmement abondante, la forçant à se garnir **tous les mois**, datant de cinq ans, règles douloureuses et retard parfois considérable. La leucorrhée disparut subitement du jour au lendemain après la seconde cautérisation. Huit jours après les règles viennent correctement, sans douleurs, à vingt-huitjours. Le rhume des foins disparut à la troisième cautérisation, et l'entérite céda, quelques jours après, à une cinquième intervention. Amélioration qui semble fixée depuis près d'un an.

OBS. V. — Mme A. G., trente-cinq ans. **Métrite hémorragique, leucorrhée,** depuis près de deux ans. La malade cesse de perdre du sang définitivement huit jours après la première cautérisation, la leucorrhée persiste encore quinze jours, et la seconde cautérisation la fait disparaître. Les règles suivantes sont normales, et la malade n'est plus, depuis, forcée de s'aliter (Polycl. H. de Rothschild).

OBS. VI. — La petite Andrée S., sept ans et demi. Soif intense et continue, et **leucorrhée.** Les deux troubles disparaissent après quelques cautérisations (Polycl. H. de Rothschild).

OBS. VII. — Mme C., vingt-neuf ans. **Leucorrhée** depuis l'enfance. Disparaît après deux cautérisations (1912).

OBS. VIII. — Mlle T. Coryza chronique, réglée tous les trente-huit jours, douleurs et pertes blanches continues. La première cautérisation guérit le coryza, les pertes disparaissent, les règles viennent le mois suivant à trente jours, sans douleurs, et se régularisent ensuite (1909).

OBS. IX. — Mme M. Aménorrhée depuis quatre ans, dilatation, curettage, sans résultats. N'a que trente-cinq ans. Entéralgie mensuelle, **leucorrhée** et prurit vulvaire intense. La première cautérisation fait cesser le prurit et les pertes blanches, la malade se sent un mieux général, et, à certaines pesanteurs et à des élancements, croit que ses règles vont revenir, mais tout se borne à ces signes. Les règles ne sont pas revenues, mais le prurit et la leucorrhée ne sont pas davantage reparus (1909).

OBS. X. — Mlle H. Constipation, céphalée, **leucorrhée,** règles retardent de dix jours. Depuis l'unique cautérisation que je lui fis, sa constipation, ses maux de tête, ses pertes blanches et ses retards disparurent. Tous ces troubles se tenaient. La cautérisation portait dans la région génitale (décembre 1909).

Obs. XI. — M^{mc} C. Dysménorrhée, depuis plusieurs années. Règles douloureuses et retards de huit à quinze jours, **leucorrhée**. Tous ces troubles ont disparu après une seule cautérisation et ne sont pas revenus depuis (1909).

LITTLE (MALADIE DE).

Obs. I. — Le jeune R. L., quatre ans, soigné au dispensaire H. de Rothschild par le Dr Ducroquet, pour la maladie de Little.

8 juin 1910 (première cautérisation, tête du cornet inférieur). Aucun effet constatable.

21 juin (deuxième cautérisation). Amélioration dans la marche, au dire de la mère, les genoux plient moins, et l'enfant, dont la mine est sensiblement meilleure, est moins vite fatigué.

29 juin (troisième cautérisation). L'enfant **saute moins en marchant**, et monte mieux sur le trottoir. Cette amélioration de la démarche est constatée par diverses personnes de la consultation qui connaissent cet enfant.

Les cautérisations suivantes activent rapidement les progrès de la marche ; puis, après deux mois, je cesse de revoir l'enfant.

LOMBRICS.

Voy. Vers.

LUMBAGO.

Obs. I. — M. de C. Constipation, **lumbago**, sciatique droite depuis un mois. Ce malade m'écrit un mois après ma cautérisation : « J'ai le plaisir de vous informer que les piqûres que vous m'avez faites le 8 octobre pour la constipation continuent à être très efficaces. Résultat quotidien, régulier. » Sciatique et lumbago disparus d'emblée.

Obs. II. — Mme L. C. **Lumbago**, rhumatisme pelvien depuis plus d'un an, très douloureux, au point d'empêcher ses sorties. Améliorée plus d'un an à la suite d'une cautérisation. Une saison à Vichy fait revenir les douleurs, qu'une nouvelle cautérisation supprime de nouveau (1912).

Obs. III. — Mme D. B., trente et un ans. **Lumbago** depuis un an. Disparaît en trois cautérisations (1912).

Obs. IV. — Mme de B. Souffrait depuis quelques jours d'une forte sciatique gauche et d'un lumbago qui l'empêchaient de mar-

çher sans être soutenue. Son mari et sa fille me l'amenèrent
en la tenant sous les bras, l'aidant à s'asseoir et à se lever.
Aussitôt après la cautérisation, en une minute, elle se leva
seule de sa chaise, marcha, se baissa, se releva sans douleur.
Elle descendit seule ensuite l'escalier et remonta sans aucune
aide dans sa voiture 1912). Cette malade avait déjà, en 1910,
été guérie par moi d'une sciatique, aussi rapidement.

MAL DE MER.

Obs. I. — M. D. Souffrait du mal de mer même en temps
calme, et de crises d'anxiété, le trac en public. Le mal de mer
a totalement disparu depuis une cautérisation que je lui fis en
1909. Il a pu faire diverses traversées en gros temps, et même
traverser le Pas de Calais un jour de tempête, pendant trois
heures, tout le monde, me dit-il, étant malade sur le bateau,
sauf lui. Il me revient en 1912 pour une petite reprise d'anxiété.

Plusieurs autres malades, guéris par moi de troubles digestifs et vertigineux, m'ont dit ensuite n'avoir plus eu le mal de
mer.

MÉLANCOLIE.

La mélancolie est naturellement considérée comme un
phénomène purement cérébral parce que le malade ne
connaît que la **conscience** de son état, phénomène cérébral, et que le médecin de son côté ne connaît que les manifestations de cet état de conscience. Pourtant les troubles
dits de la mélancolie sont bien connus aujourd'hui. Il en
est de la mélancolie comme de l'anxiété, du vertige, et d'une
foule de ruptures de l'équilibre bulbaire dont nous ne connaissons consciemment que la projection cérébrale, l'image
consciente. C'est un trouble essentiellement bulbaire,
associé immédiatement à une foule de désarrois également
bulbaires, souvent cycliques, et portant sur les divers
appareils organiques. La mélancolie s'associe à des troubles
génitaux, etc., et souvent à de tout petits troubles digestifs,
comme nous l'avons indiqué pour l'anxiété. Ces observations en font foi. L'anxiété peut être excitante ou dépres-

sive, selon qu'elle a une action épistasique exaltante ou
frénatrice sur les centres de la tonicité générale et par eux
sur l'équilibre fonctionnel des appareils moteurs, sensitifs,
sensoriels, psychiques, sécrétoires, génitaux, etc. L'anxiété
est visiblement comme le mordant physiologique par lequel
une épistasie s'empare d'un système fonctionnel. C'est en
effet dans le bulbe que se trouve le compteur qui régularise
la dépense de tonicité mise à la disposition du fonctionnement psychique. Quand ce compteur se ferme, nous tom-
bons en dépression, en mélancolie. Le contraire a lieu
quand ce compteur s'ouvre trop, et nous faisons de l'exaltation physique et psychique, soit en totalité, soit seulement
en certains points de notre masse psychique. Chez tous ces
malades, je n'ai visé qu'à remettre en attitude normale le
compteur bulbaire, et pour le débarrasser de l'épistasie qui
troublait son fonctionnement d'appareil régulateur, j'ai
cherché à atteindre l'anxiété qui est toujours à la base des
principales épistasies bulbaires.

Voy. Anxiété neurasthénique.

Obs. I. — Mme J. Anxiété, scrupules, oppression, **mélancolie**,
larmes, dépression. Migraines, nasillement et bâillement. État
physique parfait. Première cautérisation : se dit très améliorée
de tous symptômes depuis (octobre 1908).

Obs. II. — Mme B., trente-cinq ans. Entérite depuis six ans.
Mélancolie, idées de suicide. La première cautérisation dégage
la mélancolie, la malade a moins d'idées noires, ne parle plus
de suicide; ce changement a été très net pour l'entourage et
pour la malade elle-même. Après la deuxième cautérisation,
elle dort parfaitement et les somnolences de la journée ont
disparu. Après la troisième, le moral est excellent, de l'aveu
de tous, paraît-il, car plusieurs malades de la consultation la
connaissent et m'en parlent. Après la quatrième cautérisation,
le tube digestif est sollicité à son tour, la constipation et l'entérite ont disparu, la malade digère tout. La semaine suivante,
je la revois, elle se dit parfaitement guérie. Cette neurasthé-

nie, datant, comme l'entérite, depuis six ans, a donc été corrigée en deux cautérisations (Polycl. H. de Rothschild).

Obs III. — Odette P., huit ans. Incontinence d'urine depuis la naissance, **mélancolie** qui rend l'éducation de cette enfant particulièrement difficile : elle s'isole, reste souvent muette pendant des journées entières, pleure la nuit sans vouloir dire pourquoi, désire être morte, etc. Tout va mieux en trois cautérisations, l'incontinence disparaît rapidement et le caractère s'éclaircit presque aussitôt.

Obs. IV. — Le jeune M. H., cinq ans. Sa mère me donna sur lui la note que voici : « Mon petit Maurice, âgé de cinq ans, était devenu nerveux; on ne pouvait pas lui faire la moindre observation qu'il se mettait à pleurer ; il avait perdu la gaîté, il restait par moments la tête baissée et il ne bougeait plus; il ne voulait pas sortir seul, et même avec moi, il avait une frayeur si un chien le regardait en passant ou s'il voyait un cheval au bord du trottoir. Nous étions désolés de le voir ainsi ; mais après une seule piqûre de votre méthode, tout changea ; il est redevenu gai et gentil et ne demande qu'à aller jouer avec les enfants de la cour, il nous amuse de le voir avec cette envie de se dégourdir ; il fait de l'exercice tout seul, et dès que j'ai besoin de quelque chose il se fait un plaisir d'y aller, bravant maintenant les chiens qui le regardent, etc... » (1910).

Obs. V. — M. H., pasteur, vient d'Angleterre pour se faire traiter une dépression profonde, avec adynamie, qui a chez lui un caractère héréditaire. La première cautérisation le dégage de toute dépression en vingt heures, et cette amélioration se maintient cinq mois. Une rechute le ramène à Paris pour un jour, mais je le manque cette fois. L'année suivante, il revient et cette fois encore la dépression disparaît presque immédiatement, ainsi que me l'apprend une lettre récente.

MÉNOPAUSE.

Obs. I. — Mme B., quarante-huit ans. Constipation avec entérite membraneuse, irritabilité, palpitations, énophtalmie, douleurs lombaires, extrémités froides, claustrophobie. Il y a eu forte métrorrhagie et suppression des règles. Une première cautérisation supprime la constipation et donne plusieurs selles par jour. Les règles reviennent très fortes, mais sans aucune douleur, les douleurs lombaires, le froid aux extrémités, la claustrophobie, une légère surdité gauche disparaissent. La

malade mange et digère tout. Les règles reviennent normalement le mois suivant et la ménopause s'ensuit sans aucun
trouble. Santé excellente depuis lors (mai 1909).

Obs. II. — Mᵐᵒ G., quarante-quatre ans. Entérite muco-membraneuse depuis plusieurs années, neurasthénie, dépression,
agoraphobie l'empêchant de sortir seule de chez elle. Troubles
liés à la ménopause. Ces divers troubles disparurent en quelques cautérisations, l'agoraphobie d'abord et l'entérite. Les
règles revinrent une fois abondamment, puis ne reparurent
plus. Mais ce qui frappa et inquiéta surtout la malade, c'est
que pendant tout le mois qui suivit la suspension définitive
des règles, elle se sentit d'une frigidité absolue qui était loin
de sa manière d'être ordinaire, me dit-elle. Je la cautérisai de
nouveau. dans l'espoir de faire revenir ses règles. Celles-ci
ne revinrent pas, mais vingt-huit jours après ses dernières
règles, la frigidité disparut d'un jour à l'autre et l'appétence
génitale reparut comme par enchantement, d'une façon saisissante, me téléphona-t-elle le lendemain matin, et elle dure
normalement depuis trois ans.

Obs. III. — Mᵐᵉ M., quarante-sept ans. Troubles de la ménopause, artériosclérose, tension artérielle 24. Hémoptysies,
oppression respiratoire, congestion hépatique. La première
cautérisation ramène la tension à 17, arrête définitivement les
crachements de sang, supprime l'oppression. La malade
monte facilement les escaliers, et sent moins la gêne hépatique.
Ses règles s'arrêtent définitivement et elle me déclare se porter
comme elle n'avait pas fait depuis longtemps (Polycl. H. de
Rothschild).

Obs. IV. — Mᵐᵉ D., quarante-six ans. Ménopause, albuminurie légère, dysurie (500 grammes), diarrhée continue depuis des
années, ictères fréquents, coliques hépatiques, oppression, palpitations, prurit vulvaire, insomnie. La première cautérisation
dégage l'appareil digestif, la malade digère mieux, se sent
bien, a des selles presque normales, puis elle a 1.200 grammes
d'urine et le prurit vulvaire diminue. Les règles, suspendues
depuis quatre mois, reviennent une dernière fois. Le sommeil
est meilleur. Tous les troubles disparaissent ainsi que l'albuminurie après deux mois (1910).

Obs. V. — Mᵐᵉ L. Souffre depuis sept mois d'oppression cardiaque, avec tachycardie, arythmie, essoufflement, un pouls
à 160, et une tension de 26. Ces troubles coïncident avec la

ménopause, et le traitement à la digitale, prescrit par le Dr Vaquez, n'a, dit la malade, produit aucun effet. Une cautérisation abaisse la tension à 16, et règle le pouls à 80, faisant disparaître l'oppression et l'essoufflement. Une grippe avec congestion pulmonaire intense survient alors, mais je retrouve ensuite la malade, qui me dit aller très bien, ses règles ayant cessé sans aucun trouble (1911).

Obs. VI. — Mme M. D., quarante-cinq ans. Insomnies, migraines mensuelles, céphalée nocturne. Après la première cautérisation, elle passe deux semaines sans céphalée, les règles se passent sans migraine. Le mois suivant, elles se passent de nouveau sans ennui, et la ménopause s'ensuit sans aucun trouble, par suppression pure et simple des règles (Polycl. H. de Rothschild, 1912).

Voy. Dysménorrhée.

MÉTRORRAGIE.

Obs. I. — Mme A. G., trente-cinq ans. **Métrite hémorragique**, leucorrhée, depuis près de deux ans. La malade cesse de perdre du sang définitivement huit jours après la première cautérisation, la leucorrhée persiste encore quinze jours, et la seconde cautérisation la fait disparaître : les règles suivantes sont normales, et la malade n'est plus, depuis cette époque, forcée de s'aliter (Polycl. H. de Rothschild, 1911).

MIGRAINE.

Les nerfs qui donnent la sensibilité aux parties superficielles et profondes de la face et du crâne émanent de centres nerveux mêlés, dans la masse bulbaire, aux divers centres régulateurs qui occupent cette masse. C'est pourquoi le désarroi de ces divers centres peut avoir des répercussions, de véritables réverbérations sur ces centres particuliers de la tête, lesquelles se traduiront soit par des phénomènes douloureux, soit par des troubles sensoriels, soit par des troubles trophiques. C'est ainsi que le cuir chevelu, que la peau de la face, de la muqueuse nasale pourront être affectés de troubles sensitifs, douloureux, prurigineux, vasculaires, infectieux, pigmentaires correspondant à des troubles de divers viscères. L'eczéma du nez, l'acné du visage, les pellicules, la pelade, les pigmentations d'origine hépatique ou utérine, les troubles de vascularisation accompagnant des maladies gastriques, le masque de la grossesse, la chaleur ou le froid du nez, les fermentations buccales, tout cela peut provenir de désarrois bulbaires dans lesquels les diverses fibres du trijumeau projettent à leur façon sur la face ou sur la muqueuse les désarrois voisins de leurs propres centres et dont le trouble cutané, périphérique, semble un reflet que la clinique sait exploiter. Chaque maladie profonde a ainsi son facies spécial. La migraine est la forme algique de cette réverbération et elle varie de siège et de forme selon le segment bulbaire où siège le désarroi qu'elle contresigne à sa façon.

Obs. I. — Mlle S. Il y a six ans, coup de dent sur le nez ; dès le lendemain, migraine et troubles gastro-intestinaux ; anxiété, troubles de la vue, rhinite et ozène. Première cautérisation ; amélioration de la vue, de l'anxiété, de l'entérite ; la rhinite et la migraine persistent encore quinze jours après; pas revue depuis, mais devait revenir si les troubles persistaient (octobre 1908).

Obs. II. — Mme G., trente-sept ans. Aménorrhée depuis un an, à la suite d'un curettage avec résection du col, congestions céphaliques fréquentes, émotivité, anxiété, nervosité, larmes faciles, idées noires, migraines frontales fréquentes, gardant surtout le type mensuel, frilosité, extrémités glacées, ne peut se réchauffer au lit, les doigts et les mains meurent et bleuissent, vertiges avec troubles visuels congestifs, palpitations, pyrosis, constipation et par-dessus tout, insomnie. La première cautérisation lui rend le sommeil parfait, elle est plus gaie, n'a pas sa migraine mensuelle, n'a, du reste, plus de migraines depuis, ni vertiges, ni aucun trouble psychique. Elle cesse de se lever la nuit pour uriner, ce qu'elle faisait plusieurs fois auparavant, ne sait plus ce qu'est le froid aux extrémités, un prurit généralisé disparaît en quelques jours. La constipation persiste et disparaît à la cautérisation suivante, un mois après (1910).

Obs. III. — M. L. L., vingt-sept ans. Migraine chaque semaine depuis plusieurs années. Après deux cautérisations, la migraine disparaît en laissant des somnolences et une céphalée légère et continue, avec congestion céphalique qui disparaissent ensuite (Polycl. H. de Rothschild).

Obs. IV. — Mlle M. D., vingt-sept ans. Gastro-entérite depuis cinq ans, constipation opiniâtre, avec crises cæco-appendiculaires fréquentes, dépression, dysménorrhée, anxiété, migraines mensuelles, avec vomissements violents. Les troubles digestifs et migraineux cèdent ensemble après quatre piqûres. La dysménorrhée disparaît dès le premier mois (1909). N'a plus eu une seule crise de douleurs appendiculaires depuis.

Obs. V. — Mme H. G. Névralgie faciale droite avec migraines fréquentes, constipation opiniâtre et entérite, le tout remontant à une dizaine d'années. Deux cautérisations font disparaître ensemble tous ces troubles (1909).

Obs. VI. — M. L. Migraineux et constipé depuis l'enfance. Les migraines disparaissent et le malade fait par la suite quelques petits accès de goutte. Des pellicules dont il était affligé depuis toujours disparaissent en quelques jours et ne réapparaissent plus depuis trois ans, me dit son médecin (1909).

Obs. VII. — D^r. P. Dyspepsie depuis vingt-cinq ans, dilatation gastrique, gaz, ballonnement, constipation, migraines fréquentes, anxiété le soir, hémorroïdes. Après deux cautérisations l'intestin et l'estomac fonctionnent régulièrement et tous les troubles digestifs disparaissent, ainsi que les hémorroïdes. Le malade peut travailler le soir en pleine lucidité et sans fatigue et n'a pas eu de migraines depuis (1909).

Obs. VIII. — Mme A. P., cinquante-trois ans. Constipation depuis la naissance, migraines fréquentes avec vomissements. Le soir même de la cautérisation, selles normales, et depuis l'intestin reste parfaitement réglé, les hémorroïdes, les migraines, le froid aux extrémités ne sont pas revenus depuis 1909. A deux reprises, une émotion et un refroidissement ont même provoqué de la diarrhée, chose que la malade avait toute sa vie ignorée.

Obs. IX. — M. G. B. Entérite depuis l'enfance, barre colique, constipation, doit être opéré de l'appendicite, migraines presque quotidiennes, vomit chaque matin. La constipation, les douleurs cæco-appendiculaires, la barre colique, les migraines et

les vomissements disparaissent après trois cautérisations (1911).
Le malade mange de tout.

Obs. X. — M^{mo} M. D., quarante-six ans. Cette malade souffre
depuis l'âge de dix-sept ans de migraines, avec nausées et
diarrhée. Elle a baptisé elle-même ses migraines du nom de
migraine bafouillante, à cause des troubles de paraphasie et de
dysarthrie qui la caractérisent. Ces migraines sont mensuelles.
Elles ont provoqué un affaiblissement notable de la vue, dit-elle,
et son métier de brodeuse lui est presque devenu impossible, tant sa vue se fatigue vite. Ces troubles visuels, névralgiques, et son bafouillage cessent dès les premières cautérisations et ne réapparaissent plus. Les migraines diminuent, et
cessent définitivement quelques mois après, quand survient la
ménopause. Une sciatique ancienne disparut en même temps
que les troubles visuels et les troubles de la parole (Polycl.
H. de Rothschild, 1919).

MIGRAINE HÉPATIQUE.

Obs. I. — Mme M. Vertiges migraineux, avec entérite de dix
ans, et troubles hépatiques. Une cautérisation fait disparaître
l'entérite, et avec elle les vertiges et les migraines, l'ictère et
les douleurs hépatiques.

Obs. II. — Mlle F., douze ans. Migraine labyrinthique droite,
avec crises ictériques et asthénie, datant de deux ans et presque
continues. Une seule cautérisation à droite : tout a disparu
depuis (décembre 1908).

MIGRAINE LABYRINTHIQUE.

Obs. I. — Mlle F., douze ans. Migraine labyrinthique droite,
avec crises ictériques et asthénies, datant de deux ans et
presque continues. Une seule cautérisation à droite : tout a disparu depuis cinq semaines (décembre 1908).

MIGRAINE MENSUELLE.

Obs. I. — Règles en avance de huit à dix jours avec migraine
pendant les règles. La première cautérisation ne laisse qu'une
avance de deux jours, avec migraine. La seconde, le mois suivant, avance de deux jours, encore avec migraine. Le troisième
mois, avance de deux jours sans migraine ; le mois suivant et
depuis, règles à vingt-huit jours, sans migraines depuis trois
ans (1909).

Obs. II. — Mlle M. D. Gastro-entérite depuis cinq ans, dysménorrhée, retards de dix jours depuis longtemps, migraine chaque mois avec vomissements. Ce n'est qu'au bout de huit cautérisations que l'état de l'appareil digestif fut assez corrigé pour que le malade mangeât impunément de tout; mais dès le premier mois, les règles vinrent sans retard et sans migraine. Et cette amélioration a persisté depuis (mai 1909).

Obs. III. — Mlle H. J., vingt-six ans. N'est plus réglée depuis trois ans, mais a une forte migraine tous les mois et de plus légères tous les huit jours. Les règles reviennent normalement vingt-cinq jours après ma piqûre, et se succèdent normalement aussi depuis lors. La malade n'a plus eu de migraine, petite ou grande, depuis cette époque, et je ne l'ai pas perdue de vue. L'acné a également disparu.

Obs. IV. — Mlle D., institutrice, vingt-sept ans. Après une cautérisation, j'ai reçu deux mois après la lettre que je reproduis. « Si j'ai tardé à vous rendre compte de ma santé, c'était pour pouvoir vous en parler avec plus de certitude encore. Pensez si je me sens heureuse d'être débarrassée de mes atroces migraines, dont je souffrais depuis l'âge de onze ans et que nul traitement n'avait pu guérir. Tous les mois, au moment de mes époques, je commençais à me sentir la tête lourde, j'avais mal au cœur, je conservais cet état jusqu'à la déclaration d'une bonne migraine horriblement douloureuse, avec vomissements répétés quelquefois jusqu'à six ou sept fois ! Je ressentais de telles douleurs alors dans la tête que j'en devenais comme folle et mon cœur battait à se rompre. Après une pareille épreuve, mon pauvre estomac était tellement fatigué, abîmé, qu'il lui fallait huit jours pour se remettre. Ce qui fait qu'en somme j'étais quinze jours mal à l'aise sur trente... Aussi je dois vous avouer que lorsque vous me fîtes ces pointes de feu, je n'osais pas croire à cette réussite si pleine, si complète. Et ma joie en fut d'autant plus grande quand le mois suivant se passa comme jamais aucun mois ne s'était passé pour moi, sans fatigue, sans malaise, sans migraine ! Ma tête était légère, aussi il me semble que vous m'avez changé ma vilaine tête malade en une toute neuve, très agréable à porter... La marche, qui me fatiguait avant et me donnait mal à la tête, ne me fatigue plus, je marche vite et longtemps, etc. » (mai 1910).

Obs. VI. — Mlle M. D. Gastro-entérite depuis cinq ans, dysménorrhée, retards de dix jours depuis longtemps, migraine chaque mois avec vomissements. Ce n'est qu'au bout de huit cautérisations que l'état de l'appareil digestif fut assez corrigé pour que la malade mangeât impunément de tout, mais dès le premier mois, les règles vinrent sans retard et sans migraine. Et cette amélioration a persisté depuis (mai 1909).

Obs. VI. — Mlle D. Migraines mensuelles depuis dix-huit ans ; s'alite et ne peut faire aucun travail ; dysménorrhée, avance ordinaire de cinq à six jours ; dépression, coryza habituel. Première cautérisation : premières règles, avance de deux jours seulement ; n'a pas dû s'aliter, a pu sortir. Deuxième : les règles sont revenues à vingt-sept jours sans aucun symptôme ; le coryza est terminé ; la malade se sent vaillante et forte, peut travailler des heures sans fatigue en pleine lucidité, euthymie, se sent guérie (octobre 1908).

Obs. VII. — Mme R. Migraines et céphalée frontale environ tous les cinq jours, depuis l'enfance. Constipation, pyrosis, dilatation, urines très chargées. La première cautérisation fait cesser la constipation, la malade a depuis régulièrement deux selles par jour. Les urines deviennent aussitôt et restent claires. Les migraines ne sont plus que mensuelles. Trois mois après, la malade me revient pour une migraine, et cette fois la migraine mensuelle disparaît comme l'autre, et définitivement. La malade mange impunément de tout (1909).

MIGRAINE NASALE.

Obs. I. — Mme, A., trente-deux ans. **Migraines nasales**, avec céphalée continue, depuis une fièvre typhoïde à l'âge de vingt ans. Prurit généralisé et continu, coryza habituel, hydrorrhée. **Aménorrhée** depuis un an. Une première cautérisation améliore tous les symptômes, et après une seconde, quatre jours après, **les règles reviennent**. Petite rechute, sept mois après, des troubles migraineux et prurigineux, mais les règles se sont maintenues normales (avril 1909).

Obs. II. — Mme R. Frilosité extrême depuis toujours, coryzas fréquents, avec migraine. La frilosité disparaît immédiatement après la première piqûre, le coryza et les migraines cèdent à une troisième cautérisation et ne reviennent plus (1909).

MIGRAINE OPHTALMIQUE.

Obs. I. — M. C., soixante-seize ans. Migraine ophtalmique depuis quarante ans, tous les deux jours, avec scotome, et grande dépression cérébrale, suivie d'amnésies, d'anxiété, d'insomnies. Ces migraines ont débuté subitement, par une angoisse vive, un jour, en se mettant à table, et en peu de temps les crises d'angoisse ont fait place à une migraine nettement ophtalmique qui s'est maintenue depuis. Dès la seconde cautérisation, la migraine disparut avec tout son cortège et à la visite suivante, dix-sept jours après, elle n'était pas revenue. Ce malade devait revenir à la première migraine. J'ai su plusieurs mois après que l'amélioration s'était maintenue ; mais, comme tant d'autres, il a négligé de me donner de ses nouvelles depuis (novembre 1909).

Obs. II. — Mlle G. Entérite, constipation et débâcles. Migraine ophtalmique et névralgie faciale droite. Première cautérisation : la constipation persiste, mais la migraine et la névralgie ont disparu (octobre 1908).

Obs. III. — Mme D. Migraines ophtalmiques fréquentes. Obnubilation visuelle continue. Une première cautérisation dégage nettement la vue, la seconde supprime les migraines (1909).

Obs. IV. — Mme G. Céphalée depuis un an et migraine frontale, éblouissements, étourdissements, quelquefois petites absences, la vue se trouble, elle a les yeux remplis d'eau. Améliorée en deux cautérisations (1909).

Obs. V — Mme P. Entérite coïncidant avec anosmie, crise de migraine ophtalmique droite avec blépharospasme. Tous les troubles disparaissent par deux cautérisations.

Obs. VI. — Mme L. Entérocòlite muco-membraneuse, migraine ophtalmique, constipation, hémoptysies, selles souvent sanguinolentes, toux fréquente. Son mari le Dr L., m'affirme devant elle qu'il n'y a rien de suspect à l'auscultation. Cinq cautérisations règlent l'intestin et font disparaître l'entérite avec tous les phénomènes douloureux et hémorragiques, les migraines et la toux disparaissent, et la malade m'écrit qu'elle engraisse (1909).

Obs. VII. — Mme P. Migraines fréquentes depuis quatre ans, forme ophtalmique, voit la moitié des objets, nausées, vomissements, extrémités glacées, a quelquefois la migraine aphasique ou paraphasique, tantôt ne peut parler, tantôt parle facilement, mais dit tout autre chose que ce qu'elle veut dire, etc. Ces migraines la prennent subitement, comme le sommeil, d'ailleurs. Intolérances gastriques et hépatiques. Une cautérisation règle ses troubles digestifs, la fait manger impunément de tout, supprime les fringales, et la malade n'a plus eu une migraine depuis (septembre 1910).

MIGRAINE OPHTALMO-CARDIAQUE.

Obs. I. — Mme D., quarante ans. **Migraines** intenses depuis des années, avec poussée syncopale. Ces migraines, assez fréquentes, disparaissent après une seule cautérisation, et pendant plus d'un an. Elles ne réapparaissent plus ensuite qu'à de longs intervalles, et il m'est arrivé d'en couper instantanément, dès la première intervention. La névralgie est toujours gauche, ophtalmo-cardiaque (1909).

MIGRAINE OPHTALMO-HÉPATIQUE.

Obs. I. — Mme B. Entérite depuis dix-huit mois, sur laquelle se sont greffées des migraines presque toujours droites, fréquentes, précédées de tendance au vertige avec dérobement du côté droit, étourdissements, nausées, bourdonnements à droite, dépression, et migraine ne laissant apparaître que le côté gauche des objets, sans scotome. La malade devient très ictérique, et les selles sont très décolorées pendant la migraine. Ces migraines ont disparu après une dizaine de cautérisations. Je n'en trouvais pas d'abord dans le foyer, ignorant quel centre bulbaire était primitivement en cause dans cette irradiation migraineuse. Mais, ayant appris que le père et le grand-père de la malade avaient été asthmatiques toute leur vie, je supposai que cette migraine était une de ces substitutions nucléaires si fréquentes chez les bulbaires que nous appelons arthritiques, je cautérisai dans le secteur où je trouve souvent l'asthme, et en effet, à partir de cette piqûre, les troubles s'atténuèrent rapidement (mai 1909).

MYASTHÉNIE.

Obs. I. — Petite S. W., cinq ans. **Entérite** de plusieurs années et faiblesse **du membre inférieur,** qui empêchent l'enfant de marcher seule, sans être soutenue, et de monter sur le trottoir, où on doit la porter. Deux cautérisations : l'entérite diminue rapidement, et les parents remarquent que la petite marche de mieux en mieux seule, et qu'elle peut maintenant marcher plus longtemps. Elle monte seule sur le trottoir, ne veut plus qu'on la tienne par la main, et fait même quelques pas en courant. La reprise de force du membre inférieur devance les autres manifestations d'une meilleure santé générale. Je n'ai plus revu cette enfant, mais une petite voisine, que je soigne plus longuement, me raconte ses progrès, que je puis ainsi suivre pendant plus d'un mois (Polycl. H. de Rothschild, janvier 1909).

Voy. LITTLE.

MYXŒDÈME.

OBS. I. — Le jeune T., quatorze ans. Aspect typique du myxœdémateux, bouffi, facies épais et tombant à la partie inférieure de la face. Taille : 1^m,32. Incontinence fécale, incontinence urinaire, soif continue qui le porte à boire constamment, toute eau lui est bonne, très arriéré, méchant et inapte à toute culture. Les premières cautérisations suppriment les deux incontinences, il devient tout à fait propre, à la grande joie de sa mère. La soif disparaît, il est moins bouffi, son regard montre une intelligence qui surprend bientôt son entourage. Il perd un peu de poids et semble maintenant s'intéresser à une foule de choses qui ne le touchaient pas, il cherche lui-même à s'instruire et devient infiniment plus sociable (Graudit).

NEURASTHÉNIE.

La neurasthénie peut être considérée, selon les cas, comme un affaiblissement bulbaire total, soit comme la défaillance de certains centres dont la faillite entraîne plus ou moins la défaillance d'autres centres. Quand une débilité congénitale, une maladie profonde, un surmenage, un choc moral ou physique abaissent le capital général de tonicité, certains centres pâtissent plus ou moins de cette défaillance générale, et certains troubles apparaissent, comme certains bas-fonds se découvrent à marée basse, et l'asthénie prend telle ou telle forme selon les centres découverts. Toutes les maladies chroniques peuvent être considérées comme des neurasthénies liées à l'insuffisance de certains centres devenus incapables de maintenir les équilibres organiques ou fonctionnels dont ils ont la garde, qu'il s'agisse de phénomènes de sensibilité, de motricité, de défense contre l'infection, etc. L'asthénie implique l'insuffisance fonctionnelle, comme si l'épuisement, quelle

que soit la cause, avait abaissé la tonicité indispensable
au bon fonctionnement des centres atteints.

Les observations suivantes montrent des échantillons de
ces divers krachs bulbaires et leur disparition immédiate
dès que les compteurs de tonicité remontent la machine à
son degré normal de pression.

Obs. I. — Odette I., huit ans. Incontinence d'urine depuis la
naissance, **mélancolie** qui rend l'éducation de cette enfant particulièrement difficile : elle s'isole, reste souvent muette pendant des journées entières, pleure la nuit sans vouloir dire
pourquoi, désire être morte, etc. Tout va mieux en trois cautérisations, l'incontinence disparaît rapidement, et le caractère
s'éclaircit presque aussitôt.

Obs. II. — La petite Léonie F., six ans. **Neurasthénie infantile**,
mélancolique, se cache pour pleurer, dépression, insomnie, se
lève la nuit pour aller voir si ses parents ne sont pas morts
subitement dans leur lit, leucorrhée. Tout se remet en trois
cautérisations : la petite dort bien, est gaie et chante, travaille
et, au dire de sa mère, grandit rapidement depuis ce moment
(Polycl. H. de Rothschild).

Obs. III. — M. B. Incapacité de s'occuper de ses affaires
depuis sept ans. Anxiété, dépression, taciturnité, idées noires,
aboulie, laisse sa jeune femme gagner la vie du ménage sans
pouvoir obtenir de lui-même un effort de plus d'un jour. Une
première cautérisation l'améliore pendant huit jours, une
seconde le dégage tout à fait, en même temps que disparaît
un eczéma ancien des extrémités. Il se lève, le lendemain de la
cautérisation, complètement changé, alerte et dispos, plein
d'entrain et ne comprenant rien à ce qui se passait en lui, car
il n'était venu se faire traiter par moi que conduit par sa
femme que j'avais débarrassée d'un asthme des foins pénible,
et aussi sceptique que je pouvais le souhaiter pour mettre de
côté toute idée de suggestion. Il reprend ses affaires, part à
Vienne, à Londres, et n'a cessé depuis ce jour de témoigner la
plus grande activité et une décision parfaite dans ses occupations (mai 1909).

Obs. IV. — Mme G., soixante-dix ans. Atteinte depuis près d'un
an d'une dépression morale et physique profonde, de vertiges
violents qui, joints à son asthénie, la forcent à rester fréquem-

ment au lit, de maux de tête continus, d'un dégoût de la vie,
des relations mêmes des plus proches, qui la font isolée et taci-
turne, de dérobements du membre inférieur qui rendent difficile la station debout ; cette malade m'est confiée par Mme la
D^esse Herzenstein. Après la première cautérisation, la malade
se sent mieux, a moins de céphalée, de vertige, l'asthénie
a presque disparu et elle a pu se lever et se promener dans
son appartement sans être surprise par le moindre dérobement des jambes. Mais la mélancolie n'a pas disparu. Après
une troisième cautérisation,la malade éprouve un dégagement
moral évident, qu'elle signale d'ailleurs elle-même ; elle me
dit que le nuage qui lui cachait le jour et l'oppressait était
presque totalement dissipé, que si ma cautérisation, à droite,
avait porté un peu plus haut et plus profondément, elle se
sentirait parfaitement, car cette région maintenant que presque
toute elle se sentait bien, cette région lui semblait comme le
foyer d'où tombait encore l'oppression morale et physique qui
s'exerçait sur la moitié droite de sa personne. Elle guida mon
cautère, et la guérison totale fut acquise le jour même. Elle
sortit peu de jours après, fit des visites, reprit toute l'activité
mondaine et familiale de sa vie, alla finir l'hiver dans le Midi.
Cette guérison s'est fixée et l'excellent état moral et physique
de Mme G. a souvent été depuis confirmé par diverses personnes
de ses relations (janvier 1909).

Deux ans après, elle mourut d'une infection mal définie, au
cours de laquelle elle présenta quelques signes de ramollisse-
ment bulbaire, pour lesquels on me rappela, mais mes cautérisations restèrent inutiles (1911).

Obs. V. — Mme la D^esse S., la première malade que j'aie guérie par
cautérisation nasale d'une entérite ancienne et d'une neurasthénie profonde, m'adressa un malade atteint également d'entérite glaireuse depuis quinze ans, à la suite d'une fièvre
typhoïde. Amaigrissement prononcé, diarrhée persistante avec
crises violentes de plusieurs jours, totalement indépendantes
de tout écart de régime, selles sanguinolentes avec frisson,
coliques, sensation de brûlure au rectum, dans les flancs et au
creux épigastrique, congestion hépatique, ictère, et un état
d'adynamie tel que le malade gardait le lit souvent un jour sur
deux, pendant les périodes de crises, qui étaient presque régulièrement mensuelles. Une cautérisation des cornets inférieurs
fit disparaître l'adynamie et l'anxiété, et presque aussitôt les
nombreux symptômes neurasthéniques ; les selles devinrent

normales et régulières en quelques jours, malgré les écarts de
régime, encouragés par l'euphorie dont le malade fut avant
tout surpris. Il reprit 6 kilogrammes ces deux premiers mois,
résultat qu'il n'avait jamais pu atteindre avec les divers régimes
qu'il avait eu à suivre. Aucune rechute depuis cette époque,
mars 1907. Il a naturellement cessé aussitôt tout régime.

Obs. VI. — Mlle H., trente-deux ans. Dépression, psychasthénie. Depuis plus de six mois, cette malade souffrait de
céphalée, de dépression, d'idées noires, d'incapacité absolue
de tout travail, de névralgie faciale gauche, d'hyperhydrose
palmaire et plantaire extrême, de battements gastriques, d'oppression et d'anxiété continues, et, depuis sept mois, de tics
nerveux de la face, qui avaient précédé tous les autres symptômes. Tous ces troubles disparurent en quelques heures après
une seule cautérisation, pour ne plus revenir (Polycl. H. de
Rothschild).

Obs. VII. — Mme B., trente-cinq ans. Entérite depuis six ans.
Mélancolie, idées de suicide. La première cautérisation dégage
la mélancolie, la malade a moins d'idées noires, ne parle plus
de suicide, ce changement a été très net pour l'entourage et
pour la malade elle-même. Après la deuxième cautérisation,
elle dort parfaitement, et les somnolences de la journée ont
disparu. Après la troisième, le moral est excellent, de l'aveu
de tous, paraît-il, car plusieurs malades de la consultation la
connaissent et m'en parlent. Après la quatrième cautérisation,
le tube digestif est sollicité à son tour, la constipation et l'entérite ont disparu, la malade digère tout. La semaine suivante,
je la revois, elle se dit parfaitement guérie. Cette neurasthénie
datant, comme l'entérite, depuis six ans, a donc été corrigée
en deux cautérisations (Polycl. H. de Rothschild).

Obs. VIII. — Mme I., quarante ans. Neurasthénie, anxiété,
dépression morale et physique, aboulie, angoisses nocturnes,
a constamment peur de se perdre et de se tromper en tout ce
qu'elle fait, constipation, gravelle urique, gastrite ancienne,
dysménorrhée. La première cautérisation fait durer les règles
six jours au lieu de trois, et les fait venir à vingt-huit jours au
lieu de vingt-deux. Le moral est meilleur. Après quelques cautérisations, toute asthénie a disparu, ainsi que les scrupules et
les angoisses. L'urée, de 31,45, est retombée à 18,50, l'acide
phosphorique, de 3,70 à 1,80 ; les chlorures, de 13,80 à 8,40 ; les
traces de skatol, d'urobiline, d'urates, d'oxalates, de sérine, de

peptones, d'indican, ont totalement disparu en moins d'un mois (1909).

Obs. IX. — Mme H., vingt-sept ans. A la suite de la naissance de son enfant, est prise de neurasthénie avec angoisses qui créent une obsession singulière : la peur qu'elle a eue tout d'abord de mal tenir, de mal nourrir, de mal traiter son enfant, lui a bientôt rendu impossible de supporter la présence de ce dernier que la grand'mère a dû prendre chez elle. Elle y pense constamment, s'en inquiète continuellement, mais ne peut le voir. Cette femme a d'ailleurs toujours été scrupuleuse, jalouse, jalouse même de l'affection que le malheureux père témoigne, ne fût-ce qu'en paroles, à son bébé qu'il ne peut voir qu'en cachette. Il m'amène un jour sa femme sous un prétexte convenu entre lui et moi, et, après une crise forte de céphalée et d'angoisse pharyngée, son moral se transforme au point qu'elle réclame elle-même son enfant, le garde, ne s'effraie plus de ses petites misères, ne manifeste plus ni jalousie, ni anxiété, et cette guérison, due à deux cautérisations, se confirme en peu de jours. Elle dure depuis deux ans et une seconde naissance n'a ramené aucun des troubles anxieux ou obsessifs (1910).

Obs. X. — Mme G., quarante-quatre ans. Neurasthénie, dépression, oppression vasculaire, anxiété, palpitations, scrupules, émotivité, désorientation mentale continue, ne peut s'attarder à aucune idée, doute, idée obsédante de la mort subite, souffre de plus, depuis une chute de bicyclette, il y a trois ans, de douleurs vives à la hanche en marchant. Ménopause depuis deux ans. La première cautérisation dégage presque complètement la malade de ses troubles mentaux et de sa dépression. Les chaleurs, les palpitations disparaissent. La seconde fait disparaître l'insomnie et l'oppression. Après la troisième, dans la région sciatique, la douleur de la hanche a disparu et la malade a pu marcher deux heures. Elle dit ne plus sentir que l'anxiété physique, les obsessions et les angoisses morales ont totalement disparu. Une dernière cautérisation efface complètement toute neurasthénie, et cette guérison ne s'est pas démentie.

Obs. XI. — M. B. Syphilis depuis dix-huit ans. Légères atteintes de paralysie il y a six ans; inégalité pupillaire, diplopie passagère, vertiges avec dérobement, atonie vésicale, dyspepsie, quelques petites douleurs fulgurantes, atonie musculaire, réflexes encore normaux, le signe d'Argyll semble se dessiner à gauche, où il y a du reste un peu de mydriase. Insomnie et, ce qui ennuie le plus le malade, anxiété neurasthénique pénible. La première cautérisation dégage totalement l'anxiété et les divers troubles neurasthéniques, il urine mieux et se trouve tout à fait amélioré depuis deux ans.

Obs. XII. — M. H. Pasteur, vient d'Angleterre pour se faire traiter une dépression profonde, avec adynamie, qui a chez lui un caractère héréditaire. La première cautérisation le dégage de toute dépression en vingt heures, et cette amélioration se maintient cinq mois. Une rechute le ramène à Paris pour un jour, mais je le manque cette fois. L'année suivante, il revient, et cette fois encore la dépression disparaît presque immédiatement, ainsi que me l'apprend une lettre récente. Nouvelle rechute en 1913, que je n'ai pu encore guérir, ce malade ne faisant qu'un passage d'un jour à Paris.

NÉVRALGIES.

Tout phénomène sensitif est réactionnel, et toute réactivité est en fait une *activité*. Chaque activité physiologique est maintenue à un niveau normal de tonicité que des centres nerveux, auxquels leur élévation dans la hiérarchie des neurones superposés confère compétence et autorité, équilibrent incessamment. On peut démontrer qu'il existe dans le bulbe, lieu des centres stabilisateurs, des centres *esthésiostatiques*.

La sensibilité a son *tonus*, comme la motricité, et ce tonus est normalement maintenu à un niveau assez bas pour que chaque acte, chaque mouvement de la vie d'un organisme intimement pénétré en tous ses points par des nerfs sensibles, ne soient pas intolérablement douloureux à tout instant. La névralgie est une faillite des centres stabilisateurs du tonus sensitif; la douleur, en effet, n'y est pas proportionnelle à l'irritation périphérique, qui peut être minime ; elle mesure l'affolement de la tonicité nucléaire. L'algie est à la sensibilité ce que la contracture est à la motricité.

Tout point de notre corps est rattaché à l'ensemble de

l'organisme par une installation nerveuse complexe qui constitue ce qu'on appelle en anatomie son *innervation*. L'activité physiologique de ce point est rattachée à l'activité physiologique de l'ensemble organique par une circulation nerveuse à laquelle nous donnerons le nom plus physiologique d'*innervement*. Quand cette circulation est normale, l'action de la périphérie sur les centres et celle des centres sur la périphérie restent physiologiques ; mais quand elle devient anormale, il y a *énervement*, et réaction pathologique.

Dans l'innervement, la réaction centrale, dans certaines limites physiologiques, est directement proportionnelle à la sollicitation périphérique. Dans le cas d'énervement, il semble au contraire que la plus grande réaction centrale sera provoquée par la plus petite sollicitation périphérique. Les grandes névralgies faciales, les migraines intenses, les vertiges violents, les anxiétés, les insomnies profondes ne s'associent pas aux troubles viscéraux les plus sensibles : elles sont au contraire le fait de réverbérations internucléaires, dans le bulbe, de petits troubles fonctionnels du foie, de l'estomac, de l'intestin, gaz, oppressions, parasites, légers sabotages fonctionnels, à peine capables d'éveiller une sensation définie, mais fort capables, dans certains bulbes, de faire avalanche de centre en centre, et d'aller affoler certains noyaux du trijumeau, du labyrinthique, du pneumo-gastrique.

Le théorème est donc celui-ci : *Si, par une intervention directe et exclusive sur les centres bulbaires, nous faisons disparaître une névralgie profonde et ancienne, quel qu'en soit le siège, nous aurons simplement fait cesser un énervement, coupé une épistasie, et rétabli l'innervement normal en touchant un centre esthésiostatique.*

NÉVRALGIE AURICULAIRE.

Obs. I. — Mme L., soixante-trois ans. Souffre depuis plus d'un an d'une névralgie continue de l'**oreille droite**, sans lésion et sans autre trouble ni auriculaire ni dentaire. Pas de glycosurie. Deux cautérisations font définitivement disparaître cette otalgie (Polycl. H. de Rothschild, janvier 1909).

Obs. II. — Mme L., cinquante-cinq ans. **Otalgie** d'un an et demi. Guérie d'emblée.

Obs. III. — Mme H. **Otalgie**, surdité, bourdonnements, névralgie au vertex, insomnie, dépression. Tout est guéri en quelques cautérisations. Cette malade, qu'une entérite ancienne maintenait au régime lacto-végétarien depuis des années, et qui n'avait pas pris une goutte d'alcool depuis vingt ans, sous aucune forme, était obsédée de visions d'animaux rampants, obsessions visuelles qui ont également disparu (1909).

NÉVRALGIE BRACHIALE.

Obs. I. — Mme B. Névralgie **brachiale** droite depuis un mois coïncidant avec la disparition d'une **gastralgie** ancienne. A été légèrement améliorée par l'air chaud, mais pour quelques jours seulement. Après une cautérisation, la névralgie disparaît en deux jours. Dès la première nuit, la malade peut dormir sur le côté droit, ce qui lui était impossible auparavant. J'avais été guidé dans le choix du point à cautériser dans la fosse nasale droite par la découverte d'un point d'anesthésie absolue au-dessus de la tête du cornet, comme il s'en trouve dans certaines névralgies faciales. C'est ce point que je cautérisai, sans que la malade sentît ma piqûre, pourtant vive. Dans la fosse nasale gauche, au niveau de la région du segment gastrique, je trouvai au contraire de l'hyperesthésie.

Obs. II. — Mme J., trente ans. **Scapulalgie**, raideurs douloureuses des épaules et des bras. Cautérisation pharyngée, guérison le soir même.

Obs. III. — Mme D. **Névralgie scapulo-brachiale** depuis deux mois et demi; plusieurs médecins ont fait le diagnostic de névrite, bien que les troubles aient succédé à une migraine ophtalmique ancienne, et que la mère de la malade ait toute sa vie souffert de sciatique. Toute douleur cesse après une seule cautérisation (1910).

Obs. IV. — Mme B., soixante-six ans. Anxiétés, angoisses phy-

siques intenses, avec sensation de petite mort, vertige, titubation, artériosclérose, tension 18; a eu une petite attaque qu'elle
appelle une absence, d'où elle est sortie avec un ptosis droit,
eut un engourdissement avec paroxysmes douloureux du **bras
gauche**, et du prurit de ce même bras. Entérite depuis un an.
Ces troubles remontent à cinq ans. La première cautérisation
fait disparaître le vertige et les divers signes d'entérite. Après
cinq cautérisations, l'angoisse physique disparaît complètement
et les douleurs du bras diminuent sensiblement. La pression
artérielle reste tout ce temps à 16. La malade quitte Paris
(1912).

NÉVRALGIE CARDIAQUE.

Voy. Angine de poitrine.

NÉVRALGIE FACIALE.

Obs. I. — Mlle G. Entérite, constipation et débâcle. Migraine
ophtalmique et **névralgie faciale** droite. La première cautérisation fait disparaître migraine et névralgie, la constipation persiste assez longtemps après.

Obs. II. — Mme V. **Névralgie faciale** droite, ancienne de neuf
ans, reliquat d'une sinusite probable; les crises névralgiques
nasales droites coïncident toujours avec une névralgie mammaire droite, hyperesthésie droite totale. Une première cautérisation sur la cloison dégage le nez, la joue droite et la
région orbitaire profonde, le point mammaire; une deuxième,
sur la paroi interne du nez, supprime la névralgie périorbitaire
et l'hyperesthésie droite; une troisième dégage la région temporale. Cette dernière fut faite près du point de l'épistaxis sur
la cloison. Toute la névralgie faciale, ainsi abattue en moins d'un
mois par trois cautérisations, n'a plus reparu. La constipation
a également disparu (avril 1908).

Obs. III. — Mme T., soixante ans. Vertiges et mal de mer con-
tinuel depuis cinq ans, asthénie, photophobie, phonophobie,
entérite, anxiété, **névralgie faciale** et otalgie gauches, bourdonnement à gauche. Alitée depuis trois mois. Première cautérisation : crise de polyurie et selles normales depuis; a pu s'asseoir sur son lit. Deuxième cautérisation : diminution de la
névralgie faciale et du bourdonnement, le vertige est à peine
diminué. Troisième cautérisation : crise de polyurie, diminution
sensible de l'anxiété, de l'asthénie, de la photophobie. Qua-

trième cautérisation : disparition des vertiges, se lève toute la journée, s'occupe de ses affaires, très vaillante et valide, est venue chez moi, depuis, m'annoncer sa guérison complète. Sort chaque jour (Drs Sicard et Tansard, novembre 1908).

Obs. IV. — Mlle H., trente-deux ans. Dépression, psychasthénie. Depuis plus de six mois, cette malade souffrait de céphalée, de dépression, d'idées noires, d'incapacité absolue de tout travail, de **névralgie faciale** gauche, d'hyperhydrose palmaire et plantaire extrêmes, de battements gastriques, d'oppression et d'anxiété continues, et, depuis sept mois, de tics nerveux de la face qui avaient précédé tous les autres symptômes. Tous ces troubles disparurent en quelques heures après une seule cautérisation pour ne plus revenir (Polycl. H. de Rothschild).

Obs. V. — Mme A. Migraines, céphalée continue depuis plus de dix ans, vomissements, aménorrhée depuis un an, prurit généralisé, coryza habituel. **Névralgie faciale** sus-orbitaire gauche. Deux cautérisations font d'abord revenir les règles, puis la névralgie passe du côté droit. Une nouvelle cautérisation la fait définitivement disparaître (1909).

Obs. VI. — M. B., quarante-quatre ans. A gardé d'une opération pour sinusite frontale gauche, faite un an auparavant, une **névralgie sus-ophtalmique** gauche, avec écoulement nasal purulent. Deux cautérisations font disparaître l'écoulement et les douleurs (1909).

Obs. VII. — M. du B. **Névralgie faciale** droite associée à une entérite datant de quinze ans. L'entérite et la névralgie disparaissent en deux cautérisations (1909).

Obs. VIII. — Mme H. G. **Névralgie faciale** droite, avec migraines fréquentes, constipation opiniâtre et entérite, le tout remontant à une dizaine d'années. Deux cautérisations font disparaître ensemble tous ces troubles (1909).

Obs. IX. — Mlle G. **Névralgie faciale** droite, avec crises de migraines, gastralgie habituelle. Une cautérisation fait cesser tous ces troubles, qui remontaient à plus d'un an, et avec eux, une crispation continue de la face, avec paroxysmes qui constituaient un tic douloureux (1909).

Obs. X. — M. d'H. **Névralgie faciale** droite depuis plusieurs années, trachéite. Cette névralgie est quotidienne, commence régulièrement entre onze heures et minuit. Le traitement par les injections d'alcool est resté inefficace. Le malade a eu dans sa jeunesse des hémorroïdes qui ont disparu pour faire place à l'asthme des foins, lequel s'est, en quelque sorte, décomposé d'une part en trachéite et de l'autre en névralgie ophtalmique. Cette évolution clinique me donna l'idée de cautériser au niveau des points ordinaires de l'asthme des foins, et le lendemain, la crise apparut encore, mais fort atténuée, et elle n'apparut plus le lendemain soir ; la toux disparut de même, et les deux troubles ne sont pas revenus depuis (1909).

Obs. XI. — M. D., quarante-deux ans. Souffre depuis sa jeunesse de **névralgie temporale**, et depuis cinq ans de céphalée postérieure intense qui le réveillent chaque nuit vers cinq heures, pyrosis, dilatation d'estomac. Totalement guéri en deux cautérisations (1910).

Obs. XII. — Mme de la B., quarante ans. **Tic douloureux** de la face, depuis deux ans, à heure fixe, datant d'une opération dentaire, douleurs continues depuis trois mois. La première cautérisation fait apparaître la névralgie plus tôt que d'habitude, et, de droite qu'elle était toujours, la fait sauter du côté gauche. La névralgie disparaît après deux cautérisations nouvelles, laissant une céphalée continue qui disparaît elle-même après deux autres cautérisations (octobre 1911).

Obs. XIII. — M. B., soixante-douze ans. **Névralgie faciale** droite, remontant à trente-deux ans, continue avec paroxysmes, ne se souvient pas d'avoir passé un jour sans sa névralgie, une heure sans souffrir. Après quatre cautérisations, j'atteins le foie de ce malade, les selles se régularisent, l'appétit s'éveille et la névralgie disparaît. Sept mois après, à la suite d'une grippe violente, elle réapparaît, mais une nouvelle cautérisation la supprime définitivement. Aucune rechute depuis cette époque (janvier 1911).

Obs. XIV. — M. M., soixante et un ans. **Névralgie faciale** droite depuis six ans, puis sciatique droite, puis névralgie cæco-appendiculaire et abdominale droite. Ces névralgies, ainsi que la constipation et des hémorroïdes, disparaissent après trois cautérisations (1911).

Obs. XV. — M. L. L., trente ans. **Névralgie faciale gauche**, depuis dix ans, « à se rouler », dit le malade. Cette névralgie gauche a succédé à une paralysie faciale droite. Aucun traitement n'a pu le soulager. Après quatre cautérisations, la névralgie se déplace, s'étend à toute la tête, provoque des vomissements, et pendant plusieurs jours, l'aspect devient celui de la migraine ophtalmique, et tout disparaît après la sixième cautérisation, en quinze jours (février 1912).

Obs. XVI. — Mme H., cinquante-huit ans. Névralgie faciale **continue depuis quarante-six ans**. Depuis l'âge de sa formation, cette femme souffre d'un tic douloureux de la face, avec paroxysmes allant fréquemment jusqu'à la syncope, forcée de garder la chambre et souvent le lit pendant des journées entières. Une voisine, que j'ai guérie d'une sciatique par une cautérisation, l'engage à venir à la Polyclinique H. de Rothschild, où je la cautérise. Les grandes crises douloureuses disparaissent presque totalement d'emblée. Reste une céphalée continue, coupée par quelques paroxysmes de plus en plus rares. La malade va et vient, ne garde plus la chambre et constate qu'une constipation ancienne a disparu en même temps que son tic douloureux. Après quelques cautérisations, en un mois de traitement, la vie de cette malade est totalement modifiée, car son mal, déjà plus léger, a maintenant des éclaircies assez longues qui lui permettent une vie absolument normale, qu'elle n'avait jamais connue.

NÉVRALGIE GASTRIQUE.

Obs. I. — M. D. Ce malade, a depuis des années, des crises **gastralgiques**, avec sensations anxieuses, toujours suivies, la nuit suivante, de pertes séminales. Après quelques cautérisations, ces divers troubles disparaissent (1910).

Obs. II. — Mlle S. Anxiété, asthénie, catarrhe rétro-nasal, **gastralgie**. Ténesme pylorique. Insomnie. Première cautérisation : rien. Deuxième cautérisation : crise de gastralgie et d'angoisse. Troisième cautérisation : disparition de l'anxiété, des insomnies, des phénomènes douloureux après une légère crise une heure après la cautérisation. Se sent bien guérie maintenant (novembre 1908).

Obs. III. — Mme Ch. Dysménorrhée de six ans, avance de cinq jours avec migraine et **gastralgie**, doit s'aliter chaque mois. Une cautérisation : règles suivantes survenues sans aucun trouble et à vingt-sept jours exactement (novembre 1908).

Obs. IV. — Mlle M., dix ans. Constipation depuis cinq ans, dilatation d'estomac. Crises de **gastralgie** violente et de vomissements chaque matin au réveil. A essayé tous les régimes.

Une cautérisation : dès le lendemain matin, aucune gastralgie et rien depuis cette époque. Selles normales. N'a eu cet été qu'une petite crise de quelques jours à la suite d'une grande émotion, la mort subite de son grand-père (mai 1908).

Obs. V. — M. H. Entérite depuis huit mois, crampes d'estomac alternant avec des douleurs intestinales, nausées, pituites, vertige, constipation opiniâtre. Cautérisation nasale à gauche le 3 février. Le lendemain et les jours suivants, douleur vive à gauche de l'ombilic et hyperesthésie de l'hypocondre gauche. Le 7 février, la douleur a· disparu, ainsi que les crampes d'estomac, le vertige, la nausée. La constipation persiste un peu, mais le malade peut impunément supporter l'alcool, le café, le vin pur, le tabac, qui lui étaient intolérables auparavant. Pas revu (janvier 1908).

Obs. VI. — M. F. B., quarante et un ans. **Hépatalgie** et **gastralgie** depuis plus d'un an. Disparition dès la première cautérisation.

Obs. VII. — Mme T., cinquante-trois ans. **Gastralgies** atroces à se rouler à terre, dit-elle, depuis deux mois. Mieux après deux cautérisations (Polycl. H. de Rothschild).

Obs. VIII. — Mlle P. Entérite, **gastralgie**, acné. La constipation, les gastralgies et l'acné disparaissent après la seconde cautérisation. Une otorrhée gauche qui durait depuis quinze ans et qui avait provoqué l'ablation des osselets se tarit en même temps (Dr Rabion, 1909).

Obs. IX. — Mme B. **Gastralgies**, éructations, pyrosis, crachottement, vertiges, syncopes, pollakiurie, cryesthésie, palpitations, céphalée, le tout remontant à une scarlatine dans l'enfance. Cette malade, venue de province, m'écrivit quelques mois après que tous ses troubles, et avant tous la dyspepsie et la gastralgie, avaient disparu à la suite de ma piqûre, et n'étaient pas reparus (avril 1909).

Obs. X. — Mme B. Entérite muco-membraneuse de quinze ans, avec vomissements, gastralgies, etc. Une cautérisation au cornet gauche seulement. Le soir, vertige intense. Dès le lendemain, guérison de l'entérite, du vertige et des gastralgies. Cette amélioration s'est maintenue depuis février 1908.

Obs. XI. — Mme S. L. Vertiges violents, avec crises de gastralgie intenses, constipation et dysménorrhée. Deux cautérisations. Vertiges, gastralgie et dysménorrhée ont totalement disparu depuis cette époque ; selles normales dès le lendemain et depuis (juillet 1908).

Obs. XII. — Mme L. C. Vertiges migraineux, gastralgie, entéralgie, dysménorrhée depuis plusieurs années. Deux cautérisations sans résultat immédiat, mais aux règles suivantes, dysménorrhée, vertiges, gastralgies et entérite disparaissent (1908).

Obs. XIII. — M. L. D. Vertige, déviation de la tête et des yeux, crises gastralgiques et hémorroïdaires fréquentes, qui disparaissent avec les autres troubles par une cautérisation (1908).

NÉVRALGIE HÉPATIQUE.

Obs. I. — Mme B., quarante et un ans. **Hépatalgie** depuis six ans. Disparue après deux cautérisations, en même temps que la constipation.

Obs. II. — M. F. B., quarante et un ans. **Hépatalgie et gastralgie** depuis plus d'un an. Disparition dès la première cautérisation.

Obs. III. — Mme D. Vertiges violents, **douleurs hépatiques** depuis deux mois, presque continues. Urticaire et douleurs ovariennes à droite. Tous ces troubles disparaissent le lendemain de la cautérisation.

NÉVRALGIE INTESTINALE.

Obs. I. — Mlle D. En décembre 1906, se heurte violemment à une barre de cuivre horizontale, dans la région cæcale : douleur vive, qui s'accrut irrégulièrement jusqu'à la fin de janvier, où il lui fut impossible de marcher ou de manger sans souffrir atrocement. Deux médecins trouvèrent, l'un une appendicite, l'autre une entérocolite. Même régime, lait, purées, pâtes et repos absolu. Cet état s'améliora légèrement jusqu'en juillet, mais la **douleur cæcale** restait fixe, souvent pulsatile, et s'exaspérait au moindre écart de régime, qui la forçait à plusieurs jours de repos absolu au lit.

Le 29 novembre 1907, elle me fut amenée par une parente que j'avais guérie, et je lui fis exactement la même cautérisation nasale. Quatre jours après, les pulsations cæcales étaient devenues à peine sensibles, et l'état général amélioré, au point qu'elle risqua une soupe aux choux dont elle

avait une envie ardente ; le lendemain, elle fêta sa guérison au champagne, et put impunément manger de tout, sans
aucune douleur. La constipation disparut peu à peu, et avec
elle la douleur cæcale, même au toucher, puis la respiration,
que l'angoisse réfrénait, se refit large et facile. La douleur
cæcale fit place pendant plusieurs jours à une anesthésie profonde de la région. « Au point qui me faisait tant souffrir un
mois auparavant, m'écrit-elle, il me semble avoir un morceau
de bois mort, et il me semble aussi que si j'avais eu une poche
ouverte, et que je pusse y plonger la main, je pourrais très
bien prendre à l'endroit donné ce corps insensible et inutile. »
Cette sensation d'insensibilité a disparu, et la douleur ancienne,
provoquée autrefois par le moindre mouvement, s'est elle-même
effacée au point qu'elle faillit dernièrement se faire écraser,
exécuta une série de mouvements brusques, eut ensuite une
sorte de suffocation avec palpitations cardiaques, et ne pensa
que plus tard à la douleur cæcale qu'elle aurait dû avoir,
mais qu'elle n'eut pas. Elle aussi avait failli être opérée d'appendicite.

Obs. II. — Mme B. Constipation depuis six mois, rein flottant
droit ; **hyperesthésie cæco-appendiculaire**. Après la cautérisation,
selles régulières et moulées ; l'hyperesthésie du flanc droit
s'est rétrécie au point de ne plus laisser qu'un point cæcal.
Ne suit plus de régime (mars 1908).

Obs. III. — M. S. Entérite et rhinite anciennes ; la coïncidence des crises l'a déterminé à me demander mes soins.
Constipation opiniâtre, dépression, neurasthénie ; a remarqué
qu'en calmant sa rhinite par la vaseline mentholée, l'entérite
s'apaisait. Hyperesthésie rectale, migraines. Première cautérisation : seule l'hyperesthésie rectale diminue. Deuxième
cautérisation : selles normales pendant plusieurs jours ; troisième cautérisation : matières mieux digérées, les migraines
s'atténuent et disparaissent. Retour des accidents après une
grippe ; le traitement n'a pas encore été repris (octobre 1908).

Obs. IV. — Dr A. Diarrhée habituelle, entérite glaireuse
ancienne avec spasmes douloureux et selles nocturnes. Une
cautérisation : dès le lendemain, disparition des selles nocturnes
et des spasmes douloureux. Selles moulées. Cet état se maintient plus d'une semaine. Repris quelques mois après, le traitement aboutit à la guérison.

Voy. Cancer de l'intestin, du rectum.

NÉVRALGIE MAMMAIRE.

Obs. I. — Mme V. Névralgie faciale droite ancienne de neuf ans, reliquat d'une sinusite probable ; les crises névralgiques nasales droites coïncident toujours avec une **névralgie mammaire** droite, hyperesthésie droite totale. Une première cautérisation sur la cloison dégage le nez, la joue droite et la région orbitaire profondé, le point mammaire ; une deuxième, sur la paroi interne du nez, supprime la névralgie périorbitaire et l'hyperesthésie droite ; une troisième dégage la région temporale. Cette dernière fut faite près du point de l'épistaxis sur la cloison. Toute la névralgie faciale fut ainsi abattue en moins d'un mois, par trois cautérisations et n'a plus reparu. La constipation a également disparu (avril 1908).

NÉVRALGIE NASALE.

Obs. I. — M. M. Atteint depuis près de deux mois de vertige intense, avec exophtalmie, névralgie occipitale, avec crises d'éternuements accompagnés de douleurs vives aux extrémités et au nez. Tous ces troubles disparaissent en quelques cautérisations. Un mois après, léger vertige avec **névralgie nasale** intense, qu'une nouvelle cautérisation arrête encore. Sans rechute depuis. Le nez ne présentait aucune lésion appréciable (janvier 1909).

NÉVRALGIE OCCIPITALE.

Obs. I. — M. M. Vertige intense, subit, avec exophtalmie, **névralgie occipitale**. Tous ces troubles disparaissent par quelques cautérisations (1909).

NÉVRALGIE OCULO-GASTRIQUE.

Obs. I. — Mme D. Atonie gastro-intestinale, avec oppression gazeuse, anxiétés et **névralgie oculaire** par projection céphalique de l'irritation sous-diaphragmatique. La vue est vite fatiguée et faiblit avec la plus grande facilité. Tout effort un peu soutenu, surtout après le repas, comme pour coudre, ou pour lire, même couchée, provoque de la névralgie oculaire et une crise de gastralgie. Une première cautérisation diminue le ballonnement, la névralgie oculaire. La malade peut travailler plus longtemps sans fatigue, et la gastralgie ne reparaît plus. Une seconde améliore nettement la vue. Cette amélioration a persisté depuis trois ans (1909).

Obs. II. — M. C., cinquante-deux ans. Neurasthénie depuis dix ans, casque, douleurs, atonie, insomnie, pertes séminales, impuissance, mélancolie, anxiété, phonophobie, **névralgie de l'œil gauche** avec gastralgie associée. Le sommeil revient dès la première cautérisation, le casque et les douleurs, la dépression, les troubles psychiques et les pertes séminales disparaissent après quatre cautérisations. L'impuissance persiste. (1910).

NÉVRALGIE OPHTALMO-HÉPATIQUE.

Obs. I. — Mme de R. **Névralgie de la face, de l'œil et du cou**, à droite, depuis plus d'un an, vertige, gonflement du cou, constipation, douleurs **hépatiques**. Guérie de tous ces troubles en huit cautérisations (1912).

NÉVRALGIE ORBITAIRE.

Obs. I. — Mme L. Etourdissements, vertiges, **douleurs orbitaires**, prurit nasal, cryesthésie des membres supérieurs, sensation de bras mort, de tête gelée. Guérie en quelques cautérisations en mai 1908.

NÉVRALGIE OVARIENNE.

Obs. I. — Mme D., vingt-cinq ans. Vertiges violents et douleurs hépatiques depuis deux mois, presque continuellement. Urticaire et **douleurs ovariennes** droites. Tous ces troubles disparurent dès le lendemain de la cautérisation.

NÉVRALGIE SCIATIQUE.

Obs. I. — Mme A. Constipation opiniâtre depuis dix ans. Migraines fréquentes, dysménorrhée, **sciatique** gauche depuis deux ans, douleurs presque continues. La première cautérisation supprime la constipation, les glaires, les muco-membranes. La seconde, quatre jours après, fait définitivement disparaître la sciatique. Cette amélioration s'est maintenue depuis juillet 1909.

Obs. II. — Mme G., quarante-quatre ans. Neurasthénie, dépression, oppression vasculaire, anxiété, palpitations, scrupules, émotivité, désorientation mentale continue, ne peut s'attacher à aucune idée, doute, idée obsédante de la mort subite, souffre de plus, depuis une chute de bicyclette, il y a trois ans, de **douleurs vives à la hanche** en marchant. Ménopause depuis deux ans. La première cautérisation dégage presque complètement la malade de ses troubles mentaux et de sa dépression. Les chaleurs, les palpitations disparaissent. La seconde fait disparaître l'insomnie et l'oppression. Après la troisième, dans la région sciatique, la douleur de la hanche a disparu et la malade a pu marcher deux heures. Elle dit ne plus sentir que l'anxiété physique, les obsessions et les angoisses morales ont totalement disparu. Une dernière cautérisation efface complètement toute neurasthénie, et cette guérison ne s'est pas démentie.

Obs. III. — Mme B., quarante ans. Souffre depuis deux mois de divers troubles du côté droit du corps. **Névralgie** de l'œil droit, troubles visuels de ce côté, accommode mal, un peu de ptosis droit, congestion hépatique, nouures rhumatismales au poignet droit et sciatique droite. Ces divers troubles disparaissent en huit jours, par deux cautérisations (1910).

Obs. IV. — Mme de B. Souffre depuis quinze jours d'une sciatique gauche pénible et qui l'empêche de marcher droit. La cautérisation fait instantanément disparaître toute douleur et toute gêne, en une minute à peine (1910). Voy. cette même malade, dans **Lumbago.**

Obs. V. — M. B., quarante ans. **Sciatique** gauche depuis deux mois qui le tient au lit. Guéri en trois cautérisations (1910).

Obs. VI. — M. de C. Constipation, **lumbago, sciatique** droite depuis un mois. Ce malade m'écrit un mois après ma cautérisation : « J'ai le plaisir de vous informer que les piqûres que vous m'avez faites le 8 octobre pour la constipation continuent à être efficaces. Résultat quotidien, régulier. Les effets de la piqûre contre les hémorroïdes sont moins nets parce qu'à ce moment, je n'étais plus en crise aiguë. Celle-ci avait eu lieu dans le courant de septembre avec écoulement et avait été suivie de lumbago et de sciatique. Il me reste, après les selles, un peu d'écoulement séreux, qui était du reste habituel chez moi depuis plusieurs années. J'espère qu'il disparaîtra peu à peu, maintenant que mon intestin fonctionne régulièrement. Je n'ai plus de lumbago ni de sciatique. » Ce malade va parfaitement à tous égards, en effet, depuis cette époque (octobre 1910).

Obs. VII. — Mme E. Souffre de douleurs rhumatismales depuis huit ans. **Sciatique,** varices très saillantes sur la jambe droite, a eu plusieurs endocardites. Deux cautérisations font disparaître la sciatique et les douleurs, les varices s'effacent, et après une période de plusieurs jours de polyurie, tout va sensiblement mieux (Hôtel-Dieu, 1910).

Obs. VIII. — Mme C., cinquante-quatre ans. **Sciatique** gauche depuis la ménopause qui remonte à trois mois. La tension artérielle descend de 20 à 16,5, la sciatique disparaît le soir même et ne revient plus (1911).

Obs. IX. — M. M., soixante et un ans. Névralgie faciale droite depuis six ans, puis **sciatique** droite, puis névralgie cæco-appendiculaire et abdominale droite. Ces névralgies, ainsi que de la constipation et des hémorroïdes, disparaissent après trois cautérisations (1911).

Obs. X. — Mme B. Ménopause depuis un an, et depuis, incontinence urinaire et **sciatique** gauche. Ces troubles disparaissent, le premier après la troisième cautérisation, le second après la cinquième (1912).

Obs. IX. — Mme M. D., trente-six ans. Migraines continues depuis dix-huit mois, qui la forcent à rester la plupart du temps couchée. **Sciatique** depuis le même temps. Les deux affections disparaissent en deux cautérisations (1911).

NÉVRALGIE VÉSICALE.

Obs. I. — M. A. B., quarante-neuf ans. Tabes confirmé, **douleurs vésicales**, rétention d'urine. La cystalgie disparaît après la première cautérisation, le malade urine facilement. Cette amélioration dure quinze jours. Je fais une seconde cautérisation, mais je ne revois plus le malade (Polycl. H. de Rothschild).

Obs. II. — Mme R. Guérie par moi d'une ancienne constipation, vient me retrouver pour de la **cystite**, qui n'a jamais complètement cessé depuis une taille sus-pubienne faite il y a trois ans, après ovariotomie. Les douleurs se réveillent au moindre froid. Cette fois, il s'agit d'une crise de **cystalgie** aiguë qui la force de rester au lit. La cautérisation, dans le point vésical, donne une poussée assez forte de névralgie le soir même, et tout trouble de ce côté disparaît complètement et rien, ni même les vagues douleurs précédentes, n'est apparu depuis (1912).

NEZ.

Obs. I. — Mme S., D^esse en médecine, était atteinte depuis 1892, à la suite d'une dysenterie, d'une entérite muco-membraneuse intense, qui la mit en peu de temps dans un état d'amaigrissement et de faiblesse tels qu'on porta le diagnostic, en Russie et en France, de tuberculose. Cet état s'améliora légèrement au cours d'un séjour en Suisse, en 1902, mais s'aggrava dès son retour à Paris, avec huit ou dix selles glaireuses et douloureuses par jour, et un amaigrissement profond. S'étant aperçue que toujours les crises s'accentuaient à l'occasion d'un coryza, et que parfois, au contraire, les selles se moulaient dans les moments très rares où le nez était parfaitement indemne, elle me fit part de cette observation, et me demanda de modifier cet état nasal. Je lui conseillai les aspirations d'eau chaude salée et iodée, et, quatre jours après, la malade eut des selles moulées, sans glaires, et régulièrement une fois par jour. L'entérite disparut ainsi après quatorze ans, et peu après le début du ce traitement, la malade se mit à manger impunément de tout. Une légère rechute, à l'occasion d'un coryza provoqué par un lavage de cheveux, me fit la cautériser au-dessus des cornets inférieurs, et tout rentra aussitôt dans l'ordre. Depuis cette époque, juillet 1906, jusqu'aujourd'hui, la malade est guérie sans traitement nasal et a repris la vie médicale la plus active. La neurasthénie accentuée, l'adynamie et tout ce qui avait pu faire suspecter la tuberculose, tout a actuellement disparu.

Obs. II. — Mme C. **Asthme des foins et entérite.** Première cautérisation avant son départ pour Bucarest. Bonnes nouvelles depuis. Se dit totalement guérie depuis le lendemain (septembre 1908, Dr Cantacuzène).

NYSTAGMUS.

Obs. II. — M. M. Vertige apoplectiforme, inclinaison de la tête et du tronc à droite, **nystagmus** droit, nausées, douleur à la nuque, céphalée vive, crises nasales, éternuements violents, alternatives d'hydrorrhée et de dessiccation pénible des muqueuses, avec sensation de brûlures. Le nystagmus disparaît, avec le vertige, à la première cautérisation. Une seconde le guérit tout à fait (voy. Vertige) 1908.

Obs. II. — Mlle Q., vingt-six ans. Surdité gauche depuis trois ans, amblyopie gauche depuis trois mois, **nystagmus**, vertige, titubation. Le nystagmus disparaît dès la première cautérisation, le vertige et la titubation disparaissent ensuite, en même temps que la vue s'améliore au point que la malade dit voir aussi bien qu'avant. La surdité persiste.

OBÉSITÉ.

Obs. I. — Mme V. Me demande de traiter son obésité, qui la gêne beaucoup dans l'exercice de sa profession. Son poids est de 80^{kg},800. La première cautérisation lui fait perdre 2^{kg},50. La seconde, huit jours après, 400 grammes. La troisième, 800, etc. En un mois, par quatre cautérisations, elle ne pesait plus que 75. L'oppression respiratoire, les somnolences, les gênes avaient disparu. La tension artérielle avait, par une cautérisation au point ordinaire, baissé de 19 à 16.

OBSESSIONS.

Obs. I. — M. G., cinquante-neuf ans. Se trouvant, il y a quatre ans, dans une période de dépression morale, à la suite de l'opération d'une fistule anale, il fut une fois griffé par un chat et fut pris de l'anxiété de devenir enragé, et lui qui avait toujours beaucoup aimé les chiens et les chats, il en fit l'objet d'une phobie obsédante. La vue d'un chien ou d'un chat dans la rue lui fait rebrousser chemin, il se détourne de son chemin pour les éviter, prend des voitures pour être sûr de n'en pas rencontrer en route. Puis cette terreur de la rage s'associa à celle de la fièvre typhoïde, il craint toute cuisine qu'il n'a pas faite ou surveillée lui-même, n'ose dîner en ville ou au restaurant, se lave constamment les mains, se les essuie quand il serre la main d'une personne même gantée, etc. La première cautérisation le dégage un peu de son angoisse, il laisse préparer ses aliments par sa bonne. A la quatrième, il mange de tout, va au restaurant, dîne en ville, ne pense plus aux dangers de la fièvre typhoïde. A la suivante, il me dit qu'il ne pense plus aux chiens et n'est réellement troublé que si un chien le frôle ou apparaît près de lui sans qu'il l'ait vu venir. La phobie a presque disparu.

Obs. II. — Mlle G., trente-deux ans. Néphrite chronique, a depuis près d'un an des signes d'oppression cérébrale brightique, avec anxiété, obsessions, hallucinations qui lui montrent son père, mort depuis dix ans, l'appelant sans cesse vers lui derrière le mur du cimetière. Après quelques cautérisations ces hallucinations s'espacent et deviennent moins instantes. L'oppression cérébrale se dissipe, et après l'époque des règles, qui surviennent normales, se dissipent.

Obs. III. — Mme H., vingt-sept ans. A la suite de la naissance de son enfant, est prise de neurasthénie, avec angoisses qui

créent une obsession singulière : la peur qu'elle a eue tout
d'abord de mal tenir, de mal nourir, de mal traiter son enfant
lui a bientôt rendu impossible de supporter la présence de ce
dernier que la grand'mère a dû prendre chez elle. Elle y pense
constamment, s'en inquiète continuellement, mais ne peut le
voir. Cette femme a d'ailleurs toujours été scrupuleuse, jalouse,
jalouse même de l'affection que le malheureux père témoigne,
ne fût-ce qu'en paroles, à son bébé qu'il ne peut voir qu'en
cachette. Il m'amène un jour sa femme sous un prétexte convenu entre lui et moi et, après une crise forte de céphalée et
d'angoisse pharyngée, son moral se transforme au point qu'elle
réclame elle-même son enfant, le garde, ne s'effraie plus de
ses petites misères, ne manifeste plus ni jalousie, ni anxiété,
et cette guérison, due à deux cautérisations, se confirme en
peu de jours. Elle dure depuis deux ans et une seconde naissance n'a ramené aucun des troubles anxieux ou obsessifs
(1910).

Obs. IV. — Mme G., quarante-quatre ans. Neurasthénie,
dépression, oppression vasculaire, anxiété, palpitations, scrupules, émotivité, désorientation mentale continue, ne peut
s'attacher à aucune idée, doute, idée obsédante de la mort
subite, souffre de plus, depuis une chute de bicyclette, il y a
trois ans, de douleurs vives à la hanche en marchant. Ménopause depuis deux ans. La première cautérisation dégage
presque complètement la malade de ses troubles mentaux et
de sa dépression. Les chaleurs, les palpitations disparaissent.
La seconde fait disparaître l'insomnie et l'oppression. Après la
troisième, dans la région sciatique, la douleur de la hanche a
disparu et la malade a pu marcher deux heures. Elle dit ne
plus sentir que l'anxiété physique, les obsessions et les
angoisses morales ont totalement disparu. Une dernière cautérisation efface complètement toute neurasthénie, et cette guérison ne s'est pas démentie (1909).

Obs. V. — Mme G., quarante-sept ans. Souffre d'anxiétés nocturnes et a la phobie continue de la mort. Surdité ancienne à
gauche avec bourdonnements intenses. Quatre cautérisations
font disparaître d'abord les bourdonnements, puis l'anxiété et
l'obsession de la mort imminente (1909).

Obs. VI. — Mme H. Otalgie, surdité, bourdonnements, névralgie aux vertex, insomnie, dépression. Tout est guéri en quelques cautérisations. Cette malade qu'une entérite ancienne
maintenait au régime lacto-végétarien depuis des années, et

qui n'avait pas pris une goutte d'alcool depuis vingt ans, sous
aucune forme, était obsédée de visions d'animaux rampants,
obsessions visuelles qui ont également disparu (1909).

Obs. VII. — M. T., trente-six ans. Père diabétique et alcoolique, grand-père et mère asthmatiques, une sœur asthmatique également, lui-même surmené depuis des années. Il est
pris subitement, une nuit, d'une crise d'anxiété et son caractère
change immédiatement, il se désillusionne sur toute chose, se
sent devenir haineux, coléreux, inquiet, susceptible, dégoûté
de tout : de plus, des obsessions de suicide le prennent, il a jeté
son revolver dans la Seine pour ne pas céder une nuit à la ten-
tation de se tuer. Il a souvent des colères subites dans lesquelles
il me dit qu'il voit rouge, littéralement, et il a souvent des
obsessions visuelles de cette couleur dans la rue et quand il
est fatigué. Sa dépression génitale est absolue, ce qui le frappe
et l'affecte. Il a assez fréquemment la nuit, à l'heure où l'a
pris sa première crise d'anxiété, des obsessions meurtrières,
il sent qu'il va tuer sa femme et ses deux petites filles qu'il
adore. Il se lève, s'habille sommairement, et le plus vite possible s'en va dans la rue, parcourt les boulevards jusqu'à
l'aube, usant son obsession et ne rentre chez lui, rassuré sur
ses propres impulsions, que lorsque la nuit est totalement
finie.

Le jour, il a d'autres obsessions, il ne peut s'empêcher de
compter tout ce qu'il a sous les yeux, les réverbères, les
bouches d'égout : il peut me dire combien il en a vu depuis son
départ de chez lui ; les bibelots, les livres, les tableaux de
mon salon, le nombre des personnes que l'ont précédé chez
moi, etc. Un confrère, au courant de mes recherches, l'envoie
sous un prétexte me consulter. Cet état dure depuis plus de
deux ans.

La première cautérisation le dégage de ses hantises, et surtout de ses idées de suicide qu'il oublie totalement le lendemain matin : il ne compte plus les objets, se domine mieux, ne
se sent plus haineux, ne voit plus rouge, mais il a de courtes
colères qu'il domine immédiatement sans effort. Après une
seconde, ces effets se confirment, il reprend facilement son
travail, sans fatigue, le sommeil est bon et il me dit que la
meilleure preuve de son amélioration actuelle, il la trouve dans
ce fait qu'il sent que sa femme et ses enfants n'ont plus peur
de lui, chose qui l'affectait par-dessus tout. L'idée de meurtre
lui est revenue une seule fois, la nuit, mais il l'a chassée faci-

lement et s'est rendormi. Il a encore un peu de céphalée, mais il me dit que j'ai changé son casque de plomb en un casque de liège. Il est maintenant au courant de ma recherche et se sent en voie de complète guérison. Après une quatrième cautérisation, il me dit que tous ses troubles sont absolument dissipés, qu'il se sent parfaitement bien, n'a plus eu qu'un léger cauchemar, il a rêvé voleurs. Cette amélioration s'est maintenue depuis décembre 1909 avec, en 1911, une petite menace de rechute, aussitôt coupée. La dépression génitale disparut avec les autres troubles.

OBS. X. — Mme W., quarante ans. N'a jamais été réglée ; souffre depuis l'enfance de névralgies, d'entérite, de gastralgies, de constipation opiniâtre, de migraines, et surtout d'insomnie. Depuis sept ans, mélancolie, dépression, dégoût de la vie, idées de suicide. Un court séjour et l'isolement à la Salpètrière lui ont laissé une rancune insurmontable contre tout traitement médical. Elle devient incapable de tout travail à la maison, pleure les jours et les nuits, se sent « le cœur fermé », sans volonté, sans force, ne mangeant plus, etc. Une tentative de suicide, au moyen du gaz aspiré par le tuyau de son fourneau de cuisine, a été détournée à temps par son mari, huit jours avant sa première visite chez moi. Sa famille eut connaissance d'un cas de neurasthénie guéri par moi chez une femme âgée, et son mari me l'amena. Cette pauvre femme était dans un état d'abandon moral pénible à voir. Je l'entrepris sans trop d'espoir d'action directe sur son moral, mais avec l'idée qu'une modification d'un quelconque de ses nombreux désarrois organiques, constipation ou aménorrhée, par exemple, fournirait les assises à une intervention indirecte sur son déséquilibre psychique.

Comme elle était sans cesse surveillée, car on la sentait en quête d'une occasion d'en finir, je la vis toujours soit avec sa sœur, soit avec une autre parente. Je cherchai vainement à faire cesser l'atonie digestive et génitale, et comme mes soins étaient gratuits et que j'évitais tout ce qui eût pu ressembler, même de loin, aux essais de suggestion si odieux et si pénibles aux malades anxieux et abouliques, et si inutiles d'ailleurs, elle me fit assez confiance pour me permettre de lui faire un grand nombre de cautérisations. Trente-deux furent faites en divers points sans aucun effet. La trente-troisième, tout en haut, dans la région de l'asthme, détermina un allégement subit de toute obsession suicide, toute oppression morale cessa, et en quelques autres cautérisations la malade fut à ce point améliorée que sa famille cessa toute surveillance, et qu'elle revint seule me revoir, me demandant de la maintenir dans cet état de confiance, de sécurité, de légèreté morale et physique qu'elle n'avait jamais connu. Cet état heureux dura onze grands mois, pendant lesquels je la vis chaque semaine, la cautérisant pour lui faire plaisir, et aussi pour comprendre cette anatomie bizarre de ses centres qui ne me permettait pas d'atteindre les centres génitaux ou digestifs, car ni constipation ni aménorrhée ne cessèrent. Puis l'abattement revint progressivement, quoi que je fisse ; elle me revint de nouveau accompagnée et surveillée, parlant avec douceur de son besoin d'en finir avec cette vie que je ne parvenais plus à lui rendre supportable. Son mari, de plus en plus inquiet, me demanda un certificat avec lequel il devait la mener sous un prétexte à Sainte-Anne. Elle feignit de se rendre à mes conseils d'aller consulter de ma part le professeur G. Ballet pour son insomnie, montra une certaine résolution à tout faire pour se guérir, me dit au revoir, me tendit la main, rentra chez elle, éloigna son mari pour un instant, m'écrivit un mot de reconnaissance. Son mari la retrouva accoudée sur le fourneau de sa cuisine, le tuyau de caoutchouc deux fois enroulé autour du cou, et l'embout serré entre les dents (1911).

Obs. XI. — M. T. Mélancolie anxieuse. Interné (sort de Sainte-Anne pour tenter l'effet d'une cautérisation, d'après une analyse de ma note à l'Institut, lue dans *l'Illustration*) : idées de suicide, obsessions, casque frontal, fatigue, pleurs et absences, crises de désespoir et d'attendrissement. Après les cautérisations, tous les troubles ont disparu, il ne reste que l'obsession et la crainte d'une rechute, mais il dort et mange bien, a des soirées excellentes, sort seul, a repris sa vie normale d'artiste, va bien depuis (juillet 1908).

Obs. XII. — M. P. M. Anxiété, mélancolie anxieuse. Dépression, inquiétude douloureuse. Dérobement douloureux, idées de suicide, bourdonnements, vertige, phonophobie, nausées, épreintes cardiaques. Insomnie ; phénomènes datant de deux ans.

Première cautérisation : « dix-huit heures de béatitude » euthymie, sommeil normal, disparition des phénomènes douloureux et anxieux.

Deuxième cautérisation : mêmes résultats. Amélioration générale sensible.

. Troisième cautérisation : dès l'application de tampon cocaïné sur le cornet moyen, suppression des inquiétudes douloureuses du membre inférieur, état d'euphorie et d'euthymie avec exaltation passagère.

Quatrième cautérisation : Mêmes effets plus durables. Le malade se décide à un voyage en mer ; mais huit jours après son départ, une nouvelle crise de dépression anxieuse le ramène à terre. Cette crise de quelques jours fut suivie d'une amélioration totale qui permit au malade de reprendre toutes ses occupations et sa vie active depuis, sans une rechute, de mars 1908 à janvier 1909.

ŒDÈMES.

Obs. I. — Mme L. Entérite depuis deux ans, à la suite d'un curettage utérin, amaigrissement, diarrhée avec selles glaireuses et provoquées par la moindre émotion, urines boueuses, poussées d'hyperthermie, d'**œdèmes sous-cutanés** de siège variable, de fatigue profonde. Une cautérisation. Dès le lendemain, amélioration totale : gagne 3 livres le premier mois. L'entérite n'a eu que quelques vagues retours offensifs, mais la malade n'a plus suivi de régime et a même fait, sur ma demande, quelques repas d'épreuve des plus osés, sans en éprouver le moindre trouble intestinal. Les œdèmes ont disparu d'emblée. Cette malade devait être opérée pour une appendicite, dont tous les symptômes ont disparu, et n'ont pas reparu depuis (novembre 1907).

Obs. II. — Lucie B., quatorze ans. **Œdèmes**, polydipsie, gastralgies, depuis plus d'un an. Disparus en deux cautérisations (Polycl. H. de Rothschild).

Obs. III. — M. L., quarante-quatre ans. Souffre depuis quatre ans, au milieu d'une foule de troubles nerveux, d'un urticaire avec **œdèmes brusques**, bouffissure de la face, de la gorge, des bourses, avec peu de prurit, mais des cloques qui apparaissent rapidement, tantôt sur tout le côté droit, tantôt sur tout le côté gauche, surtout quand il a pris du sel en mangeant, ou des œufs, ou du choux, ou du bouillon gras. Ces troubles et cette susceptibilité disparaissent après trois cautérisations (1909).

Obs. IV. — Mlle P., soixante-sept ans. Constipation ancienne, céphalée nocturne, varices, phlébite chronique de la jambe gauche, n'a pas mangé de viande depuis six ans. Deux cautérisations la guérissent de sa constipation, et en quelques jours, l'œdème énorme de la jambe gauche a totalement disparu. Cette guérison m'a depuis été encore confirmée par lettre plusieurs mois après (1911).

Obs. V. — M. G. A la suite d'un **coup de fouet** double, il y a quatre mois, ce malade souffre des jambes et présente de l'œdème qui le force souvent à garder le lit. Une saison à Bagnolles ne le soulage pas. Une première cautérisation fait cesser les douleurs en deux jours et l'œdème diminue sensiblement. Une seconde cautérisation fait disparaître complètement l'œdème, qui ne reparaît plus, malgré de longues stations debout.

ŒSOPHAGE.

Obs. I. — M. B., soixante et onze ans. A depuis plusieurs mois des crachements de sang et des spasmes de l'œsophage, de l'artériosclérose. Deux cautérisations suppriment le **spasme de l'œsophage**, le malade se sent plus fort et ne revient plus à la consultation (Hôtel-Dieu, 1910).

Obs. II. — Mme M. G., soixante-sept ans. Dysphagie et **rétrécissement spasmodique** de l'œsophage depuis treize ans. Après trois cautérisations, elle avale facilement de gros morceaux et n'éprouve plus aucune gêne depuis (Polycl. H. de Rothschild, 1912).

OTORRHÉE.

Obs. I. — P. C., onze ans. **Otorrhée** remontant à la **première enfance.** Arrêt de l'écoulement dès la première cautérisation et guérison rapide en un mois, avec réfection du tympan, sans aucun autre traitement (Polyclinique H. de Rothschild, janvier 1909).

Obs. II. — Hélène C., quinze ans et demi. Otorrhée consécutive à une otite **datant de six ans** et ayant résisté à divers traitements. L'écoulement s'arrête après deux cautérisations et le tympan est complètement restauré en moins de quinze jours, en même temps l'audition redevient presque normale (Polyclinique H. de Rothschild, janvier 1909).

Obs. III. — Simone H., six ans. Otorrhée depuis **la première enfance.** Le tympan se reforme complètement en un mois et l'audition reparaît presque normale, sans autre traitement (Polyclinique H. de Rothschild, janvier 1909).

Obs. IV. — Ch. B., neuf ans. Otorrhée droite datant de **trois** ans. En un mois, avec quatre cautérisations, l'otorrhée a cessé, sans aucun traitement local et le tympan est entièrement refait. Il persiste un peu de paracousie (*Id.*).

OBS. V. — Ed. C., un mois. Constipation et otite dès les premiers jours après la naissance. Constipation et otorrhée disparaissent en quelques jours (*Id.*).

OBS. VI. — M. A. B., vingt-neuf ans. Otorrhée gauche continue depuis l'âge de quatre ans. L'écoulement est tari en deux cautérisations, et le tympan parfaitement réparé après la cinquième cautérisation, moins de deux mois après le début du traitement, et sans aucune intervention locale (*Id.*).

OBS. VII. — M. J. P., trente-trois ans. Gastro-entérite hémorragique ancienne et otorrhée datant de l'enfance. Les selles cessent dès le lendemain d'être sanguinolentes, la seconde cautérisation fait disparaître les glaires, et le malade constate, et moi après lui, que son otorrhée est complètement tarie, mais sans réfection du tympan. Ce malade n'est malheureusement plus revenu, se jugeant guéri (Polyclinique H. de Rothschild).

OBS. VIII. — Pierre P., huit ans. Otorrhée double depuis deux ans. Guéri en sept cautérisations et un tympan est refait (*Id.*).

OBS. IX. — Louis M., huit ans et demi. Otorrhée de trois mois. Tympan refait en quinze jours (*Id.*).

OBS. X. — Henriette M., onze ans. Otorrhée double dès l'enfance, guérie, et tympan refait en un mois, par quatre cautérisations sans autre traitement (*Id.*).

OBS. XI. — Mlle P. Entérite, gastralgie, acné. La constipation, les gastralgies et l'acné disparaissent après la seconde cautérisation. Une otorrhée gauche qui durait depuis quinze ans et qui avait provoqué l'ablation des osselets se tarit en même temps (Dr Rabion, 1909).

OZÈNE.

OBS. I. — Mme P. Entérite muco-membraneuse datant de quinze ans. Pus, sang, etc. Point cæcal, coryza chronique. Ozène, perforation du vomer. Aucun témoignage de spécificité. Première cautérisation : moins de coryza, selles normales depuis ; exagération passagère, puis disparition du point cæcal. Deuxième cautérisation : répétition des mêmes phénomènes qui s'étaient effacés après quinze jours ; va parfaitement depuis lors, l'ozène a disparu (mai 1908).

Obs. II. — Jeanne F., douze ans. **Ozène**. L'odeur, puis l'écoulement disparaissent en six cautérisations.

Obs. III. — Mlle C. D. vingt-neuf ans. **Ozène** depuis l'enfance, sans atrophie. Disparaît en une fois (Polycl. H. de Rothschild).

Obs. IV. — René C., onze ans. **Ozène** atrophique, avec absence totale des cornets inférieurs. La première cautérisation diminue sensiblement la punaisie qui disparaît totalement après huit cautérisations.

Obs. V. — Marcelle B., dix ans. **Ozène** atrophique depuis le premier âge. Disparition de toute odeur après huit cautérisations. Je n'ai plus revu, depuis plus d'un an, cette enfant qu'on devait me ramener en cas de récidive.

Obs. VI. — Mme C., vingt-trois ans. **Ozène** ancien. Guérie en trois cautérisations.

Obs. VII. — Mlle Q., vingt-quatre ans. **Ozène**, anosmie de deux ans. Guérie en une seule fois.

Obs. VIII. — Mlle D., vingt-six ans. Rhinite postérieure et **ozène** au début. L'ozène et la rhinite disparaissent en deux cautérisations (1909).

Obs. IX. — Mme L. M., quarante-deux ans. **Ozène** atrophique manifeste depuis cinq ans. L'odeur disparaît après une cautérisation et n'est pas reparue depuis février 1911.

PALPITATIONS.

Obs. I. — M. P. M. Neurasthénie, avec vertige, anxiété, dérobements douloureux, **palpitations**. Tous les troubles disparaissent en quatre cautérisations depuis mars 1908.

Obs. II. — Mme B. **Palpitations**, gastralgie, dyspepsie, pyrosis, éructations, crachottement, vertiges, syncopes, céphalée datant d'une scarlatine dans l'enfance. Ces troubles disparaissent avec une seule cautérisation (avril 1909).

Obs. III. — Mme A. Neurasthénie, mélancolie, cauchemars, **palpitations habituelles**, anxiété cardiaque, sans aucune lésion au cœur. Tous ces troubles sont apparus à la suite de surmenages divers, et durent depuis trois ans. Deux cautérisations diminuent les troubles cardiaques (octobre 1909).

Obs. IV. — Mme H., cinquante-sept ans. Congestion ophtalmique, éternuements, entérite chronique, **palpitations**, bouffissure du visage. Guérison. Aucune rechute (février 1908).

Voy. NEURASTHÉNIE, ANXIÉTÉ, BASEDOW, etc.

PARALYSIE FACIALE.

OBS. I. — Mme E. N., cinquante-cinq ans. **Paralysie faciale droite** depuis quinze jours, suite de refroidissement. La première cautérisation a provoqué, me dit la malade, une sorte de convulsion de la bouche le soir même, avec quelques douleurs, puis les mouvements sont rapidement revenus, elle ne salive plus, parle plus distinctement, et la paralysie est certainement, quand je la revois, diminuée de moitié. Une seconde cautérisation supprime ce qu'il en restait en huit jours (Polycl. H. de Rothschild, 1912).

PARKINSON (Maladie de).

OBS. I. — M. W., soixante ans. **Maladie de Parkinson.** Ténsion artérielle, 24. La première cautérisation abaisse la tension à 17, et elle se maintient bonne. Après quatre cautérisations, le malade a pu faire des exercices de piano (il est compositeur) qu'il avait dû abandonner depuis deux ans ; il a pu écrire, dessiner et le trait est parfait. Il n'a plus de crampe dans les doigts, ni crampes d'estomac, il peut relever la lèvre inférieure, qui était procidente, ne bave plus la nuit. Mais je n'obtins plus d'autre amélioration que celle de l'état général, qui resta bon (Polycl. H. de Rothschild).

PELADE.

OBS. I. — La petite C., sept ans. Plaques de **pelade**, depuis plusieurs années. Une disparaît en quelques jours, et ne reparaît plus. Une autre disparaît en quinze jours, reparaît après deux mois. Une nouvelle cautérisation la fait disparaître définitivement (Hôtel-Dieu, 1910).

OBS. II. — Mme H. Ne perd plus ses cheveux depuis que je l'ai guérie d'une entérite. **Pelade** disparue (1910).

OBS. III. — Mme H. Soignée par moi pour une entérite muco-membraneuse, m'apprend qu'une plaque de **pelade**, large comme une pièce de cinq francs, et qu'elle avait depuis plusieurs années, vient de disparaître en peu de temps (1911).

PELLICULES.

OBS. I. — Mlle L. Coryza chronique et irritation gingivale due a de mauvaises dents négligées. Les deux troubles s'amendent en quelques cautérisations, et la malade m'apprend que ce dont elle est le plus charmée, c'est la disparition complète de **pellicules** abondantes du cuir chevelu, contre lesquelles elle luttait vainement depuis son enfance (1909).

OBS. II. — M. L. Migraineux et constipé depuis l'enfance. Les migraines disparaissent et le malade fait par la suite quelques petits accès de goutte. Des **pellicules** dont il était affligé depuis toujours disparaissent en quelques jours, et ne réapparaissent plus, depuis trois ans, me dit son médecin (1909).

OBS. III. — Mme C. L. Dysménorrhée, acné du visage, **pellicules**, disparues en deux cautérisations sans rechute pendant près de trois ans (1909).

OBS. IV. — M. le Dr P. Pharyngite et glossite gauches, améliorées en deux cautérisations. Le malade m'apprend en outre que depuis la première, les **pellicules** ont totalement disparu sur la moitié gauche du crâne, où elles abondaient depuis des années, malgré tout traitement, le côté droit n'en présentant jamais (1909).

PHLÉBITE.

OBS. I. — Mlle P., soixante-sept ans. Constipation ancienne, céphalée nocturne, varices, **phlébite** chronique de la jambe gauche, n'a pas mangé de viande depuis six ans. Deux cautérisations la guérissent de sa constipation, et en quelques jours, l'œdème énorme de la jambe gauche a totalement disparu. Cette guérison m'a depuis été encore confirmée par lettre plusieurs mois après (1911).

PHOSPHATURIE.

OBS. I. — **Phosphaturie** ancienne et douleurs lombaires. Prurit anal, disparition de la phosphaturie en quelques cautérisations.

POULS RALENTI.

Voy. PRESSION ARTÉRIELLE.

PRESSION ARTÉRIELLE.

Le maintien actif, à l'intérieur de l'organisme, d'une

pression qui fasse constamment équilibre à la pression extérieure et suive ses variations, et qui permette en outre la circulation capillaire, doit exiger la vigilance, la compétence et l'activité de centres nerveux, qui ne peuvent qu'être considérables. Ces centres régulateurs, que j'ai appelés *monostatiques*, dominent toute la vasomotricité; ils doivent par conséquent réunir un assez grand nombre d'éléments et avoir la capacité d'une grande réserve de tonus. Ils doivent d'autre part être constamment et immédiatement informés des variations de la pression extérieure, de celles des pressions intérieures, et aussi des effets directs de leur propre activité, cette dernière information étant fournie par une *manoesthésie* qui est pour l'appareil vasomoteur ce que le sens des attitudes est pour la locomotricité. J'ai étudié, en 1893, les fonctions *baresthésiques* de l'oreille dans la série animale, qui nous informent des variations extérieures de pression, ses fonctions *manoesthétiques*, qui apprécient les variations de la pression céphalo-rachidienne et surveillent sa régulation, ses rapports avec la régulation du rythme respiratoire, du rythme cardiaque, et aussi avec la tension artérielle. Ces voies d'information directe ne sont naturellement pas les seules, et, sans atteindre la haute spécialisation tactile de l'oreille, toute la tactilité interne et externe y contribue, d'une façon plus ou moins explicite.

Le terme de *centre vasomoteur principal*, que Bechterew donne à ce centre, qu'il localise dans le noyau central inférieur du bulbe, ne répond donc qu'à la fonction centrifuge de cet appareil, et ne définit ni sa fonction d'information, ni son rôle d'adaptation et d'équilibration. C'est pourquoi j'ai adopté le mot **manostatique**, plus physiologique, et qui, comme ceux de *thermostatique*, de *trophostatique*, d'*hygrostatique*, etc., enveloppe cette triple attribution, en définissant le caractère d'activité propre aux centres bulbaires de cette formation.

Obs. I. — M. D., quarante-sept ans. Surdité légère, otorragies, soigné depuis plusieurs années pour artériosclérose : régime dépressif, haute fréquence, etc., traitement qui n'a jamais, me dit-il, pu faire descendre sa pression au-dessous de 22 (Potain). Je lui trouve 24. Une première cautérisation, en une minute, abaisse à 16 ; six jours après, la pression est de 17 ; trois semaines après, encore 17, bien qu'il ait de lui-même repris son ancien régime, viande, vin, café, alcool, tabac. Cette amélioration s'est maintenue depuis deux mois. La surdité s'est également abaissée de — 45 à — 22 secondes. Ce malade, malgré mes avis, reprend sa vie excessive et meurt d'apoplexie un an après.

Obs. II. — M. S., soixante ans environ. Artérioscléreux, surdité paroxystique, vertige, oppression céphalique. Une cautérisation diminue la tension d'abord de 22 à 20, puis, cinq mois plus tard, je la retrouve à 17, sans changement de vie. Vertige et oppression ont immédiatement disparu, sans récidive.

Obs. III. — Mme de B. (Basedow). De 22 descend à 16 en moins d'une minute ; huit jours après, 16 ; un mois après, 16 encore.

Obs. IV. — M. B., quarante-neuf ans, De 24 à 20 ; deux jours après, 17 ; quinze jours après, 15.

Obs. V. — M. de B. Oppression respiratoire et vasculaire, de 22 à 16 ; un mois après, 16.

Obs. VI. — Mme B., cinquante-deux ans. Ménopause, céphalée continue, de 27 à 16.

Obs. VII. — Mme C., vingt-sept ans. Oppression vasculaire, retard de règles, céphalée, de 20 à 13 en moins d'une minute.

Obs. VIII. — M. de G. Congestif emphysémateux, 19 à 16 ; un mois après, 16.

Obs. IX. — M. H., trente ans. Père et grand-père morts d'artériosclérose ; 21 à 16 ; un mois après, 16.

Obs. X. — Mme J., quarante-deux ans. Ménopause, oppression cardiaque, de 25 à 16 ; un mois après, 17.

Obs. XI. — Mme M. Ménopause, congestions, vertige intense, de 21 à 15 ; deux mois après, 15.

Obs. XII. — Mme M., quarante-six ans. Ménopause, anxiété paroxystique, de 24 à 15, le pouls de 88 à 76.

Obs. XIII. — Mme R. Ménopause, 22 à 15 ; huit jours après, 16.

Obs. XIV. — M. S. Artérioscléreux, quarante-deux ans, de 20 à 16.

Obs. XV. — Mlle V., vingt-sept ans. Migraines fréquentes, 27 à 18. Un mois après, 17 ; aucune migraine.

Obs. XVI. — Mme V. B. Ménopause, oppression vasculaire, 24 à 15 ; un mois après, 15.

Obs. XVII. — M. N. Migraines, hémorrhoïdes, épistaxis, 22 à 16.

Obs. XVIII. — M. G. Congestif, quarante-cinq ans, 24 à 13.

Obs. XIX. — Mme M., soixante-six ans. Hémorroïdes, oppression vasculaire, de 27 à 17 ; pouls de 86 à 64.

Obs. XX. — M. de B., soixante-dix-huit ans. Otosclérose, artériosclérose, 23 à 16.

Obs. XXI. — Mlle D. Congestions cutanées, pollakiurie, 21 à 16.

Obs. XXII. — Mme C. Ménopause, hémoptysies, migraines, 21 à 16.

Obs. XXIII. — Mme D., soixante-huit ans. Congestions céphaliques, vertiges, 22 à 17.

Obs. XXIV. — M. C. Tabes, ictus vertigineux, 29 à 17.

Obs. XXV. — Mme F. Ménopause, métrorragies, hémoptysies, épistaxis depuis cinq ans, 32 à 20 en deux minutes ; et huit jours après, de 24 à 20 de nouveau ; quinze jours après, 20 ; n'a pas perdu de sang depuis la première cautérisation.

Obs. XXVI. — M. L., cinquante-deux ans. Congestif, 22 à 18 ; quinze jours après, 16.

Obs. XXVII. — M. W. (Parkinson). Cinquante-trois ans, 24 à 16 ; huit jours après, 15.

Obs. XXVIII. — Mme D. (Basedow). 20 à 17 ; huit jours après, 14.

Obs. XXIX. — M. V., quarante-huit ans. Otosclérose, artériosclérose, 23 à 17.

Obs. XXX. — Mme C. Epilepsie, 22 à 17.

Obs. XXXI. — Mlle D., dix-sept ans. Chlorobrightique, 24 à 18; huit jours après, 19.

Obs. XXXII. — Mme D., cinquante ans (Basedow). 25 à 18, puis à 16.

Obs. XXXIII. — Mme G. Métrite hémorragique depuis six mois, perd du sang à chaque effort, 23 à 14.

Obs. XXXIV. — M. M., cinquante-huit ans. Artériosclérose, 29 à 21, pouls de 136 à 116.

Obs. XXXV. — Mme L. Oppression respiratoire et vasculaire, ménopause, 25 à 17.

Obs. XXXVI. — M. B., aviateur. Oppression circulatoire, vertige, obnubilation à chaque descente d'aéroplane, 22 à 16 ; trois mois après, encore 16. Moins de troubles.

Obs. XXXVII. — Mme H. Artériosclérose, tension 26, abaissée par une cautérisation à 18 pendant deux mois. Puis nouvelle ascension à 24, abaissement immédiat à 16,5, qui persiste. Chez certains neurasthéniques déprimés, le même point a fait en revanche remonter la tension. M. B., cinquante ans, dépression, asthénie générale, 13,5 à 15. Douze jours après, 16.

Obs. XXXVIII. — Mme M., quarante-sept ans. Troubles de la ménopause, artériosclérose, tension artérielle 24, hémoptysies, oppression respiratoire congestion hépatique. La première cautérisation ramène la tension à 17, arrête définitivement les crachements de sang, supprime l'oppression. La malade monte facilement les escaliers, et sent moins la gêne hépatique. Ses règles s'arrêtent définitivement et elle me déclare se porter comme elle n'avait pas fait depuis longtemps (Polycl. H. de Rothschild).

Obs. XXXIX. — M. de B., soixante-dix-huit ans. Tension artérielle 23, abaissée à 16 aussitôt. Dix mois après, elle est encore à 16. Je ne cautérise pas, et l'année suivante, je note de nouveau 16, 5. Aucun trouble vertigineux ou congestif depuis la première cautérisation.

Obs. XL. — M. B., quarante-neuf ans. Tension artérielle 24, réglée à 17 en deux cautérisations. Trois mois après 15, puis trois mois après de nouveau 15 (1911).

Obs. XLI. — Mme C., soixante et onze ans. Artériosclérose, angine de poitrine, plusieurs crises atroces par jour que l'on ne parvient pas à calmer avec la morphine, à peine 60 grammes d'urine, constipation absolue, tension artérielle 24. Sur la demande de la famille, qui a fait venir la malade à Paris, et dans l'espoir de calmer les douleurs violentes de l'angine de poitrine au milieu desquelles on s'attend à la voir passer d'un moment à l'autre, tant elles sont vives, je fais une première cautérisation. La tension artérielle tombe aussitôt à 17, la malade cesse de souffrir, n'a plus une seule crise douloureuse. L'intestin fonctionne quelques heures après et la malade a 1.500 grammes d'urine dans les vingt-quatre heures qui suivent. Une seconde cautérisation, deux jours après, semble réduire la dilatation gastrique. Après une troisième, la malade se sent assez bien pour se croire guérie, car elle n'a plus aucune douleur, se lève et doit repartir le surlendemain dans le Midi. On me demande une dernière cautérisation pour l'estomac un peu paresseux. Le soir même, en se mettant à table avant de prendre son train de nuit, elle meurt d'embolie en quelques minutes. « Nous ne pourrons oublier, m'écrit son fils, que c'est grâce à vous que ces terribles crises ont disparu et qu'elle a pu vivre ses derniers jours dans un calme relatif et finir sans souffrances atroces. »

Obs. XLII. — Mme G., soixante-quatorze ans. Albuminurie, tension artérielle abaissée de 30 à 19.

Obs. XLIII. — M. de N., soixante-quatre ans. Artériosclérose, angine de poitrine avec phénomènes symétriques à droite, barre thoracique, oppression vasculaire des deux bras, anxiété, tension 19. Constipation. Ce malade m'écrit que la « gêne de poitrine a disparu instantanément, en sortant de chez moi. Il a pu faire une course rapide, en terrain montant, trois heures après, ce qu'il n'avait pu faire depuis un an. La constipation a disparu dès le lendemain (novembre 1911). La tension, qui étant descendue à 16,5 était encore à 16 quand je revis le malade un an après.

Obs. XLIV. — M. J. G., soixante-sept ans. Congestion rétinienne droite, mouches volantes, sans lésion du fond de l'œil (Morax, Valude). Tension artérielle 23. Une cautérisation abaisse la tension à 17, et après quelques cautérisations les troubles de la vue semblent très diminués, la tension restant réglée.

Obs. XLV. — Mme L. Souffre depuis sept mois d'oppression cardiaque, avec tachycardie. arythmie, essoufflement, un pouls de 160, et une tension de 26. Ces troubles coïncident avec la ménopause, et le traitcment à la digitale, prescrit par le Dr Vaquez, n'a, dit la malade, produit aucun effet. Une cautérisation abaisse la tension à 16, et règle le pouls à 70, faisant disparaître l'oppression et l'essoufflement. Une grippe avec congestion pulmonaire intense survient alors, mais je retrouve ensuite la malade, qui garde son amélioration.

Obs. XLVI. — M. P. H. Pouls ralenti, entre 35 et 40 pulsations, atonie, dépression, fatigue, vertige gauche, rhino-pharyngite gauche, érysipèles répétés sur la face gauche, petite angine de poitrine, douleurs du bras gauche, anxiété. Son cœur a souvent été examiné et trouvé sain. A la première cautérisation, la pression artérielle, de 19, descend aussitôt à 16, et le pouls remonte à 70. Huit jours après, le malade me revient avec une tension qui est restée fixe à 16,5, et un pouls à 60. L'angine de poitrine, les douleurs du bras, le vertige et l'anxiété ont disparu dès le lendemain de ma cautérisation (1912).

PROLAPSUS.

Obs. I. — M. W., quarante ans. Hémorroïdes et **prolapsus**. Mieux en sept cautérisations.

Obs. II. — Mme K. Céphalée, constipation, **prolapsus** vésical et rectal depuis plusieurs années. Quatre cautérisations font disparaître les prolapsus, après une crise douloureuse d'une heure aussitôt après la piqûre.

PRURIGO.

Obs. I. — Coliques, gastralgies et **prurigo** guéris par une seule cautérisation.

Obs. II. — Une dame, soignée depuis huit mois à l'hôpital Saint-Louis pour une affection qualifiée de **prurigo** par M. Brocq et de lichen par M. Darier, sans aucun soulagement à des démangeaisons atroces qui lui faisaient passer toutes ses nuits à pleurer et à se déchirer de ses ongles, fut témoin de quelques effets rapides de mon traitement sur l'affection chronique d'un de ses parents, et me demanda de la traiter. Comme elle était en même temps très constipée depuis des années, je commençai par m'attaquer à l'appareil digestif et la cautérisai dans ce sens. Un quart d'heure après la piqûre, le prurit s'exalta au point qu'elle dut prendre une voiture pour rentrer chez elle. Mais deux heures après, il disparut tout à fait, la nuit se passa sans démangeaison et il ne s'en reproduisit plus

depuis. Quelques jours après, les plus petites papules disparaissaient visiblement, et leur disparition se faisait de la racine
des membres vers l'extrémité. Après un mois, seules, de
grandes papules cornées persistaient sur les pommettes, aux
mains et aux pieds. Le mois suivant, je renvoyai la malade se
montrer à M. Brocq, qui demanda la suspension de mon traitement, à titre d'essai. Je conseillai de mon côté à la malade
de cesser tout régime et de risquer quelques excès de table.
Quelques petites papules reparurent, mais sans aucun prurit.
Alors M. Brocq lui fit reprendre mon traitement nasal, et le
mois suivant, toute trace d'affection cutanée avait disparu, la
malade n'ayant repris aucun régime. La constipation, que
j'avais manquée d'abord, ne disparut qu'après la troisième
cautérisation. Ce n'est donc pas en agissant sur les fonctions
digestives qne j'avais rétabli d'emblée l'activité directrice des
centres organostatiques.

Obs. III. — M. B. Neurasthénie depuis un an, dépression,
atonie générale, anxiété, mélancolie, palpitations. **Prurigo**
généralisé, et par-dessus tout, insomnie. Il a renoncé à tout
travail professionnel. Après quelques alternatives d'amélioration et de rechutes, il est tout à fait guéri en un mois de tous
ses troubles, dort parfaitement, travaille et ne souffre plus de
démangeaisons.

PRURITS.

L'irritation des organes internes est provoquée ou
accompagnée par l'irritation des centres bulbaires qui
normalement veillent sur ces organes. Au niveau de ces
centres prennent naissance des racines nerveuses à fonction sensitive ou trophique, et à l'extrémité des nerfs
qu'elles forment se produisent des réverbérations irritatives
telles que prurit, hyperesthésie, névralgie, migraine, ou
acné, urticaire, eczéma, psoriasis, herpès, etc. La sollicitation naso-bulbaire de ces centres a pour double effet de
faire cesser le trouble de l'organe profond et aussi sa réverbération superficielle.

Voici quelques expériences assez variées, choisies dans
un grand nombre.

Obs. I. — Mme R., trente-six ans. Anxiété apparue subitement en crise, au milieu de la nuit. Depuis éblouissements, étourdissements, palpitations, gastralgies, dépressions. Ne peut supporter la foule, traverser seule les rues, séjourner dans les grands magasins qui l'affolent, vertige de l'escalier. Ses grandes crises d'agoraphobie s'accompagnent obsessivement d'idées de suicide et d'un **prurit** violent de la région œsophagienne. Plusieurs membres de sa famille sont asthmatiques. Une cautérisation supprime net du jour au lendemain toute anxiété et toute agoraphobie. Elle circule seule, revient chez moi sans être accompagnée, me dit n'avoir plus aucune angoisse, aucune constriction, aucun prurit de la gorge, et avoir repris son équilibre moral parfait. Cet état durait depuis trois ans (1909).

Obs. II. — M. A. M., vingt-six ans. Crevasses symétriques des doigts, **prurit**. Mieux en deux cautérisations (Polycl. H. de Rothschild).

Obs. III. — M. B., vingt-six ans. Coryza chronique, varices pharyngées et surtout **prurit anal** intense depuis plusieurs années, phosphaturie. Le prurit disparaît après la seconde séance (1909).

Obs. IV. — Mme D., quarante ans. **Prurit auriculaire**, depuis plusieurs années, surtout le matin, alternant avec un gonflement assez net du cou et avec un peu de fièvre. Tout disparaît en trois cautérisations (1909).

Obs. V. — Mme D., quarante-quatre ans. Professeur de chant, très gênée par une sécheresse continue de la gorge avec **prurit laryngé**, anxiété, raucité de la voix, agoraphobie, anxiété nocturne. Tous ces troubles disparaissent en deux cautérisations (1909).

Obs. VI. — M. L., quarante-quatre ans. Souffre depuis quatre ans, au milieu d'une foule de troubles nerveux, d'un urticaire avec œdèmes brusques, bouffissure de la face, de la gorge, des bourses, avec peu de **prurit**, mais des cloques qui apparaissent rapidement, tantôt sur tout le côté droit, tantôt sur tout le côté gauche, surtout quand il a pris du sel en mangeant ou des œufs, ou des choux, ou du bouillon gras. Ces troubles et cette susceptibilité disparaissent après trois cautérisations (1909).

Obs. VII. — M. I. Entérite, conjonctivite, **prurit auriculaire**. Ce

.dernier trouble disparaît immédiatement après une cautérisation (1910).

Obs. VIII. — Mme L. **Prurit auriculaire** sans eczéma, depuis
plusieurs mois. Disparition rapide, en moins d'une heure,
après une cautérisation (1910).

Obs. IX. — Mme D. **Prurit généralisé** depuis plus d'un an. Disparu après deux cautérisations (1911).

Obs. X. — Mlle M., dix-huit ans. N'est pas réglée, mais a,
depuis deux ans, chaque mois, très régulièrement, trois jours
de coryza aigu, avec **prurit nasal** intense. Deux cautérisations.
Après la seconde, à la date habituelle, les premières règles
sont apparues, sans douleur ni trouble aucun, et la rhinite
attendue ne s'est pas produite. Le mois suivant, pas de règles,
mais reprise du coryza. Une nouvelle cautérisation remet tout
en ordre et définitivement (janvier 1908).

Obs. XI. — Petite C., six ans. **Prurit nasal** intense avec constipation opiniâtre depuis la naissance. Une cautérisation provoque une débâcle le soir et le lendemain, et la malade guérit
après quelques oscillations, mais le prurit avait disparu dès
le premier jour (mai 1908).

Obs. XII. — Mme A., trente-deux ans. Migraines nasales,
avec céphalée continue, depuis une fièvre typhoïde à l'âge de
vingt ans. **Prurit généralisé** et continu, coryza habituel,
hydrorrhée nasale, et aménorrhée depuis un an. Une première
cautérisation améliore tous ces symptômes et après une seconde,
quatre jours après, les règles reviennent. Petite rechute,
quatre mois après, des troubles migraineux et prurigineux,
guéris de nouveau par une cautérisation. Les règles se sont
maintenues normales (avril 1909).

Obs. XIII. — M. A. Maladie de Bright. **Prurit urémique,** nausées.
Ces deux troubles disparaissent pendant un mois à la suite
d'une cautérisation (décembre 1909).

Obs. XIV. — M. G., quarante-sept ans. Crise d'asthme nocturne associé depuis quatre ans à des crises d'érections douloureuses avec poussées de **prurit** nasal pénible. Une première
cautérisation fait disparaître l'oppression et les érections
cessent pendant trois nuits. Une seconde produit les mêmes
effets. Une troisième et une quatrième espacent sensiblement
les accidents. Il ne reste bientôt que de l'oppression sans

asthme et l'irritation génitale s'atténue. La guérison se maintient de novembre 1909 à janvier 1912.

Obs. XV. — M. M., vingt-cinq ans. Asthme nasal, emphysème, oppression digestive, ne supporte ni tabac ni café depuis plusieurs années, dort mal. **Prurit** intense du cuir chevelu, urticaire blanc. Tous ces troubles disparaissent en trois cautérisations. Le malade dort, mange de tout, fume et prend son café sans aucun ennui, le prurit et l'urticaire ne réapparaissent plus. L'asthme disparaît après la seconde cautérisation (1912).

Obs. XVI. — Mme V. R. Eczéma symétrique depuis un mois, jambes, poignets et bras. Le prurit exaspère jusqu'à la nausée, constipation habituelle, intolérance digestive. Quatre cautérisations font disparaître le prurit, l'eczéma et la constipation. Un dîner au poisson avec huîtres, café, etc., provoque une légère rechute. Une cinquième cautérisation dégage totalement; plus de régime, bouillabaisse, crustacés, fraises, tout est toléré. La malade peut prendre des bains de mer, qui ne lui réussissaient pas, sans aucun inconvénient (1912).

PRURIT VULVAIRE.

Obs. I. — Mme M. Souffre depuis quatre ans de leucorrhée, de **prurit vulvaire** intense, de plaques érythémateuses sur la face interne des cuisses, de douleurs cystiques, depuis un curetage. Les règles ne sont pas revenues depuis cette époque, mais chaque mois ramène des névralgies du plexus solaire, de l'entéralgie, des selles filiformes, et une grande dépression morale. Immédiatement après la cautérisation, le prurit vulvaire disparaît; en deux jours, la leucorrhée se tarit et pendant plusieurs jours, de la pesanteur et quelques élancements de la région ovarienne font croire à la malade que ses règles allaient réapparaître. Une courte altération de sa voix, à laquelle elle tient par-dessus tout, lui fit alors redouter de suivre ce traitement, et je ne la revis plus. Sa voix n'a d'ailleurs aucunement souffert, et des amis communs m'ont affirmé que sa santé et son humeur étaient depuis ce temps parfaites, mais les détails me manquent.

Obs. II. — Mme M. Rétroversion utérine. Grippe, il y a trois ans. Depuis cette époque, irritabilité nerveuse générale. Troubles digestifs, simulant l'entérite, urines troubles et épaisses, polyurie, secousses nerveuses, surtout au lit, avec sensation que ces secousses, à forme critique, lui évitent des attaques nerveuses qu'elle sent monter en elle, et qui aboutiraient à quelque crise terrible si une secousse de tout le corps ne rompait l'aura. Bien réglée, souffre beaucoup chaque fois, idées noires, anxiété, énervements, excitations, empressements brusques à toutes ses besognes, étourdissements, palpitations, vertiges, étouffements, **prurit vulvaire** et excitation génitale intense, rêves voluptueux particuliers, toujours les mêmes, dans lesquels elle joue le rôle de succube sans que jamais l'homme apparaisse dans ces rêves. La première cautérisation règle l'intestin, supprime l'entérite, les frissons, les sensations de froid et la polyurie. Un **violent prurit** nasal disparaît. Une troisième cautérisation supprime le prurit vulvaire, la malade dort parfaitement, comme elle n'a pas dormi depuis trois ans. Une quatrième supprime divers petits énervements et quinze jours après le début du traitement, les rêves ont complètement disparu. La malade se sent améliorée de tous points en moins d'un mois (février 1910). Les règles ont passé sans aucun trouble.

Obs. III. — Petite B.. B., cinq ans. **Prurit vulvaire**, nymphomanie. Améliorée et guérie après quatre cautérisations (Polycl. H. de Rothschild).

Obs. IV. — Mme C. Constipation, migraines, étourdissements continuels, érythème nasal, pieds glacés, **prurit vulvaire**. Une cautérisation : disparition de tous les symptômes, sauf l'érythème, dès le lendemain matin (février 1909).

Obs. V. — Mme D., quarante-six ans. Ménopause, albuminurie légère, dysurie (500 grammes), diarrhée continue depuis des années, ictère fréquent, coliques hépatiques, oppression, palpitation, **prurit vulvaire**, insomnie. La première cautérisation dégage l'appareil digestif, la malade digère mieux, se sent bien, a des selles presque normales, puis elle a 1.200 grammes d'urine et le prurit vulvaire diminue. Les règles suspendues depuis quatre mois, reviennent une dernière fois. Le sommeil est meilleur. Tous les troubles disparaissent, ainsi que l'albuminurie, après deux mois (1910).

Obs. VI. — Mme G. de C. Diabète depuis douze ans, avec 63 grammes de sucre, et un affaiblissement notable de la vue qui lui interdit toute lecture. Six cautérisations diminuent le sucre à 30 grammes et la vision est assez revenue pour que la malade lise facilement les lettres qu'elle reçoit. Le prurit oculaire et le **prurit vulvaire** ont disparu.

Obs. VII. — Mme G. Gravelle urinaire depuis plusieurs années. Se plaint de douleurs vives au niveau des petites lèvres, qui sont gonflées et rouges, en bourrelet, et douloureuses au point que le passage de l'urine la fait presque crier, et que le frottement du linge est atrocement brûlant. Les urines, normales après deux cautérisations, ne provoquent plus de brûlure, et le prurit et l'irritation disparaissent en vingt-quatre heures (1912).

PSORIASIS.

Deux observations communiquées par le Dr Louis, de Moreuil (Somme).

Obs. I. — Un **psoriasis** généralisé, ayant débuté, au dire du malade, en octobre 1909. En juin 1910 le malade est complètement couvert de squames. Les traitement les plus divers, par moi essayés, n'ont fait, depuis six mois, que transformer les « gouttes » en « médaillons » et les médaillons en larges plaques. En juin 1910, il n'existe plus une seule zone de peau saine.

Première cautérisation, le 10 juin. Amélioration légère mais progressive, les squames diminuent d'épaisseur et de quantité. Deuxième, le 10 juillet, suivie d'une amélioration plus rapide. En octobre, la peau est redevenue à peu près normale ; le malade, alité pendant de longs mois, reste levé. En décembre, il reprend son travail d'ouvrier agricole. Il est complètement guéri.

Obs. II. — M. L. A des plaques de **psoriasis** éparses sur le corps, depuis de longues années. Une cautérisation, et quelques jours après, les placards ont disparu. Quelques écarts de régime n'ont même pas fait reparaître la moindre tache.

Obs. III. — Mme C. L., trente-six ans. **Psoriasis** depuis dix ans, dans les cheveux et les sourcils, avec prurit intense. Le prurit disparaît aussitôt après la première cautérisation, le psoriasis disparaît aussitôt du cuir chevelu après la seconde et diminue sur les yeux. Des plaques aux mains et aux pieds s'atténuent et la couronne seule persiste pendant un mois environ, puis disparaît.

Obs. IV. — Mme D. Neurasthénie, dilatation d'estomac, cryesthésie généralisée, **psoriasis**. Ces divers troubles, qui dataient de plusieurs années, cèdent à six cautérisations (Hôtel-Dieu, 1910).

Obs. V. — M. P. Guéri par moi en deux séances d'un asthmc des foins qui durait depuis quinze ans, a vu en même temps disparaître un **psoriasis** remontant à plusieurs années (1911).

PSYCHASTHÉNIE.

Obs. I. — M. S. Rhinite, digestion lente, nausées, somnolence. Travail intellectuel presque impossible; deux cautérisations, digère bien, ne somnole plus, les nausées et l'inappétence intellectuelle ont disparu, le travail est redevenu facile (septembre 1908).

Obs. II. — Mlle K., dix-huit ans. Migraines et céphalée susorbitaire. Dyspepsie, ne peut digérer aucune viande, régime végétarien absolu, diarrhée fréquente, inappétence complète à tout travail physique et intellectuel. Asthénie et teint addisonnien. Une cautérisation la guérit (1909).

Les migraines se font moins fréquentes et plus courtes, une sur huit qu'elle avait auparavant; puis disparaissent le mois suivant. Le teint se dégage; elle est plus gaie et travaille volontiers; l'asthénie, la diarrhée et la dyspepsie disparaissent. La malade mange et digère tout, a repris le régime mixte (juillet 1908).

Obs. III. — Mlle H., trente-deux ans. Dépression, psychasthénie. Depuis plus de six mois cette malade souffrait de céphalée, de dépressions, d'idées noires, d'incapacité absolue de tout travail, de névralgie faciale gauche, d'hyperhydrose palmaire et plantaire extrême, de battements gastriques, d'oppression et d'anxiété continues, et depuis sept mois, de tics nerveux de la face qui avaient précédé tous les autres symptômes. Tous ces troubles disparurent en quelques heures après une seule cautérisation, pour ne plus revenir (Polycl. H. de Rothschild).

Obs. IV. — Mme L. de C. Neurasthénie, épuisement nerveux, crise d'atonie, de faiblesses, dit qu'elle sent en elle-même « comme un sablier qui se vide », expression qu'ont parfois certains neurasthéniques, dérobements, vertiges, constipation opiniàtre, nausées. Une cautérisation supprime tous ces troubles d'adynamie, le vertige disparaît, et la malade dort, dit-elle, comme elle ne se souvient pas d'avoir dormi. Cette amélioration dure depuis 1909.

Obs. V. — Mme R., quarante ans. Migraines depuis l'âge de douze ans, vertiges fréquents avec sensation d'effondrement,

poussées d'ictère fréquentes, anxiété, claustrophobie, obsessions visuelles, atonie intellectuelle et insomnie à l'état presque
continu depuis plusieurs années. A été momentanément améliorée par l'eau de mer. La première cautérisation provoque
un sommeil profond, impérieux, comme avait d'ailleurs aussi
fait l'eau de mer; puis le sommeil devient régulier et normal
les nuits suivantes. Les autres troubles s'atténuent ensuite
(1909).

PTOSES.

Obs. I. — Mlle de B. Gastro-entérite datant de douze ans.
Asthénie gastrique et intestinale, sensation de **ptose** générale,
anorexie, constipation avec débâcles; a perdu 3 kilogrammes
le mois dernier; bouffées de chaleur, palpitation de la région aor-
tique, asthme des foins, blépharospasme, troubles du langage
et de l'écriture, maladresse des mouvements, casse beaucoup;
vertiges, tremblements, selles décolorées, urticaire. Traitements divers : Combes, Bourget, Roux; trois années à Châtel-
Guyon : Tissier, Hayem; sans résultats sérieux ou durables.
Une cautérisation : se dit guérie dès lors et depuis, d'après
les nouvelles de ces derniers jours (juillet 1908).

Obs. II. — Mlle P. Migraines, coryza, a maigri de 14 kilogrammes en un an, dilatation gastrique et atonie digestive
générale, foie congestionné, un peu d'ictère et de xanthélasma.
Sensation de **ptose** de tous les viscères abdominaux. Elle a,
selon son expression, l'estomac, non pas dans les talons, mais
sur les genoux, et la sensation que sans la paroi abdominale,
ses intestins s'écouleraient au dehors. Il lui est impossible de
faire un effort de défécation. Après deux cautérisations, cette
sensation a totalement disparu, ainsi que la constipation et les
troubles hépatiques (1911).

PTOSIS.

Obs. I. — Mlle C. Souffre depuis douze ans de céphalée, d'asthénie, de lourdeur occipitale. Pupille dilatée, adhérence de
la pupille après extraction du cristallin, photophobie, et **ptosis**
incomplet. La première cautérisation dégage, dit-elle, l'oppression oculaire pendant quelques heures, fait disparaître la photophobie, et quinze jours, après, les yeux sont sensiblement
plus ouverts, se lèvent mieux. Une seconde cautérisation. La
malade ne m'est pas revenue, et j'ignore son état actuel
(décembre 1909).

Obs. II. — Lucie H., sept ans. **Ptosis droit** datant de plusieurs années. Diminue après deux cautérisations, mieux ensuite.

PURPURA.

Obs. I. — Mme O., cinquante-deux ans. Veinosités, ecchymoses spontanées sur tout le corps, **purpura**, hématuries fréquentes, constipation. Une cautérisation fait cesser la constipation, et du même coup disparaît le purpura, ainsi que les hématuries (1909).

RHUMATISME.

Obs. I. — M. B. Diarrhée depuis treize ans, et **douleurs rhumatismales** depuis trois mois, continues. Une cautérisation diminue la diarrhée, les selles sont moulées. Les douleurs rhumatismales généralisées disparaissent presque instantanément (1912).

SALIVATION.

Obs. I. — M. B. Langue sèche, pharynx sec avec prurit, cette **sécheresse** augmente à la moindre émotion. Pas de glycosurie. Une cautérisation rétablit les sécrétions normales et supprime cette susceptibilité (1909).

Obs. II. — Mlle L. Vertige épileptique, cacosmie, nausées, **ptyalisme**, palpitations, variations thermiques extrêmes, incontinence d'urine diurne et nocturne. Chez cette jeune fille de vingt-huit ans, tous ces accidents, me dit-on, sont apparus à la suite d'une chute brutale sur le dos, il y a quatre ans. Une cautérisation. Deux jours d'excitation ambulatoire, règles normales depuis, l'anxiété, les vertiges, l'agoraphobie et la sialorrhée disparaissent. Pas de troubles pendant trois mois, puis rechute légère enrayée définitivement par une seconde cautérisation (septembre 1908).

Obs. III. — Mlle J. **Asthme nasal** depuis quinze mois, **hydrorrhée, sialorrhée, anosmie subite** dès que n'importe quel point du corps se refroidit, **oppression, toux, éternuements spasmodiques, picotement des yeux**. Une cautérisation supprime tous ces troubles à la fois et définitivement (avril 1908).

Obs. IV. — Mme V. Se plaint d'avoir depuis deux ans **la langue, les gencives, le gosier et le pharynx absolument secs**, avec une sensation de vernis étendu sur la muqueuse et de fendillement continu à chaque mouvement. **Aucune sensation de soif**, et même redoute le contact des liquides, qui ne la soulagent nullement. Pas de sucre dans les urines, qui sont normales. Cette dessiccation de la muqueuse bucco-pharyngée, qui ne s'est jamais étendue aux organes vocaux, s'accentue au moindre agacement, et apparaît pour la moindre contrariété, ét s'accompagne souvent d'un manque absolu de salive. Dès une première cautérisation, le 25 septembre 1909, tous ces phénomènes disparurent, et d'après le mari de la malade, que j'ai revu depuis, ne sont pas revenus.

Obs. V. — Mme D., quarante-quatre ans. Professeur de chant, très gênée par une **sécheresse** continue de la gorge avec prurit laryngé, anxiété, raucité de la voix, agoraphobie, anxiété nocturne. Tous ces troubles disparaissént en deux cautérisations (1909).

Obs. VI. — M. F. L. **Sécheresse** de la gorge, dépression après surmenage, soif continue, pollakiurie, polyurie, sans glycosurie, depuis plus d'un an. Tous les troubles cessent le soir même de la piqûre, pour ne plus reparaître depuis trois ans. (1909).

Obs. VII. — M. G., soixante et onze ans. Cancer des fumeurs, prenant la moitié droite de la langue, et la joue droite, a déjà été opéré il y a quinze mois. Trismus, **salivation énorme**, douleurs atroces et continues, a cessé de parler, s'alimente difficilement. Je lui fais une cautérisation, il salive beaucoup moins, ouvre un peu plus la bouche, parle un peu, et trois mois après cette cautérisation, il n'avait pas eu une seule crise de contracture douloureuse.

SCRUPULE.

Obs. I. — Mme L. M. Troubles digestifs, et anxiété sous diverses formes, entre autres la maladie du **scrupule**. Le scrupule et la dépression anxieuse disparaissent d'emblée, ainsi que les troubles digestifs (1909).

Voy. ANXIÉTÉS.

SELLES FÉTIDES.

Obs. I. — Mme D. Entérite, subictère et fétidité des selles depuis quinze ans. L'entérite et la constipation persistent pendant un mois, mais l'ictère disparaît, ainsi que la fétidité des selles, dès la première cautérisation (juin 1909).

Voy. GASTRO-ENTÉRITES.

SINUSITE.

Obs. I. — M. M., trente-quatre ans. **Sinusite frontale** chronique. A été opéré sans résultats. La rhinorrhée fétide et douloureuse disparaît après sept cautérisations.

Obs. II. — M. R. M., vingt-quatre ans. **Sinusite maxillaire** d'un an. L'écoulement diminue rapidement et tarit en un mois.

Obs. III. — Mme A. **Sinusite fronto-maxillaire** gauche, depuis deux mois, douloureuse et accompagnée d'infiltration et de congestion vive des téguments. Cette dame, d'une beauté réputée, craignait fort une opération que le professeur Berger lui avait représentée comme urgente, mais susceptible d'altérer la régularité de la ligne des sourcils. Quelques cautérisations arrêtèrent l'écoulement purulent, firent tomber l'infiltration, et en moins d'un mois, tout disparut (1909).

Obs. IV. — M. B., quarante-quatre ans. A gardé d'une **sinusite frontale** gauche, opérée un an auparavant, une névralgie sus-ophtalmique, avec écoulement nasal purulent. Deux cautérisations font disparaître l'écoulement et les douleurs (1909).

Obs. V. — Mlle L. Souffre depuis trois mois d'une **sinusite fronto-ethmoïdale**, qu'une intervention chirurgicale a aggravée, vertiges violents, rhinorrhée. Elle m'est adressée par le professeur Dieulafoy. Cinq cautérisations font disparaître tout signe de sinusite, en moins d'un mois. Guérison maintenue depuis 1910.

Obs. VI. — M^mc M., quarante-trois ans. **Sinusite maxillaire** gauche ancienne, avec névralgie faciale presque continue et pour laquelle elle a été opérée en province, il y a quatre ans. L'écoulement disparaît après la cinquième cautérisation, la douleur locale et la névralgie sont calmées après la septième, et définitivement (1910).

Obs. VII. — M^mo P. D. **Sinusite fronto-ethmoïdale** consécutive à une grippe, depuis deux mois. Tous les signes disparaissent en deux cautérisations (1912).

Obs. VIII. — M. de B. **Sinusite fronto-ethmoïdale** double datant de six mois. L'écoulement fut tari dès le lendemain de la première cautérisation. La névralgie diminua et disparut ensuite en huit jours après une seconde intervention (1912).

Obs. IX. — Mme W. **Sinusite maxillaire** droite depuis douze jours, douleurs vives. La première cautérisation fit disparaître les douleurs et supprima presque totalement l'écoulement, qui était abondant. La seconde cautérisation guérit définitivement, bien qu'une dent malade n'ait pas été enlevée (1912).

SOIF.

Obs. I. — Mlle L., vingt-huit ans. Cacosmie, nausées, œsophagisme. ptyalisme, crache de l'écume et bave en dormant, ptose gastrique ; palpitations, variations thermiques extrêmes, dysménorrhée et aménorrhées de plusieurs mois, incontinence d'urine nocturne et diurne, avec malaise, nausées, étourdissements, crise de mutisme, agoraphobie, **dipsomanie**. Tous ces phénomènes sont apparus, il y a quatre ans, à la suite d'une chute brutale sur le dos, sur des galets. Première cautérisation : deux jours d'excitation ambulatoire, règles normales depuis, l'anxiété et la sialorrhée ont disparu · elle a encore parfois de l'incontinence, mais sans malaise et seulement au moment de l'invasion du sommeil. Travaille et s'occupe de tout, toute la journée. Revenue en novembre pour une seconde cautérisation. Sans nouvelles depuis (septembre 1908).

Obs. II. — Lucie B., quatorze ans. Œdèmes, **polydipsie**, gastralgies, depuis plus d'un an. Disparus en deux cautérisations (Polycl. H. de Rothschild).

Obs. III. — La petite Andrée S., sept ans et demi. **Soif** intense et continue, et leucorrhée. Les deux troubles disparaissent après quelques cautérisations (Polycl. H. de Rothschild).

Obs. IV. — M. F. L. Sécheresse de la gorge, dépression après surmenage, **soif continue**, pollakiurie, polyurie, sans glycosurie, depuis plus d'un an. Tous les troubles cessent le soir même de la piqûre, pour ne plus reparaître depuis trois ans (1909).

Obs. V. — M. L. Souffrait depuis cinq ans d'une pharyngite, avec **soif intense** qui l'obligeait à se lever cinq ou six fois chaque nuit pour boire, gorge sèche et rouge. Pas de diabète. A été soigné tout ce temps par divers spécialistes de la gorge qui l'ont cautérisé au niveau du pharynx, sans aucune amélioration. Tout disparaît après une seule cautérisation nasale, ainsi qu'un point douloureux du côté droit du thorax (1910).

Voy. Glycosurie, Myxœdème.

SOMNAMBULISME.

Obs. I. — La jeune L. L., douze ans. **Somnambulisme**, promenades chaque nuit depuis plus de deux ans, trouble apparu, avec de violentes céphalées, après une chute sur la tête. Guérie par deux cautérisations (Polycl. H. de Rothschild).

Obs. II. — Mᶦˡᵉ D., seize ans. Dysménorrhée, entérite chronique, somnambulisme depuis l'enfance. La première cautérisation fait totalement et définitivement disparaître ce trouble (1911).

SOMNOLENCES.

Obs. I. — M. S. Rhinite, digestion lente, nausées, **somnolence**. Travail intellectuel presque impossible. Deux cautérisations : digère bien, ne somnole plus, les nausées et l'inappétence intellectuelle ont disparu, le travail est redevenu facile (septembre 1908).

Obs. II. — M. M. Entérite muco-membraneuse sans interruption. Asthénie profonde, crises de fringales avec **somnolence** associée et sueurs profuses. Insomnie nocturne. Première cautérisation : disparition des fringales, selles meilleures, n'a plus ni somnolences ni sueurs; dort bien la nuit.

Une deuxième cautérisation, visant les phénomènes d'asthénie persistante, semble provoquer la constipation ; mais l'appétit reste bon, les débâcles et les fringales ne reparaissent pas. Le malade se sent bien. Une troisième cautérisation, un mois après, et certains troubles étant revenus à la suite d'excès de table et de tabac, fait réapparaître les débâcles et les fringales avec l'asthénie et les somnolences ; puis, après quelques jours, les selles redeviennent normales, tous les symptômes s'effacent et le malade se dit aujourd'hui guéri (mai 1908).

Obs. III. — Mᶦˡᵉ L. M. Constipation habituelle, dilatation d'estomac, fringales aussitôt après le repas, ictère fréquent localisé aux régions temporales, douleurs des jambes, **somnolences**, dysménorrhée. Tout est guéri en deux cautérisations (1909).

SPERMATORRHÉE.

Obs. I. — M. B. Anxiété génitale. Anxieux depuis l'enfance. A quatorze ans, se trouvant pris en maraude dans un arbre d'un verger du voisin, il eut une peur vive qui provoqua, comme une irradiation nerveuse, une jouissance aiguë avec éjaculation. Depuis ce temps, l'anxiété provoque ordinairement ce trouble génital. Ce malade a, me dit-il, été soigné par

MM. Ballet et Janet. Il ne peut supporter d'être en public et quand il est seul, il se trouve assailli de la peur du suicide, il se craint lui-même, a le doute des adresses et le scrupule des signatures, qu'il n'ose donner. Il dort parfaitement et, dit-il, ne sait ce que c'est que rêver, il ne se souvient pas d'avoir jamais eu un rêve en dormant. Une cautérisation nasale le transforma en quelques minutes, il me dit qu'il se sentait dégagé de toute oppression morale ou physique. Ses amis, qui l'attendaient dans le voisinage, furent, paraît-il, frappés de son changement de tenue, d'allure et du ton assuré de sa parole. Je le revis quelque temps après. Le mieux s'était maintenu. Il sentait qu'il n'avait plus « peur de rien ». Les troubles génitaux avaient également disparu, ainsi qu'un prurit anal qui l'incommodait depuis longtemps (octobre 1909).

Obs. II. — M. D., quarante-trois ans. Pertes séminales depuis cinq ans, dépression physique et morale, douleurs de reins. Les pertes séminales se produisent chaque matin, même à l'état de veille et chaque fois qu'il s'émeut ou se fâche. Ne peut parler en public, dans une réunion d'officiers, entrer dans un salon sans que l'accident se produise. Bonne santé générale. La première cautérisation provoque de l'excitation la première nuit, mais le réveil est meilleur et le malade se sent remonté. La seconde, quelques jours après, le remonte, l'asthénie du matin a disparu. Après la troisième, les mictions sont plus fréquentes, les urines plus claires et sans traces de filaments. N'a plus de pertes séminales dans la journée. Il a pu faire des conférences sans aucun trouble. Il a eu plusieurs colères vives sans que l'accident ordinaire se produisît. Ces troubles ne reviennent plus maintenant que très rarement, le malade laisse passer souvent quinze jours sans même y songer. Trois semaines après ma quatrième piqûre, à la suite d'une vive altercation avec un collègue, les pertes séminales sont revenues, et deux fois de suite pendant la discussion. Le malade reste maintenant, depuis ce traitement, des mois sans accident (1909).

Obs. III. — M. V., vingt-trois ans. Pollutions nocturnes, chaque nuit durant depuis onze ans ; asthénie. Première cautérisation : reste dix nuits sans accident, puis rechute. Deuxième cautérisation, quinze jours après la première : il a eu quelques accidents espacés de quinze jours depuis. M'a paru redouter une troisième cautérisation plus radicale dans ses effets (novembre 1908).

Obs. IV. — M. C., cinquante-deux ans. Neurasthénie depuis dix ans, casque, douleurs, atonie, insomnie, pertes séminales, impuissance, mélancolie, anxiété, phonophobie, névralgie de l'œil gauche avec gastralgie associée. Le sommeil revient dès la première cautérisation, le casque et les douleurs, la dépression, les troubles psychiques et les pertes séminales disparaissent après quatre cautérisations. L'impuissance persiste (1910).

STRABISME.

Obs. I. — Mlle K. **Strabisme** variable, alternant d'un œil à l'autre; ne regarde jamais que d'un œil à la fois. Trois cautérisations au-dessus du cornet gauche; à chaque fois le regard est redressé momentanément plusieurs jours, et la vision se fixe du côté gauche, l'œil droit restant en adduction (octobre 1908).

Obs. II. — Mme B. Céphalée droite. Vertige, étourdissement. Rétinite hémorrhagique (de Lapersonne), diplopie, **strabisme interne**. Première cautérisation sans résultat. Deuxième cautérisation : n'a plus ni céphalée ni vertige, a moins de convergence et de diplopie, voit beaucoup mieux (novembre 1908).

Obs. III. — La petite A. H., huit ans. **Strabisme, diplopie, paralysie du droit interne gauche**. Voit mieux après quelques cautérisations.

SUBSTITUTIONS.

Obs. I. — Mme B. Entérite depuis dix-huit mois, sur laquelle se sont greffées des migraines presque toujours droites, fréquentes, précédées de tendance au vertige avec dérobement du côté droit, étourdissement, nausées, bourdonnements à droite, dépression, et migraine ne laissant apparaître que le côté gauche des objets, sans scotome. La malade devient très ictérique, et les selles sont très décolorées pendant la migraine.

Ces migraines ont disparu après une dizaine de cautérisations. Je n'en trouvais pas d'abord le foyer, ignorant quel centre bulbaire était primitivement en cause dans cette irradiation migraineuse. Mais, ayant appris que le père et le grand-père de la malade avaient été asthmatiques toute leur vie, je supposai que cette migraine était une de ces substitutions nucléaires si fréquentes chez les bulbaires que nous appelons arthritiques, je cautérisai dans le secteur où je trouve souvent l'asthme, et en effet, à partir de cette piqûre, les troubles s'atténuèrent rapidement (mai 1909).

Obs. II. — Mme B. Névralgie brachiale droite depuis un mois, coïncidant avec la disparition d'une gastralgie ancienne. A été légèrement améliorée par l'air chaud, mais pour quelques jours seulement. Après ma cautérisation, la névralgie disparaît en deux jours. Dès la première nuit, la malade peut dormir sur le côté droit, ce qui lui était impossible auparavant (Dr Nathan). J'avais été guidé dans le choix du point à cautériser dans la fosse nasale droite par la découverte d'un point d'anesthésie absolue au-dessus de la tête du cornet, comme il s'en trouve dans certaines névralgies faciales. C'est ce point que je cautérisai, sans que la malade sentît ma piqûre, pourtant vive. Dans la fosse nasale gauche, au niveau de la région du segment gastrique, je trouvai au contraire de l'hyperesthésie.

Obs. III. — M. A. Gastro-entérite de deux ans, après grippe. Constipation et débâcles muco-membraneuses; crampes, coliques, nausées, épistaxis fréquentes. Les migraines, qui dataient de vingt ans, ont totalement disparu depuis qu'est apparue la gastralgie. Trois cautérisations : la gastralgie, les coliques, les crampes, les nausées et la constipation ont disparu; les migraines ne sont pas revenues, néanmoins (juin 1908).

Obs. IV. — M. S. Entérite muco-membraneuse, datant de trois ans, avec début brusque, état syncopal, douleurs péricæcales fréquentes et intenses, neurasthénie, le tout coïncidant avec la disparition d'un asthme ancien, de crises d'oppression et de suffocation, avec angoisse. Ce malade se laissa cautériser sans conviction aucune, le 2 novembre 1907, et ce n'est que deux jours après qu'il se décida à me téléphoner que depuis longtemps il ne s'était senti aussi bien; la constipation avait disparu dès le lendemain, et les selles sont régulières depuis cette époque. Il a abandonné bientôt tout régime, est redevenu fort mangeur, et ne s'est jamais, dit-il, aussi bien porté.

Obs. V. — M. B. Il y a sept ans, ce malade fut atteint d'une forte crise de rhumatisme de l'épaule gauche qui fut traitée par de l'acétanilide. Le rhumatisme, aussitôt guéri, fit place à une forte crise de gastro-entérite, avec dyspepsie prononcée, selles glaireuses, diarrhées, crises douloureuses avec décolo-

ration des selles, etc. Ces dernières complications sont survenues après un traitement à Plombières.

Le malade, ancien migraineux, a eu, pendant ces sept ans
d'entérite continue, des sciatiques alternativement droites et
gauches. Il a également des hémorroïdes internes. Notons
aussi la crampe des écrivains.

Les trois premières cautérisations ne produisirent qu'un peu
d'insomnie Mais aussitôt après la troisième, le malade eut une
reprise, à l'épaule droite, de ce rhumatisme qui l'avait laissé
depuis sept ans et qui avait, à l'autre épaule, précédé la
gastro-entérite En même temps, le malade éprouva un soulagement très sensible de ses douleurs intestinales, et il
retrouva aussitôt le sommeil. Ses selles, suivant son expression, furent superbes et parfaitement colorées. Cette crise de rhumatisme di-parut le lendemain, et la diarrhée reparut un peu,
mais le malade n'éprouva plus la moindre douleur intestinale
et la coloration des selles se maintint normale.

Obs. VI. — Mme B. Chez cette malade, guérie par moi d'un
asthme des foins qui durait depuis plus de vingt-cinq ans,
cette affection alternait avec une douleur cæcale, **appendicu-
laire**, continue, sauf pendant les trois mois de rhume ; cette
douleur disparut avec l'asthme.

Obs. VII. — Chez un autre malade. M. P. P., également guéri
d'asthme des foins, l'alternance se faisait avec un **eczéma généralisé**, qui disparut également.

SUDATIONS.

Obs. 1. — Mlle H., trente-deux ans. Dépression, psychasthénie.
Depuis plus de six moix, cette malade souffrait de céphalée,
de dépression, d'idées noires, d'incapacité absolue de tout travail, de névralgie faciale gauche, d'**hyperhydrose** palmaire et
plantaire extrême, de battements gastriques, d'oppression et
d'anxiété continue, et depuis sept mois, de tics nerveux de la
face, qui avaient précédé tous les autres symptômes. Tous ces
troubles disparurent en quelques heures après une seule cautérisation, pour ne plus revenir (Polyclinique H. de Rothschild).

Obs. II. — Mme D., quarante-huit ans. Neurasthénie profonde
depuis sept ans; dépression, atonie physique prononcée,
oppressions, angoisses, mains chaudes et pieds glacés, ces
derniers sont de plus le siège de **transpirations profuses** qui
forcent la malade à changer de bas souvent cinq ou six fois

par jour ; entérocòlite. Une seule cautérisation fait disparaître la dépression, les oppressions, les transpirations et la frilosité (1910).

Obs. III. — M. P., trente-cinq ans. Laryngite tuberculeuse. Les **transpirations**, les crachats, la toux diminuent sensiblement pendant quinze jours après la cautérisation, le malade mange mieux, sans douleurs, gagne 400 grammes. Pas revu ensuite (Polycl. H. de Rothschild).

Obs. IV. — La petite Berthe G., six ans. Erythème, **hyperhydrose du nez**. La rougeur et le suintement, qui duraient depuis la première enfance, disparaissent en quinze jours.

Chez un certain nombre de malades guéris par moi du **trac**, les hyperhydroses palmaires et digitales, qui les incommodaient beaucoup, surtout les instrumentistes, ont disparu rapidement, et dans certains cas une moitié du corps a été guéri avant l'autre.

SURDITÉ.

Obs. I. —M. P. B. **Surdité** légère gauche, ancienne, consécutive à une fracture du nez datant de l'enfance, difficulté de travailler d'une façon continue ; constipation habituelle. En six cautérisations, la surdité disparaît au point de n'être plus cliniquement appréciable. Le travail redevient facile, et la constipation cesse pour ne plus reparaître jusqu'à ce jour (janvier 1909).

Obs. II. — M. B., soixante-dix ans. **Surdité** ancienne, sclérose tympanique double, bourdonnements et vertiges. Phonophobie, paracousie. Plusieurs cautérisations sans résultat. Mais une d'elles fait disparaître les bourdonnements et les vertiges pendant plus de huit jours, et le malade entend presque normalement. Puis tout retombe dans le même état et après une cautérisation sans résultat, le malade renonce au traitement (juin 1909).

Obs. III. — M. B. Oppression céphalique et auriculaire, vertige léger et nausées, un peu d'agoraphobie. Ne peut rire ni éternuer, ni se baisser, ni s'émouvoir sans devenir assez profondément sourd. Le coït est sans effet sur la congestion auriculaire. Deux cautérisations font disparaître tous ces troubles. Un rhume les fait revenir et une troisième les chasse définitivement (septembre 1909).

Obs. IV. — M. V., quarante-huit ans. **Surdité** congestive. Ce malade ne pouvait garder un emploi qui le forçait à se servir du téléphone, qu'en venant se faire cautériser plusieurs semaines de suite ; chaque cautérisation lui redresse l'ouïe pour plusieurs jours, jusqu'à amélioration complète (Polycl. H. de Rothschild).

Obs. V. — Mme D., trente-deux ans. Bourdonnements et **surdité** sensible à gauche, depuis un abcès dès l'enfance. Sclérose et ankylose tympaniques, paracousie de Willis, n'entend bien qu'en voiture ou en chemin de fer. Les bourdonnements, qui étaient constants, s'espacent et finissent, sinon par disparaître, du moins par cesser d'être obsédants. L'audition augmente de moitié en six cautérisations (1909).

Obs. VI. — Mme F. **Surdité** gauche depuis trois ans, rétraction scléreuse du tympan. La surdité diminue d'un tiers en quatre cautérisations.

Obs. VII. — Mme C. Toux, vomissements et **surdité produits** par un catarrhe tympaniques double depuis plusieurs semaines Tous ces troubles disparaissent rapidement en quelques jours sans autre traitement (1912).

Obs. VIII. — Le jeune Y. G., douze ans. **Surdité** droite depuis cinq ans. Rétraction tympanique et sclérose annulaire de la membrane. En un mois, la surdité rétrocède de — 35″ à — 12″ (1909).

Obs. IX. — Mme H. Otalgie, **surdité**, bourdonnements, névralgie au vertex, insomnie, dépression. Tout est guéri en quelques cautérisations. Cette malade, qu'une entérite ancienne maintenait au régime lacto-végétarien depuis des années, et qui n'avait pas pris une goutte d'alcool depuis vingt ans, sous aucune forme, était obsédée de visions d'animaux rampants, obsessions visuelles qui ont également disparu (1909).

Obs. X. — Le jeune P., seize ans. **Surdité** profonde, qui diminue, en deux mois, de — 45″ à — 15″.

Obs. XI. — Le Dr Louis, de Moreuil (Somme), m'écrit :
« Un joli succès à vous signaler. Un homme de soixante ans, affligé de bourdonnements d'oreilles atroces, que six otologistes n'ont pu soulager, est venu me voir il y a trois semaines. Nez culotté, bien que buveur d'eau, pommettes écarlates, deux verrues pourpres.

« Trois cautérisations, et le teint est devenu presque normal. Le nez n'est plus culotté, les verrues incolores. Les bourdonnements vont s'améliorant. Le malade ne pouvait soutenir une conversation, absolument sourd qu'il était, et aujourd'hui il entend tout à fait normalement.

TABES.

Dans le tabes, il existe une lésion bien connue du système des cordons postérieurs de la moelle, mais il y a surtout une foule de troubles hors de toutes proportions avec l'étendue et la profondeur de cette lésion. Pas de maladie où il y ait plus de sabotages et d'épistasies flagrantes. C'est sur ces désarrois fonctionnels que nous pouvons agir, et que d'ailleurs agissent toutes les méthodes qui ont pour but et souvent pour effet d'améliorer certains symptômes. Pouvons-nous espérer agir même sur la lésion ? Je le crois pour ma part, car, dans toute maladie, un tissu est toujours dans l'état où ses centres organostatiques le laissent être. Quand un mal quelconque s'attaque à un tissu, celui-ci se laisse entamer et détruire ou déformer dans la mesure où ses centres laissent faire. Si nous réveillons l'activité et si nous pouvons restaurer la validité de ces centres, le tissu reprend une vie meilleure, et revient à lui comme revient à elle une fonction dont nous réveillons les centres. La syphilis prend la gravité que lui laissent prendre nos centres de défense, et l'anatomie, ainsi que la clinique, nous montre combien est patiente la marche de la lésion tabétique, et quel patient crédit la maladie semble faire à notre thérapeutique.

On peut compter que dans le tabes il y a un centième de lésion organique contre quatre-vingt-dix-neuf de troubles fonctionnels.

J'ai traité plusieurs tabétiques. Les uns n'ont pas persévéré assez longtemps pour que l'expérience ait une réelle valeur, et le traitement n'a pas eu d'effet. D'autres ont été améliorés.

Obs I. — Mme V., quarante-six ans. **Tabes** depuis huit ans. Les douleurs fulgurantes, qui étaient incessantes, cessent subitement pendant près d'un mois. Pas revu ensuite cette malade, que son éloignement empêcha de suivre ensuite les consultations de la Polyclinique H. de Rothschild.

Obs. II. — M. B. Syphilis depuis dix-huit ans. Légères atteintes de paralysie il y a six ans; inégalité pupillaire, diplopie passagère, vertiges avec dérobement, atonie vésicale, dyspepsie, quelques petites douleurs fulgurantes, atonie musculaire, réflexes encore normaux; le signe d'Argyll semble se dessiner à gauche, où il y a du reste un peu de mydriase. Insomnie et, ce qui ennuie le plus le malade, anxiété et état neurasthénique pénible. La première cautérisation dégage totalement l'anxiété et les divers troubles neurasthéniques. Il urine mieux et se trouve tout à fait amélioré depuis deux ans.

Obs. III. — M. C. **Tabes** depuis neuf ans, douleurs fulgurantes depuis cinq ans, après un séjour à Lamalou. Rétention d'urine, Argyll Robertson, vertiges, agoraphobie, oppression cardiaque, signe de Romberg depuis une quinzaine de jours seulement. La première cautérisation réveille des picotements dans la région du col de la vessie, trouble disparu depuis plusieurs années. Après la seconde, le malade se sent plus solide, a moins de fatigue pendant plusieurs jours et plus d'équilibre la nuit. Le signe de Romberg est à peine saisissable. L'intestin fonctionne normalement. La troisième fait immédiatement disparaître l'oppression cardiaque et le vertige diminue depuis. Le malade, dont le frère est médecin, cesse alors le traitement (mars 1912).

Obs. IV. — M. M. **Tabes** confirmé depuis six ans. M'est confié par le Dr Egger. La première cautérisation augmente légèrement les douleurs, qui diminuent sensiblement ensuite. Les deux cautérisations suivantes règlent les fonctions intestinales et font disparaître l'incontinence d'urine qui incommodait fort le malade. Après quelques cautérisations, le malade quitte Paris (1912).

Chez deux autres ataxiques, j'ai fait une quinzaine de cautérisations sans aucun résultat.

Obs. V. — M. D., cinquante et un ans, comptable, me résume ainsi son histoire.

« Autant que je me rappelle, je fus atteint de légères **douleurs** un peu avant l'année 1900 ; ces douleurs n'étaient pas très gênantes, mais cependant je m'aperçus que de temps en temps j'étais pris de **troubles dans la marche** et que je manquais un peu de stabilité. Je soumis au médecin qui me soignait à ce moment les divers troubles dont j'étais atteint ; malheureusement il n'attacha aucune importance à ma situation, en me disant que je n'avais que des douleurs rhumatismales, et que je n'avais pas à m'en tourmenter.

Les douleurs, la difficulté dans la marche et l'insomnie devinrent plus vives ; je consultai le Dr Guinon, qui, après m'avoir examiné, me déclara atteint de **tabes** et me recommanda aussitôt au Dr A. Riche, qui confirma le diagnostic. Le traitement du Dr Riche me fut très favorable ; les piqûres et la rééducation me remontèrent beaucoup et me permirent de travailler plus facilement.

En 1901, une grave maladie mentale de ma chère femme, qui dut être internée, me causa un trouble profond ; je devins très neurasthénique, très nerveux et sans sommeil. M. le Dr Riche me remonta de nouveau ; mais en décembre 1906, à la suite d'un mois de travail dans les magasins du Bon Marché, mes jambes devinrent incapables de me porter, et je dus rester trois mois sans sortir de ma chambre, par suite de ma grande faiblesse. Grâce aux bons soins du Dr Riche, j'ai pu reprendre mon travail ; toutefois je souffrais de grande douleurs, par crises violentes qui me duraient pendant vingt-quatre heures. J'étais obligé de me faire conduire au bureau, car je ne pouvais marcher seul dans la rue.

En 1910, à la fin de l'année, j'appris qu'un docteur américain, le Dr Denslow, expérimentait à la Salpêtrière un nouveau traitement du tabes. Je subis ce traitement, qui consiste en sondages de la vessie ; j'ai éprouvé un mieux sensible, les jambes devenaient plus fermes et les mains plus souples. Ces consultations ayant été supprimées à la Salpêtrière et le Dr Jaworsky ayant ouvert une clinique pour l'application de ce traitement, je l'ai suivi pendant trois mois.

Au début, je m'en trouvais assez bien ; malheureusement, le Dr Jaworsky ayant employé une nouvelle sonde qui pénétrait beaucoup plus profondément, je me trouvai très affecté et complètement affaibli par cette nouvelle expérience. A ce moment (avril 1911) mon état général se trouva plus mauvais et je souffris d'une crise d'hémorroïdes.

Sur la recommandation du Dr Jaworsky, j'allai consulter le

Dr Bonnier, dont la réputation était assez répandue pour les bons résultats obtenus par son traitement à l'aide de la cautérisation par le nez.

A mon grand étonnement, la cautérisation qui me fut faite par le Dr Pierre Bonnier eut une influence générale sur mon état. Je me trouvai de suite bien mieux ; ma neurasthénie disparut après quelques séances de cautérisations, mes jambes reprirent une assez grande force et plus de stabilité, si bien qu'après plusieurs mois de traitement, j'ai pu marcher un peu seul, sans être soutenu.

Au point de vue de la marche, le progrès était très grand, puisque j'étais parvenu à aller à pied du square Louvois à l'Arc de Triomphe, en me reposant naturellement sur les bancs des Champs-Elysées. Avant ce traitement par cautérisations nasales, j'étais affecté de douleurs brûlantes et d'une très forte enflure des jambes qui me retenaient quelques jours au lit. Je suis maintenant complètement débarrassé de ce malaise. Mes doigts de pied et les doigts de mes mains sont également beaucoup plus forts et plus souples. Le 13 décembre 1911, j'eus un malheureux accident de voiture : un auto-fiacre est venu se jeter brutalement sur le fiacre où j'étais avec ma femme, et nous a complètement retournés. La commotion a été mauvaise pour moi, je suis redevenu très nerveux ; mais je commence à me remonter par les cautérisations. J'ai été plus de deux cent cinquante fois cautérisé par le Dr Bonnier, sans avoir jamais éprouvé une gêne au nez, me trouvant toujours bien mieux après la cautérisation. »

Ce malade fut entrepris par moi le 15 avril. Le 28, l'enflure des jambes avait presque disparu, et il put traverser la rue seul, sans être soutenu. Le 5 mai, les douleurs en ceinture de l'estomac disparurent. La sensibilité des jambes se réveille, il peut indiquer, les yeux fermés, dans quelle position l'on place celles-ci et il peut s'essayer à marcher sans canne. Le signe de Romberg a presque disparu. Le 2 mai, il peut, chez moi, les yeux fermés, se tenir debout sur un pied, ce qu'il ne pouvait plus faire, me dit-il, depuis sept ans. La force des mains se rapproche vite de la normale. Il attire lui-même mon attention sur le fait suivant. Autrefois quand, les doigts entrecroisés, il voulait appuyer fortement les pulpes sur le dos de l'autre main, les phalanges, au lieu de se fléchir, se redressaient en extension. Maintenant, au contraire, le doigt s'applique fortement et aussitôt. Le 30 mai, le steppage a presque totalement disparu. Il remarque qu'en marchant nu-pieds, chez lui, les orteils,

qui se redressaient invinciblement, s'appuient maintenant bien
sur le plancher, chaque doigt prenant son attitude normale
pendant la marche. La miction est également plus facile. En
juin, il peut écrire pendant vingt-cinq minutes, ce qu'il ne
pouvait plus faire depuis cinq ans. Il peut élever le pied et
le placer sur une chaise, sans aide, ce qui lui était depuis
longtemps impossible. La sensibilité de la plante des pieds
s'accrut aussi assez rapidement. Les orteils ne pouvaient fonctionner que tous ensemble. Maintenant, chaque doigt fonctionne
isolément. En juillet, le malade monte seul sur une chaise, et
en descend sans aide, ce qu'il n'avait pu faire depuis six ans. Il
monte aussi maintenant l'escalier sans aide aucune, chose
absolument nouvelle pour lui.

Ce malade, comme d'autres ataxiques, est d'une sensibilité
extraordinaire aux secousses sismiques, et certaines douleurs
brusques et généralisées lui annoncent très exactement le passage des ébranlements du sol, ébranlements que les sismo-
graphes enregistrent à la même heure, comme nous avons pu
le vérifier, lui et moi, dans les bulletins météorologiques des
journaux du lendemain.

Obs. VI. — M. P. Frappé des progrès qu'il observait chez mon
malade de l'observation V, qu'il voyait depuis des années passer
devant la maison où il était comptable, il lui fit demander quel
traitement l'avait ainsi amélioré et il vint à son tour me trouver
en septembre 1910. C'est en 1900 qu'apparurent les premières
douleurs en ceinture, qui furent traitées comme dues à un
engorgement du foie, sans aucun résultat.

En 1902, il fut traité par un autre médecin, pendant six mois,
encore pour le foie, bien qu'il présentât déjà alors des troubles
de la marche, se traînant de plus en plus péniblement, avec
des arrêts brusques et involontaires sur place, et tendances
au dérobement. Dans la période initiale de sa maladie, alors
qu'il se plaignait surtout de douleurs de la région hépatique,
il avait des ptoses brusques de la masse intestinale, « comme
si ses intestins tombaient tout à coup », c'est-à-dire de véritables dérobements, des faillites brusques de la tonicité de
sustentation.

En 1905, le Dr Tapret fit le diagnostic de tabes. Pendant plusieurs années de traitement, les douleurs s'accrurent qui le
terrassaient, surtout après le traitement électrique, bains sta-
tiques, etc. Il s'affaiblit de plus en plus, et en février 1910, il
ne put plus marcher qu'avec des béquilles, se faisant soulever

la jambe droite de marche en marche pour monter ses deux
étages. C'est alors qu'il voulut essayer de mon traitement et
vint me trouver le 16 septembre 1910.

Il se plaignait de douleurs sciatiques et de lumbago, accro-
chait en marchant, avec les réflexes exagérés; il a des envies
fréquentes d'uriner, toutes les heures, souvent de l'incontinence urinaire et fécale.

La première cautérisation lui permet de rester plus facilement debout, cinq minutes, ce qu'il ne faisait plus. Puis, il
s'améliora presque régulièrement de jour en jour. Les douleurs
sciatiques s'atténuèrent, les crampes qu'il avait en allongeant
les jambes disparurent. Après cinq cautérisations, il eut une
très bonne journée, montant plus facilement son escalier. Huit
jours après il le montait assez facilement; il put même descendre tout seul, sans aide, de voiture. Le 9 octobre, il fit une
promenade de deux heures, avec repos fréquents. L'intestin
fonctionne alors très bien, les troubles d'incontinence ont disparu. Le signe de Romberg est inappréciable. Quelques jours
après il fait seul 400 mètres dans la rue et sa femme remarque
un phénomène intéressant, qu'elle me signale. Depuis six ans,
elle éprouvait une grande difficulté à lui faire enfiler ses
chaussettes, parce que, au moindre contact, ses orteils se
dressaient **en éventail**. Ce trouble a totalement disparu moins
d'un mois après le début du traitement. Quand il marche sur
le tapis de sa chambre, les pieds et les orteils se posent maintenant bien à plat. Il croise facilement la jambe droite sur la
gauche, même sur un tabouret plus élevé que le fauteuil sur
lequel il est assis. Cet exercice lui est maintenant devenu
presque facile. Il monte seul en omnibus, et fait une foule de
petites choses qui lui étaient devenues impossibles, entre
autres de prendre sans aucun secours un bain de siège. Pour
la première fois depuis longtemps, il monte sur son lit en
ployant le genou. Il n'a plus eu de crampes depuis le début du
traitement. La sciatique persiste. L'équilibre est meilleur, il
a quitté ses béquilles dès les premières cautérisations, et sa
canne lui suffit. Il monte et descend mon escalier sans canne,
un mois après le début du traitement.

Des tremblements qu'il avait depuis longtemps ont également disparu, ainsi que des hémorroïdes. Il peut se coucher
à terre et se relever seul, se chausse maintenant lui-même et
s'habille sans que sa femme l'aide. La sensibilité du membre
inférieur s'est aussi fortement accrue. Il lève parfaitement le
pied en marchant.

A plusieurs reprises, j'ai abaissé sa tension artérielle, qui atteignait parfois 21, et une douleur précordiale dont il se plaignait depuis vingt ans a disparu. Depuis un an, sa pression n'a guère dépassé 16, et il prétend que je dois le guérir tout à fait, tant ses progrès sont considérables. Je le vois d'ailleurs maintenant tous les mois seulement.

TACHYCARDIE.

Obs. I. — Mlle R.. vingt-six ans. Maladie de Basedow. Dépression morale à l'âge de vingt ans. Hypertrophie thyroïdienne gauche, dyspnée, palpitations, pouls facilement à 130. Au mois d'avril 1910, la malade consulte le Dr Duval qui lui conseille l'opération. Il présente la malade au Dr Chauffard qui déconseille l'opération et prescrit le corps thyroïde. Après un mois de traitement, aucun effet, et la malade revoit le Dr Duval qui ne la trouve pas mieux et conseille de nouveau l'opération. La malade, qui est étrangère, prend alors ses vacances, améliore un peu son état général, le pouls descend à 100, le goitre diminue un peu. Elle m'est alors adressée par des amis communs, et après six semaines, avec quatre cautérisations, elle revoit le Dr Chauffard, puis le Dr Duval. Tous deux, dit-elle, sont étonnés de l'amélioration survenue. Le Dr Duval considère l'opération comme inutile. Et la malade, prenant des quantités infimes de corps thyroïde, un flacon tous les trois mois, s'améliore rapidement. Le pouls est à 80, le goitre a presque disparu, et la malade se trouve plus vaillante que jamais. La pression artérielle ne s'élève plus au-dessus de 16. Les règles sont revenues après une suspension de près d'un an. J'ai suivi cette malade depuis 1910, très régulièrement. Sa santé est excellente, malgré le surmenage de ses leçons et de la préparation d'une thèse qu'elle vient de passer.

Obs. II. — M. D., soixante-dix ans. Goutteux, congestions céphaliques faciles, pouls 112, tension 17, dilatation gastrique, constipation. Après la première cautérisation, le pouls descend à 80. Le malade se sent plus dégagé de l'estomac. La constipation disparaît à la seconde cautérisation, le vertige diminue, etc.

Obs. III. — Mme L. Souffre depuis sept mois d'oppression cardiaque, avec tachycardie, arythmie, essoufflement, un pouls à 160, et une tension de 26. Ces troubles coïncident avec la ménopause, et le traitement à la digitale prescrit par le Dr Vaquez n'a, dit le malade, produit aucun effet. Une cautérisation abaisse la tension à 16 et règle le pouls à 80, faisant disparaître l'oppression et l'essoufflement. Une grippe avec congestion pulmonaire intense survient alors, mais je retrouve ensuite la malade, qui n'habite pas Paris, dans les mêmes conditions d'amélioration (mai-juin 1912).

TEMPÉRATURE.

Obs. I. — Mlle L. Vertige épileptique, cacosmie, nausées, ptyalisme, palpitations, variations thermiques extrêmes, incontinence d'urine diurne et nocturne. Chez cette jeune fille de vingt-huit ans, tous ces accidents, me dit-on, sont apparus à la suite d'une chute brutale sur le dos, il y a quatre ans. Une cautérisation : deux jours d'excitation ambulatoire, règles normales depuis, l'anxiété, les vertiges, l'agoraphobie et la sialorrhée disparaissent. Pas de troubles pendant trois mois, puis rechute légère enrayée définitivement par une seconde cautérisation (septembre 1908).

Voy. Fièvre.

TICS.

Obs. I. — Isabelle N., treize ans. **Tics** de la face, du cou et des épaules, depuis deux ans. Pas de chorée. Guérie en six cautérisations.

Obs. II. — Mme V., vingt-sept ans. **Tics** du cou, des épaules, du côté droit depuis six mois. Tout a disparu en quatre cautérisations (Polycl. H de Rothschild).

Obs. III. — Le père d'un enfant que j'ai traité pour une dysphagie qui l'empêchait de s'alimenter, et dont je donne l'observation plus haut, le Dr G., guéri par moi d'une entérite ancienne et d'agoraphobie, a vu du même coup disparaître des **tics** du visage dont il était depuis longtemps atteint.

TOUX.

Obs. I. — M. N. Asthme presque continu depuis cinq ans, emphysème, **toux suffocante**. Une première cautérisation dégage le malade pendant quinze jours. Une seconde pendant un mois, une troisième le laisse un mois et demi sans crise. Petite rechute en avril. Bien depuis (janvier 1910).

Obs. II. — Le jeune M. L., trois ans. Asthme infantile depuis deux ans, oppression, **quintes de toux** très pénibles plusieurs fois par jour. Après la première cautérisation, les quintes disparaissent en trois jours, et l'enfant reste quinze jours sans asthme. Après une légère rechute, guérison totale depuis mai 1910.

Obs. III. — Mme M. **Toux convulsive**, oppression depuis six mois. Quelques cautérisations font disparaître la toux (décembre 1908).

Obs. IV. — Mme S. Oppressions asthmatiforme, rhinorrhée, scopasthénie, cuisson des yeux, crises de **toux coqueluchoïde**. Six cautérisations. Deux fortes crises suivies d'une guérison qui s'est maintenue jusqu'à ce jour (juillet 1909).

Obs. V. — M. C. D. **Toux ancienne**, avec vertige laryngé, étourdissements et suffocation. A la suite d'une cautérisation, la toux et le vertige disparaissent en quelques jours. Aucune rechute de novembre 1908 à avril 1910. Une nouvelle intervention fait encore disparaître tous les troubles.

Obs. VI. — Mlle J. Coryza depuis quinze mois, hydrorrhée, sialorrhée, anosmie subite dès que n'importe quel point du corps se refroidit, asthme, oppression, **toux**, éternuements, picotements aux yeux. Une cautérisation supprime tous ces troubles (mars 1908).

Obs. VII. — Mlle T. G., vingt-trois ans. Fièvre, hémoptysie, dysphonie, **toux**, laryngite tuberculeuse. Une cautérisation fait disparaître tous les troubles pendant quinze jours. Après la seconde cautérisation, je n'ai plus revu la malade (Polycl. H. de Rothschild).

Obs. VIII. — Mme L. Entérocolite muco-membraneuse, migraine ophtalmique, constipation, hémoptysies, selles souvent sanguinolentes, **toux** fréquente. Son mari, le Dr L., m'affirme, devant elle, qu'il n'y a rien de suspect à l'auscultation. Cinq cautérisations règlent l'intestin et font disparaître l'entérite avec tous les phénomènes douloureux et hémorragiques, les migraines et la toux disparaissent, et la malade m'écrit qu'elle engraisse (1909).

TRAC.

Voy. note ANXIÉTÉ.

Obs. I. — Mlle A. Entérite ancienne, avec constipation habituelle, troubles réflexes dans le domaine du pneumogastrique, dysphonie fréquente (chanteuse professionnelle), par sécheresse de la muqueuse vocale, et, par-dessus tout, trac intense, qui l'a poursuivie toute sa carrière. Une seule cautérisation fait disparaître tous les signes de son entérite, supprime définitivement la constipation, rend à la muqueuse laryngée la moiteur indispensable à l'exercice de la voix, et à la première occasion et depuis, la chanteuse se convainc qu'elle n'éprouve plus aucun des troubles qui constituent le trac. Petite rechute six mois après, nouvelle cautérisation suivie immédiatement des mêmes effets. Rien depuis (avril 1909).

Obs. II. — Mme D. **Trac** avec sécheresse des muqueuses vocales, qui trouble profondément sa voix, essoufflement, tremblement, et sensation vive de faim, de fringale aiguë. Une cautérisation coupe cette anxiété et tout son cortége de troubles bulbaires (1909).

Obs. III. — Mlle D. **Trac**, vient me trouver, quelques jours avant un examen à la Scola Cantorum pour la débarrasser de troubles d'angoisse et de trac qui la paralysent en public. La cautérisation réussit à supprimer le trac en une fois (1909).

Obs. IV. — Mme D. Alto dont l'observation plus complète se trouve à l'article Dysphonie. En même temps que ses troubles vocaux disparaissaient, cette cantatrice observa, et avec elle son habilleuse et sa femme de chambre, qu'elle entrait en scène sans aucun des troubles anxieux qui l'avaient gênée depuis le début de sa carrière (1909).

Obs. V. — Mlle L. Chanteuse professionnelle. Traitée par moi pour du vertige, me dit s'être aperçue que depuis ma cautérisation nasale, la sensation de trac, qui lui était très habituelle, avait presque totalement disparu (1909).

Obs. VI. — Mlle G. Chanteuse professionnelle. Migraine ophtalmique droite, gastralgies. Une cautérisation fait disparaître définitivement tous ces troubles, qui duraient depuis trois mois, et, avec eux, un trac pénible qui gênait énormément cette jeune fille dans sa carrière (Scola Cantorum).

Obs. VII. — Mme H. Rhinite postérieure ancienne, migraines nasales et poussées asthmatiformes qui compromettent fréquemment sa belle voix de contralto. Est de plus affligée d'un **trac** qui lui enlève la plupart de ses moyens artistiques. Deux cautérisations suppriment la rhinite et les troubles respiratoires et vocaux. Le trac avait totalement disparu, à sa grande surprise, la première fois qu'elle eut ensuite à chanter en public, et n'est plus, à ce qu'elle m'a dit à plusieurs reprises, reparu depuis (janvier 1909).

Obs. VII. — Mme D., chanteuse professionnelle, a le trac, avec sécheresse de la gorge et essoufflement. La première cautérisation la rend moins anxieuse, mais la sécheresse persiste et il s'y joint un léger tremblement des mains. Dès la seconde, le trac a disparu en scène, et la malade se sent d'ailleurs beaucoup moins anxieuse dans toutes les circonstances de la vie, et aussi moins peureuse dans l'isolement et dans l'obscurité (octobre 1909).

Obs. IX. — Mlle C. Chanteuse professionnelle. Le trac a diminué sensiblement après les deux premières cautérisations. Une troisième l'a fait complètement disparaître depuis mai 1909.

Obs. X. — Mme A. L. Est affectée depuis deux ans, après plus de vingt ans de théâtre sans l'avoir connu, d'un **trac** intense, qui trouble sa carrière de comédienne, très sûre pourtant de son public et de ses moyens, et qui a failli plusieurs fois déjà lui faire quitter la scène en pleine représentation. Une cautérisation supprime totalement la réaction anxieuse, et le trac disparaît radicalement, au point que l'artiste me dit ne plus concevoir, maintenant que je l'ai « **détraquée** », qu'on puisse être troublée en scène (1909).

Obs. XI. — Mme N., trente-huit ans. Anxiété depuis toujours, **trac** qui lui interdit absolument de jouer du piano et de chanter en public, ou devant quelques intimes. Cette timidité disparaît après quelques cautérisations, en même temps que divers troubles digestifs.

Obs. XII. — M. C. Ténor, a le **trac**. A pu jouer le lendemain sans aucune anxiété, et depuis.

Obs. XIII. — Mme H. Contralto. Débarrassée du **trac** en une fois, pendant plus de deux ans sans rechute.

Obs. XIV. — Mlle H., sa fille, soprano, également guérie du **trac** en deux séances, en même temps que d'une gastro-entérite (1909).

Obs. XV. — M. H., son fils, **trac** avec sueurs profuses, troubles de mémoire qui compromettent ses examens. Guéri également en une fois (1909).

Obs. XVI. — Mlle H. Z. Violoniste. Guérie en deux jours d'un **trac** qui l'empêchait, dans ses concerts, de jouer sans sa musique au pupitre. A pu depuis ce moment jouer par cœur sans aucun trouble.

OBS. XVII. — M. H. K. Comédien, souffre depuis qu'il est au théâtre de **trac**, avec oppression respiratoire, polyurie, et diarrhée profuse qui lui prennent une partie des entr'actes. Guéri de tout trouble en une cautérisation.

OBS. XVIII. — M. A. B. Affecté de **trac** en scène, compliqué de transpirations profuses qui lui interdisent tout maquillage et tout postiche. Je le vois quelques jours avant une répétition générale, pour quelques troubles de surmenage vocal. Je le cautérise à la fois pour sa voix qui se remet vite, et pour le trac, qui disparaît presque totalement, ainsi que l'hyperhydrose de la face, qui le gênait énormément auparavant, et dont il ne se préoccupe plus maintenant (1912).

OBS. XIX. — M. J. D. Violoncelliste, ne peut jouer en public, perd la tête, a de l'oppression gastrique, des palpitations, des transpirations profuses des mains, qui gênent énormément son jeu. Le vide de la salle l'affole, et même au téléphone, se trouble au point de ne pouvoir soutenir une conversation. Il m'est adressé par un ami, pianiste, qui n'avait pu donner un seul concert depuis huit ans qu'il était sorti lauréat du Conservatoire, et que j'avais guéri des mêmes troubles en une cautérisation.

La première cautérisation le dégagea totalement aussitôt, mais seulement du côté droit. Les tremblements de la main qui tenait l'archet disparurent, ainsi que la moiteur des doigts, et il reprit toute l'autorité de son jeu du côté droit. De plus la peur du public et du vide de la salle disparut également, pour le côté droit. Le côté gauche garda tous ses troubles, trac, tremblement, hyperhydrose et agoraphobie, pendant une semaine, et une seconde cautérisation guérit alors le côté gauche, faisant ainsi totalement disparaître tous ses ennuis (1912).

OBS. XX. — M. C. Ténor d'opérette. Atteint de troubles vocaux profonds par suite de surmenage des répétitions, il vient me trouver quelques heures avant une répétition générale craignant de ne pouvoir donner le moindre son, sa voix étant rauque et éteinte, et sachant en plus que son trac habituel, exagéré par les embarras qu'il prévoyait, lui enlèverait tous ses moyens. On avait décidé de faire une annonce au public.

Je trouvai ses cordes vocales rouges et variqueuses, gonflées

 TRAC

et un durillon fortement saillant. Je le cautérisai doublement,
pour sa dysphonie et pour son trac, à son grand étonnement.
Le soir, l'auteur du livret fit lui-même l'annonce pour excuser
l'aphonie de son principal interprète, et l'étonnement fut assez
grand, paraît-il, de le trouver plus en voix que jamais, tandis
que lui et ses camarades n'étaient pas moins surpris de ne pas
trouver en lui son trac habituel. Le lendemain il vint me
raconter cette scène non prévue, et je trouvai ses cordes
vocales, malgré l'effort de la veille, presque absolument
blanches (1912).

Obs. XXI. — Mᴵᴵᵉ G. Pianiste. Trac intense avec hyperhydrose
des doigts, crampes qui l'empêchent de se produire en public.
Après une cautérisation, le côté droit fut dégagé de ses raideurs et de ses transpirations, tandis que le côté gauche gardait tous ses troubles, comme dans l'observation du violoncelliste cité plus haut. Une seconde cautérisation dégagea à son
tour le côté gauche.

Obs. XXII. — M. S. Ténor d'opérette. Trac avec sécheresse de
la bouche et de la gorge, et tremblement généralisé, particulièrement marqué au niveau des jambes. Vient me voir le
15 novembre 1912 parce qu'un rhume lui coupe la voix depuis
quelques jours et qu'il doit, le soir même, remplacer un camarade pris de grippe et dont il sait à peine le rôle. Je le cautérise pour la dysphonie et pour le trac, et je reçois de lui la
lettre suivante : « Je me fais un véritable plaisir de vous com-
muniquer un résultat que je considère comme tenant du merveilleux et que j'attribue à n'en pas douter à votre extraordinaire intervention... Je vous ai dit le traqueur que j'étais avant
d'aller vous voir ; eh bien, depuis, appelé hier à remplacer au
pied levé un camarade dans le principal rôle d'une opérette
de N..., au théâtre I..., je suis entré sur scène le premier soir
étant moins que sûr de ce que j'avais à dire et à chanter — avec
une inconscience qui a fait déclarer à mon entourage que
j'avais un culot peu ordinaire ! Qui aurait dit cela ? En réalité,
au lieu de me laisser démonter, je suis arrivé à surmonter mes
appréhensions bien légitimes, et à passer pour ainsi dire à
travers mon trac ; il est vrai que la salive donnait mieux et
que la jambe ne tremblait pas ! Comment douter après cela ?
Le premier soir j'ai cru à un accident, mais comme « l'accident » s'est renouvelé quinze jours de suite, etc... ». Chez ce
malade, les rougeurs vives et par plaques qui couvraient le
visage et qui le faisaient souffrir ont disparu complètement et

même ses camarades, qui se faisaient un jeu de le faire rougir, n'y parviennent plus.

TROUBLES TROPHIQUES.

Obs. I. — A. M., vingt-six ans. **Crevasses symétriques des doigts, prurit.** Mieux en deux cautérisations (Polycl. H. de Rothschild).

Obs. II. — Un malade de la Polyclinique H. de Rothschild, M. D., me dit que depuis une série de cautérisations destinées à des céphalées habituelles, un **hyperostose** du lobe frontal gauche a sensiblement diminué, et qu'il s'en est aperçu au contact du chapeau.

TUBERCULOSE.

Je reproduis ici intégralement la note que je présentai le 8 juillet 1911 à la Société de Biologie. Depuis cette date, aucun médecin dans les hôpitaux n'a eu la curiosité de répéter mes expérimentations, malgré le nombre considérable de tuberculeux auxquels on ne sait plus que faire, et sur lesquels il eût été facile d'essayer au moins un traitement aussi inoffensif et dont j'avais fait connaître les bons résultats, dans des cas sans doute heureux. Il est certain que mes confrères n'ont pas cru un mot de ce que je disais. Voici cette note :

Comme toute maladie infectieuse, la tuberculose est la rencontre de deux organismes bien différents, le bacille et l'homme, qui, par des procédés néanmoins identiques, vont lutter à qui *digérera* l'autre. Réduite en effet à sa plus simple expression biologique, la maladie est le conflit de deux capacités digestives, et le tuberculeux est un homme qui ne sait plus digérer le bacille. Cette dyspepsie dans la défense est une dyspepsie *nerveuse*, comme les dyspepsies alimentaires que nous connaissons un peu mieux.

Le bacille cherche à paralyser sa proie par sa toxine

propre ; l'homme cherche à paralyser le bacille par une antitoxine qu'il lui approprie. Le bacille émet hors de lui des sucs digestifs destinés à faire de l'homme un milieu assimilable, dans lequel il prospérera et multipliera. L'homme émet dans son intérieur envahi des sucs digestifs destinés à neutraliser, à cuisiner, à assimiler, à fécaliser le bacille, pour en faire table nette. Chacun exalte sa virulence à l'égard de l'autre, chacun active sa capacité digestive. J'ai donné le nom de *diaphylaxie* à cette digestion de défense, qui apparaît dans tout être vivant en même temps que la digestion alimentaire ; défense contre les causes de mort venues de l'extérieur, défense contre les causes de mort que la consommation même de la vie suscite à l'intérieur. L'homme, à part quelques espèces microbiennes qu'il n'a pas encore appris à digérer, n'a pas de pire ennemi que lui-même. Le mot *antixénisme*, proposé par Grasset, ne vise que la lutte contre l'*étranger*, et pose ainsi mal la question.

Si la médecine contemporaine, pour suivre Pasteur, n'avait pas un peu délaissé Cl. Bernard, la physiologie du milieu infecté n'eût pas autant été négligée pour celle de l'agent infectieux ; elle nous intéresse davantage. Notre système nerveux, qui réalise avec tant de compétence et d'activité ce miracle de la vie continue, a manifesté avant toute science une remarquable connaissance pratique des moindres faits de la bactériologie et de la diaphylaxie ; avec un art admirable, il en résout à chaque instant les problèmes les plus complexes, il s'instruit sans cesse lui-même, et surtout il applique magistralement des données que nous sommes encore loin de soupçonner et que nous eussions eu avantage à apprendre de lui expérimentalement. Son expérience doit guider notre science et éclairer notre thérapeutique, car sa compétence biologique est immense, tandis que nous raisonnons souvent comme des éprouvettes.

Autant l'appareil digestif est anatomiquement défini, autant l'appareil diaphylactique, à cause de son ubiquité même, est diffus ; mais le processus physiologique est le même dans les deux appareils. L'étude de la phagocytose nous a déjà montré le rôle des cellules absorbantes de la lymphe identique à celui des cellules absorbantes fixées aux parois du tube digestif. Mais l'étude des sucs digestifs qui préparent directement l'absorption phagocytaire, celle des sucs qui provoquent, dirigent, favorisent l'action de ces sucs directs, ne nous montrent rien que nous n'observions dans le ruissellement canalisé des sucs actifs, directs ou indirects, des parois du tube digestif. C'est de part et d'autre la digestion collective, extracellulaire, qui précède et prépare la digestion élémentaire, phagocytaire, des éléments figurés fixes ou mobiles.

Mais pour la digestion de défense comme pour la digestion alimentaire, rien n'est livré au hasard. L'élaboration et la dépense des sucs digestifs appropriés, par les centres nerveux compétents, sont provoquées par des informations continues dont nous connaissons les premières, olfactives et gustatives, mais dont nous ne pouvons que soupçonner les suivantes, qui relèvent de toute une sensorialité muqueuse distribuée le long du tube digestif. Il est évident que l'élaboration des antitoxines appropriées et des divers sucs digestifs mobilisés contre le bacille n'est pas non plus indépendante d'une sorte de dégustation interne merveilleusement distribuée et experte, aussi effacée de notre conscience que nos autres tactilités internes, mais aussi instamment rattachée à nos activités biochimiques que les informations du sens des attitudes le sont à nos activités motrices.

Le système nerveux de défense, comme celui de la digestion alimentaire, peut faillir dans l'information, dans l'appropriation chimique et biologique, dans la mobilisation des activités humorales et cellulaires. Les théoriciens de la pathologie digestive mettent quelque mollesse à faire intervenir nommément les centres bulbaires dans les maladies digestives, et s'arrêtent volontiers au moment le plus intéressant de leur histoire, au seuil de ce domaine si peu exploré. On reconnaît, de loin, des dyspepsies, des entérites nerveuses; encore le plus souvent nerveux prend-il le sens de psychique. Bientôt, j'en suis certain, on ne concevra plus le trouble organique sans le désarroi central.

De même pour la digestion diaphylactique. Cette force inconnue qui veille sur notre intégrité organique, en gros et en détail, elle est de nature nerveuse, elle est de siège bulbaire ; et l'expérience clinique que je poursuis depuis plusieurs années m'a montré que par l'excitation directe de certaines régions bulbaires, par l'intermédiaire de racines choisies du trijumeau, on pouvait faire disparaître les infections aussi bien que les dyspepsies ou que les troubles les plus divers de l'appareil digestif. Il est remarquable que les centres diaphylactiques, dans le bulbe, s'étendent parallèlement à la colonne des centres digestifs, comme si le groupement anatomique répondait au groupement fonctionnel, au point qu'on peut atteindre les unes en même temps que les autres. J'ai vu ainsi disparaître des otorrhées, des rhinorrhées, des bronchorrées, des leucorrhées et des gonorrhées, ainsi que des fièvres parasitaires invétérées. Le malade se reprend à digérer le microorganisme et à faire la police de ses tissus infectés. J'ai tenté de cette façon de réveiller chez des tuberculeux cette digestion du bacille, qui se reprend parfois d'elle-même dans les guérisons spontanées, et de les rendre tels qu'ils étaient avant la défaillance diaphylactique. Voici deux observations dans lesquelles il n'y a pas eu d'autre traitement.

Obs. I. — Mlle P., vingt-cinq ans, chanteuse, m'est adressée le 20 mai 1909 pour une dysphonie de plusieurs mois due à une laryngite tuberculeuse au début. Les deux sommets, surtout le droit, sont atteints ; une entérite, datant de l'âge de seize ans, également tuberculeuse, s'oppose à la suralimentation et même à une alimentation suffisante. La malade, très anémiée, tousse beaucoup, a des transpirations nocturnes qui l'épuisent, de la dysménorrhée. Je pratique une très légère cautérisation de la partie supérieure des cornets inférieurs, cherchant à m'assurer tout d'abord des centres digestifs. Dès le lendemain, la constipation a disparu, les glaires et les membranes dès le second jour, et cette régularité des selles s'est maintenue depuis deux ans passés. Les sueurs nocturnes se sont arrêtées dès la première nuit, la toux peu après, et les règles reviennent, pour la première fois depuis des années, à trente jours et sans aucune douleur. Sans oser changer d'abord son régime végétarien, elle engraisse de 300 grammes les huit premiers jours. En quinze jours, la voix est redevenue assez bonne pour reprendre l'exercice professionnel. Un an après, tout signe d'auscultation avait disparu du côté gauche, seuls quelques légers craquements persistaient au sommet droit. Elle a cessé depuis longtemps tout régime, mange de tout et dit se porter parfaitement depuis lors. Une seule cautérisation avait tout décidé.

Obs. II. — M. G., vingt-six ans. Laryngo-bronchites répétées dans la jeunesse. Au mois d'août 1909, il prend froid, tousse depuis sans arrêt ; la nuit, la toux et les transpirations profuses, la fièvre empêchent tout sommeil ; il maigrit rapidement, les forces diminuent, la voix s'éteint complètement. Il crache incessamment et sa gorge devient extrêmement douloureuse.

Il est traité, dans une clinique, par des attouchements au chlorure de zinc, qui accentuent immédiatement les douleurs et les troubles laryngés, y ajoutant une dysphagie intense. Il m'est alors adressé par M. Widal, qui m'apprend en outre que les crachats examinés dans son service, à l'hôpital Cochin, « fourmillent de bacilles ». Le poids est de 81 kilogrammes. Je lui fais une première cautérisation le 22 décembre 1909, sans effet.

Dès là seconde cautérisation, le surlendemain, la fièvre tombe le soir même pour ne jamais plus reparaître depuis, et les transpirations cessent immédiatement. La dysphagie s'atténue rapidement, et, en quelques cautérisations, la cicatrisation pharyngée et laryngée est suffisante pour permettre l'alimentation facile. Son aspect se modifie dès lors à vue d'œil, la toux a diminué en quelques jours d'une façon notable, les nuits sont complètes, mais la voix, depuis longtemps éteinte et achevée par le traitement brutal qu'a subi le larynx, met plus d'un mois à se remettre. Huit jours après la cautérisation, il reprenait son travail de concierge. En six mois, il gagne 18 kilogrammes. En mars, les crachats examinés au laboratoire de la clinique de l'Hôtel-Dieu donnent trois bacilles, sur huit lames examinées. Le 15 avril, on trouve un bacille sur dix lames. Je revois le malade en octobre, et ses crachats sont examinés par M. Netter, à la Polyclinique H. de Rothschild. Pas un bacille sur plus de cinquante champs microscopiques. Le malade se sent presque absolument guéri, il pèse 99 kilogrammes. Sa voix et sont larynx sont parfaits. Il dit se trouver aujourd'hui plus solide que jamais (juillet 1911). J'ai revu ce malade qui se porte parfaitement.

Voici quelques autres cas.

Obs. III. — Mlle T. G., vingt-trois ans. Fièvre, hémoptysie, dysphonie, toux, laryngite tuberculeuse. Une cautérisation fait disparaître tous les troubles pendant quinze jours. Après la seconde cautérisation, je n'ai plus revu la malade (Polycl. H. de Rothschild).

Obs. IV. — M. T., vingt-quatre ans. Dépression, insomnie, père et mère morts de tuberculose, souffre lui-même de douleurs dorsales, avec sommets un peu congestionnés. Deux cautérisations lui rendent le sommeil, les douleurs dorsales diminuent rapidement ; il engraisse rapidement de 8 kilogrammes cinq mois. Un an après, l'auscultation est muette et le malade semble hors de toute appréhension (1911).

Obs. V. — M. P., trente-cinq ans. Laryngite tuberculeuse. Les transpirations, les crachats, la toux diminuent sensiblement pendant quinze jours après la cautérisation, le malade mange mieux, sans douleurs, gagne 400 grammes. Pas revu ensuite (Polycl. H. de Rothschild).

Obs. VI. — Mlle C., dix-huit ans. Dysphonie depuis plusieurs années, aspect tuberculeux, petite ulcération interaryténoïdienne. Cette ulcération se cicatrise et disparaît en six cautérisations (1910).

Obs. VII. — M. F. Tuberculose des sommets, laryngite depuis trois ans. Pendant les deux mois où je le traitai, l'auscultation s'améliora sensiblement et les examens de ses crachats, qui donnaient une moyenne de 85 bacilles par champ de microscope, n'en donnaient plus que 5 à la fin, quand il repartit au sanatorium de Montana (1910).

Obs. VII. — M. G., vingt-huit ans. Pleurésie tuberculeuse, bronchite du sommet gauche, toux, expectoration, transpirations profuses la nuit, oppression depuis six mois. Sa femme est traitée à la Charité pour tuberculose. La première cautérisation arrête la toux. Les transpirations, les crachements fréquents, l'oppression cessent dès la seconde, et le malade reprend son travail qu'il avait abandonné. Je cesse alors de le voir.

Obs. IX. — M. B., trente-sept ans. Tuberculose du sommet gauche, craquements, hémoptysies, transpirations, toux, adynamie. Trois cautérisations arrêtent la toux, les crachements de sang, les sueurs profuses : il gagne 3 kilogrammes en douze jours, se trouve parfaitement bien, les craquements diminuent rapidement, et les nouvelles que j'ai eues de ce malade par la suite, depuis mai 1910, font supposer qu'il est parfaitement guéri.

Obs. X. — M^mo B. Salle Sainte-Jeanne, Hôtel-Dieu. Péritonite tuberculeuse. Deux cautérisations diminuent les douleurs, le ballonnement ; le malade digère mieux, dort bien (1910).

UNILATÉRALITÉ.

Rien ne démontre mieux le rôle prédominant des centres bulbaires dans le maintien des équilibres fonctionnels, de l'intégrité organique et de la défense contre l'infection, que les cas où tous les troubles observés cliniquement siègent sur une même moitié du corps. Chaque moitié du bulbe tient directement sous sa dépendance la moitié correspondante du corps, organes et fonctions ; et dans la défense même, si les organes mobiles et circulants de cette défense, phagocytes et sucs préparant l'activité phagocytaire, semblent directement hors de la portée de l'activité nerveuse, la réceptivité unilatérale indique bien que la capacité pour tous les tissus d'élaborer ces sucs, reste immédiatement soumise à la régie bulbaire comme les autres fonctions organiques.

Voici quelques observations :

Obs. I. — A la suite d'une forte émotion, (les anxieux, les émotifs sont le plus souvent des bulbaires *gauches*), un malade éprouve de la fausse angine de poitrine, des palpitations habituelles, sans lésion cardiaque ; du vertige *gauche*, les objets se déplacent vers la *gauche ;* il y a des dérobements, des syncopes du tonus de sustentation qui le font choir à *gauche ;* la tête penche habituellement à *gauche ;* il a de l'aschématie (défaut de définition topographique) *gauche ;* de l'agoraphobie *gauche*, ne peut supporter le vide de la rue et le mouvement des voitures à *gauche ;* donne toujours le bras *gauche* pour chercher un appui de ce côté; ne peut, en scène, supporter de tourner sa *gauche* au vide de la salle, n'éprouve les troubles anxieux du trac que quand il entre en scène par la *gauche*. Scotomes de l'œil *gauche*, légère surdité et bourdonnement *gauches*. Ne peut dormir ni même rester un moment sur le flanc *gauche* sans avoir aussitôt de l'oppression syncopale. Au piano, il a fréquemment des crampes de la main *gauche ;* varices accentuées de la jambe *gauche ;* varicocèle *gauche ;* a eu, il y a deux ans, une colique néphrétique *gauche*. Cet état dure depuis cinq ans, sans changement. Aucun trouble à droite. Une première cautérisation nasale diminue chez lui l'anxiété, l'agoraphobie, il peut faire quelques sorties seul ; mais dans les premiers jours qui suivent cette intervention, il a eu de forts battements vasculaires au niveau de la saignée et de l'aine *gauches*, et du blépharospame *gauche* qui dure une journée. Deux cautérisations suppriment le vertige et les autres troubles bulbaires (janvier 1909).

Obs. II. — Une dame souffre de congestion et de battements vasculaires de l'œil gauche; tous ses autres troubles sont à *droite*. Céphalée *droite*, raideur de la nuque à *droite*, névralgie faciale *droite*. Bourdonnement, phonophobie, vertige *droits*, parésie paroxystique du bras *droit*. Main morte à *droite*. Pied *droit* gonflé et douloureux. Opérée d'appendicite. Ovariotomie *droite*.

Obs. III. — Une autre a eu, en 1900, de l'entérite muco-membraneuse, avec douleurs *cæcales*, puis une salpingite *droite* s'ouvre dans l'intestin ; depuis diarrhée continue avec coliques *droites;* vertiges et chutes à *droite*. En 1904, opérée de sa salpingite *droite;* en 1905, d'une *appendicite;* en 1907, d'une bartholinite à *droite;* elle a à cette époque des douleurs sus-orbitaires *droites*, du bourdonnement à *droite;* puis, en 1908, une tourniole à la main *droite*. Cette malade n'a jamais éprouvé le moindre trouble à gauche.

Obs. IV. — Chez un autre malade, je relève une légère surdité *droite*, de l'autophonie de ce côté, due à la béance de la trompe *droite*. Il a de l'astygmatisme, de l'hypermétropie de l'œil *droit;* l'éversion de la paupière fait paraître l'œil *droit* plus grand que l'autre. Sinusité maxillaire *droite;* toutes les dents du côté *droit*, en haut comme en bas, sont tombées. La corde vocale *droite* est œdématiée et variqueuse, double de la gauche. Il a fréquemment de la bronchite, toujours à *droite*, où le Dʳ Rénon a reconnu de la tuberculose torpide du sommet. Il a eu une pleurésie *droite*. Il a également de la néphralgie *droite*, et a été opéré d'appendicite récemment.

Obs. V. — Encore du même côté droit. Une malade présente des névralgies orbitaires profondes du côté *droit*, de la sécheresse absolue de la muqueuse nasale du côté *droit* seulement. Le tympan *droit* reste perforé depuis des années, avec furonculose fréquente du conduit *droit;* herpès labial toujours à *droite;* son faux col provoque souvent des furoncles du cou, toujours exclusivement à *droite*. Il a eu des coliques *hépati·ues*, des douleurs *cæco-appendiculaires*. Sa calvitie est beaucoup plus prononcée à *droite*, et il ramène de ce côté les cheveux encore assez fournis de l'autre.

En interrogeant un grand nombre de malades, on peut constater que ces unilatéralités ne sont pas rares; beaucoup ont leur *mauvais côté*, qui prend toutes les maladies. C'est le plus souvent du côté droit que s'affirme la défaillance unilatérale du bulbe dans la fonction diaphylactique, ce qui peut expliquer l'accueil que le sommet droit du poumon réserve plus volontiers à la localisation tuberculeuse.

Cette défaillance se montre dans d'autres envahissements. Il y a trois ans, M. Babinski a présenté à la Société de Neurologie un homme qui avait été opéré de trois sarcomes du côté *droit* : un dans le crâne, un second au maxillaire inférieur et le troisième à la cuisse. Il semble dans ce cas que le bulbe gauche ait tenu en respect l'hérédité cancéreuse plus longtemps que le droit.

Mes sondages naso-bulbaires, par cautérisations systématiques, m'ont montré que la douleur légère de la cautérisation est beaucoup plus sensible à gauche qu'à droite, comme si la sensibilité l'emportait de ce côté comme la motricité l'emporte du côté droit. Quand un malade est plus sensible du côté droit, c'est presque toujours un gaucher.

Voy. aussi TRAC, obs. 19 et 21.

URINES.

OBS. I. — Mme V. Asthme bronchique par crises fréquentes depuis dix ans, emphysème accentué, toux, crises d'hydrorrhée, dépression allant parfois jusqu'à l'impotence, la crise d'asthme est régulièrement précédée d'**envies fréquentes d'uriner**. La mère de cette malade a eu des crises, non d'asthme, mais de migraines dans les mêmes conditions et dans les mêmes endroits où sa fille prend l'asthme et précédées des mêmes troubles. Après trois cautérisations, la malade passe un mois sans crise. Rechute fin janvier. Cautérisation un jour en pleine crise : en moins d'une minute, la poitrine fut libérée de tout râle et de toute oppression. Après quelques crises en février et en mars 1910, la malade, qui n'habite pas Paris, semble, d'après les dernières nouvelles que j'ai reçues d'elle, pour le moment débarrassée (novembre 1909). La pollakiurie a disparu.

OBS. II. — Mme T. Asthme depuis quinze ans. Tendances syncopales pendant les crises qui se reproduisent invariablement à chaque période mensuelle. Aucune oppression dans l'intervalle des crises, mais constipation habituelle, oppression digestive, aérophagie, diarrhées brusques, hydrorrhée nasale mousseuse, **urines très ammoniacales**. Asthénie. Une cautérisation améliore tous ces symptômes. J'en fais une seconde quinze jours après, et depuis, les règles se sont passées sans aucune crise et les urines sont normales et sans odeur (1910).

OBS. III. — Dr T. Coryza spasmodique depuis quatre ans, toux, anxiété nasale. Une cautérisation fait disparaître immédiatement, chez ce malade, l'anxiété nasale, le côté droit du nez est instantanément dégagé, le malade se sent dans un état d'enthymie qu'il n'avait pas éprouvé depuis des années. Le soir, chez lui, il a une crise névralgique assez intense dans la fosse nasale gauche. Puis le nez se guérit définitivement, et le malade constate ensuite que sa constipation habituelle a cédé, et que la **polyurie** et la **pollakiurie** qui l'incommodaient ont totalement disparu pour ne plus revenir (février 1910).

Obs. IV. — Mme I., quarante ans. Neurasthénie, anxiété, dépression morale et physique, aboulie, angoisses nocturnes, a constamment peur de se perdre et de se tromper en tout ce qu'elle fait, constipation, **gravelle urique**, gastrite ancienne, dysménorrhée. La première cautérisation fait durer les règles six jours au lieu de trois et les fait venir à vingt-huit jours au lieu de vingt-deux. Le moral est meilleur. Après quelques cautérisations, toute asthénie a disparu, ainsi que les scrupules et les angoisses. L'urée, de 31,45 est retombée à 18,50, l'acide phosphorique, de 3,70 à 1,80; les chlorures, de 13,80 à 8,40; les traces de skatol, d'urobiline, d'urates, d'oxalates, de sérine, de peptones, d'indican, ont totalement disparu en moins d'un mois (1909).

Obs. V. — Mme D., quarante-six ans. Ménopause, **albuminurie** légère, **dysurie** (500 grammes), diarrhée continue depuis des années, ictère fréquent, coliques hépatiques, oppression, palpitations, prurit vulvaire, insomnie. La première cautérisation dégage l'appareil digestif, la malade digère mieux, se sent bien, a des selles presque normales, puis elle a 1.200 grammes d'urine et le prurit vulvaire diminue. Les règles, suspendues depuis quatre mois, reviennent une dernière fois. Le sommeil est meilleur. Tous les troubles disparaissent, ainsi que l'albuminurie, après deux mois (1910).

Obs. VI. — M. B. Syphilis depuis dix-huit ans. Légères atteintes de paralysie, il y a six ans ; inégalité pupillaire, diplopie passagère, vertiges avec dérobement, **atonie vésicale**, dyspepsie, quelques petites douleurs fulgurantes, atonie musculaire, réflexes encore normaux, le signe d'Argyll semble se dessiner à gauche, où il y a du reste un peu de mydriase. Insomnie et ce qui ennuie le plus le malade, anxiété et état neurasthénique pénible. La première cautérisation dégage totalement l'anxiété et les divers troubles neurasthéniques. Il urine mieux et se trouve tout à fait amélioré depuis deux ans.

Obs. VII. — M. F. L. Sécheresse de la gorge, dépression après surmenage, soif continue, **pollakiurie**, **polyurie**, sans glycosurie,

depuis plus d'un an. Tous ces troubles cessent le soir même
de la piqûre, pour ne plus reparaître depuis trois ans (1909).

Obs. VIII. — Mme D., cinquante-deux ans. Veinosités, ecchymoses spontanées sur tout le corps, purpura, **hématuries** fréquentes, constipation. Une cautérisation fait cesser la constipation et du même coup disparaît le purpura, ainsi que les
hématuries (1909).

Obs. IX. — M. O., cinquante-cinq ans. **Pollakiurie, spasmes**
vésicaux dequis deux ans, doit se sonder. Six cautérisations
font cesser le trouble vésical, le malade peut garder trois ou
quatre heures ses urines et a cessé de se sonder depuis la dernière piqûre (1909).

Obs. X. — M. P., soixante-trois ans. **Gravelle habituelle** et
crises néphrétiques fréquentes. Les troubles ont disparu après
deux cautérisations (1909).

Obs. XI. — Mme R. Migraines et céphalée frontale environ tous
les cinq jours, depuis l'enfance. Constipation, pyrosis, dilatation, **urines très chargées.** La première cautérisation fait cesser
la constipation, la malade a depuis régulièrement deux selles
par jour. Les urines deviennent aussitôt et restent claires. Les
migraines ne sont plus que mensuelles. Trois mois après, la
malade me revient pour une migraine, et cette fois la migraine
mensuelle disparaît comme l'autre, et définitivement. La malade
mange impunément de tout (1909).

Obs. XII. — M. D., quarante-huit ans. Avait depuis cinq ans
des **hématuries** assez fréquentes, une ou deux fois par semaine.
Elles ont disparu depuis une cautérisation et n'ont pas reparu
depuis mai 1912.

Obs. XIII. — Mme B. Maladie de Bright, remontant à une scarlatine de l'enfance, avec **pollakiurie,** cryesthésie, palpitations,
céphalée, vertiges, syncopes, troubles digestifs : le tout disparaissant après une seule cautérisation, en avril 1909.

Obs. XIV. — Mme T., soixante ans. Vertiges et mal de mer con-
tinuel depuis cinq ans, asthénie, photophobie, phonophobie,
entérite, anxiété, névralgie faciale et otalgie gauches, bourdonnement à gauche. Alitée depuis trois mois. Première cautérisation : crise de **polyurie** et selles normales depuis, a pu
s'asseoir sur son lit. Deuxième cautérisation : diminution de la
névralgie faciale et du bourdonnement, le vertige est à peine
diminué. Troisième cautérisation : crise de polyurie, diminu-

tion sensible de l'anxiété, de l'asthénie, de la photophobie. Quatrième cautérisation : disparition des vertiges, se lève toute la journée, s'occupe de ses affaires, très vaillante et valide, est venue chez moi, depuis, m'annoncer sa guérison complète. Sort chaque jour (Drs Sicard et Tansard, novembre 1908).

OBS. XV. — M. B. Docteur en médecine: Entérite muco-membraneuse depuis vingt-cinq ans, à la suite du choléra. Deux à trois selles, parfois cinq par jour, liquides et pénibles, avec constipations passagères. Rhinite ancienne et asthme. Cautérisation le 8 janvier 1908. Dès le lendemain, une selle bien moulée, chaque jour à la même heure. La rhinite et l'asthme ont disparu totalement. Le malade se juge absolument guéri. Il s'est réconcilié avec le persil, qui le rendait toujours malade. Le skatol, l'indican, l'urobiline et le sucre ont disparu des urines et n'ont pas reparu depuis un an (janvier 1908).

OBS. XVI. — M. P. K. Entérite muco-membraneuse, glaireuse, hémorrhagique, gaz. Insomnie, anxiété, très sujet au trac en scène ; pyrosis, vertiges. Première cautérisation : selles normales, a pu manger et boire comme tout le monde, moins de gaz, bon sommeil, n'a plus d'anxiété et a pu jouer le premier rôle d'une pièce récente à la répétition générale et à la première sans aucun phénomène de trac, ni sueurs, ni diarrhée, ni **diurèse** profuses, ni amnésie, en pleine possession et sûreté de tous ses moyens dramatiques. Rechute légère d'entérite un mois après. Deuxième cautérisation : mêmes effets (novembre 1908).

OBS. XVII. — Albert C., neuf ans. **Albuminurie** post-scarlatineuse depuis un an, avec une quantité d'albumine variant de 1 gramme à 0^{gr},50. Après la première cautérisation, l'analyse indique des traces indosables (Polycl. H. de Rothschild).

OBS. XVIII. — Mme R., trente-quatre ans. Insomnie, **dysurie**, diarrhée continue, dysménorrhée. Tous les troubles disparaissent en quelques jours, les selles se moulent, ne sont plus sanguinolentes, les urines sont faciles et claires, les règles, pas douloureuses, viennent ensuite à vingt-sept jours, au lieu de trois semaines (Polycl. H. de Rothschild).

OBS. XIX. — M. A. B., quarante-neuf ans. Tabes confirmé, **douleurs vésicales, rétention d'urine**. La cystalgie disparaît après la première cautérisation, la malade urine facilement. Cette amélioration dure quinze jours. Je fais une seconde cautérisation, mais je ne revois plus le malade (Polycl. H. de Rothschild).

URTICAIRE.

Obs. I. — Mme C. **Urticaire** continu à paroxysmes, entérite muco-membraneuse, nervosisme. La première cautérisation diminue l'urticaire au point que la malade dit n'en avoir jamais eu aussi peu depuis bien des années. L'intestin est dans le même état. Pendant quinze jours, la malade se sent plus forte, peut sortir le soir, ce qu'elle avait cessé de faire. Une reconde cautérisation suspend totalement l'urticaire pendant deux mois, malgré les écarts de régime. Puis une grippe nasale, contractée dans le Midi, fait réapparaître tous les troubles, et la malade, j'ignore pourquoi, ne reprend pas le traitement (février 1909).

Obs. II. — Petite C., huit ans. Dyspepsie, entérite, **urticaire**, ictère, depuis l'âge de deux ans. L'urticaire disparaît dès la première cautérisation, l'ictère dès la seconde. Les autres troubles sont plus tenaces (Polycl. H. de Rothschild, janvier 1909).

Obs. III. — Mme S. **Urticaire** fréquent et entérite membraneuse. Deux cautérisations : n'a eu qu'une crise d'urticaire depuis six mois (juillet 1909).

Obs. IV. — Mme D., vingt-cinq ans. Vertiges violents et douleurs hépatiques depuis deux mois, presque continuellement. **Urticaire** et douleurs ovariennes droites. Tous ces troubles disparurent dès le lendemain de la cautérisation.

Obs. V. — M. L., quarante-quatre ans. Souffre depuis quatre ans, au milieu d'une foule de troubles nerveux, d'un **urticaire** avec œdèmes brusques, bouffissure de la face, de la gorge, des bourses, avec peu de prurit, mais des cloques qui apparaissent rapidement, tantôt sur tout le côté droit, tantôt sur tout le côté gauche, surtout quand il a pris du sel en mangeant, ou des œufs, ou des choux, ou du bouillon gras. Ces troubles et cette susceptibilité disparaissent après trois cautérisations (1909).

Obs. VI. — Mme R., soixante ans. Vient me consulter pour une constipation ancienne, avec poussées brusques d'**urticaire**. Elle souffre depuis un an d'érythromélalgie des deux mains. Ce dernier trouble, après ma cautérisation, fit place à un vif fourmillement, et disparut presque totalement en une heure, car il n'en restait plus trace, me dit quelques jours après la fille de

cette malade, le soir même, quand elle fut de retour à Enghien.
La constipation et l'urticaire disparurent également et il n'y
eut pas de récidive depuis trois ans (1909).

Obs. VII. — M. M., vingt-cinq ans. Asthme nasal, emphysème,
oppression digestive, ne supporte ni tabac ni café depuis plusieurs années, dort mal. Prurit intense du cuir chevelu, **urticaire** blanc. Tous ces troubles disparaissent en trois cautérisations. Le malade dort, mange de tout, fume et prend son café
sans aucun ennui, le prurit et l'urticaire ne réapparaissent
plus. L'asthme disparaît après la seconde cautérisation (1912).

Obs. VIII. — Mlle S. S. A depuis cinq mois de l'angoisse pharyngée, de l'**urticaire** émotif, du blépharospasme, du battement
des lèvres, et des petites crampes du releveur palpébral qui
lui maintiennent l'œil ouvert pendant deux minutes. Tous ces
troubles disparaissent, sauf la crampe du releveur, après une
cautérisation (1911).

Obs. IX. — Le petit G., huit ans. Né dix-huit ans après ses
frères. A eu de l'entérite, et reste dyspeptique, ne peut particulièrement pas digérer les œufs, les choux, sans avoir aussitôt
une forte poussée d'**urticaire** généralisé. La réaction cutanée est
chez cet enfant vive à ce point qu'une piqûre de puce lui donne
une rougeur vive de la presque totalité de la surface du corps.
Il a pour les œufs une intolérance qui va jusqu'à la diarrhée
profuse et au vomissement. Après deux cautérisations, l'intestin et l'estomac se règlent. Il mange inpunément de la soupe
aux choux, et, devant le succès obtenu, la mère risque des
œufs, qu'il digère parfaitement sans la moindre poussée d'urticaire (juin 1912).

VARICES.

Obs. I. — M. Ch. B., 60 ans. M'est adressé à la Polyclinique
H. de Rothschild par le Dr Roques, pour de la dysphonie. Ce
malade est en outre atteint d'une **cirrhose atrophique du foie**
assez avancée. Il a de grosses varices aux jambes, se plaint
d'hémorroïdes, et sa dysphonie est directement causée par
l'énorme développement de varices pharyngées et laryngées,
formant de véritables paquets hémorroïdaires dans le vestibule de la glotte. Il a de l'œdème des jambes et un peu d'ascite.
Je vise la région nasale hépatique, et j'apprends, à la consultation suivante, huit jours après, que le soir même de ma cautérisation le malade a présenté un véritable anasarque, qui a

duré quelques heures et a disparu rapidement, entraînant
avec lui l'œdème des jambes et l'ascite. Les varices pharyngées et laryngées avaient sensiblement diminué, s'applatis-
sant sur les parois, libérant le vestibule glottique. La voix
était presque sonore. Après trois cautérisations, en moins d'un
mois, les varices étaient devenues des varicosités, puis des
veinosités; les hémorroïdes avaient cessé d'incommoder le
malade, et, sa voix revenue, il cessa de venir me voir au
moment où je désirais le plus chercher jusqu'où la lutte
contre le processus veineux entamerait l'évolution de la cirrhose. Le Dr Roques le perdit également de vue.

Obs. II. — Mme C., cinquante-sept ans. Cirrhose du foie,
ictère, **varices**, troubles visuels. Deux cautérisations diminuent
l'ictère et effacent sensiblement les varices. La malade se
sent plus chaud, est plus forte, les troubles de la vue diminuent
(Polycl. H. de Rothschild).

Obs. III. — M. D., quarante-sept ans. **Varice** apparente de la
lèvre supérieure, depuis un an. Disparaît en six jours.

Obs. IV. — M. C. B., trente et un ans. **Hémorroïdes** depuis
plusieurs années, avec **varices pharyngées**, **varicocèle**, et ictère
fréquent. Tout disparaît en trois cautérisations (1909).

Obs. V. — Mme O., cinquante-deux ans. **Veinosités**, ecchymoses
spontanées sur tout le corps, purpura, hématuries fréquentes,
constipations, et du même coup disparaît le purpura, ainsi que
les hématuries (1909).

Obs. VI. — Mme E. Souffre de douleurs rhumatismales depuis
huit ans. Sciatique, **varices** très saillantes sur la jambe droite,
a eu plusieurs endocardites. Deux cautérisations font disparaître la sciatique et les douleurs, les varices s'effacent, et,
après une période de plusieurs jours de polyurie, tout va sensiblement mieux (Hôtel-Dieu, 1910).

Obs. VII. — M. L. **Varices** et hémorroïdes depuis des années.
Tout disparaît en cinq cautérisations (Hôtel-Dieu, 1910).

VERRUES.

Obs. I. — Georgette V., onze ans. Cautérisée par moi pour
de l'entérite chronique, cette enfant me fit observer que des
verrues, qui depuis plus d'un an couvraient ses deux mains,
avaient brusquement disparu après la troisième cautérisation.
(Polycl. H. de Rothschild).

Obs. II. — Gabrielle D., douze ans. **Verrues** aux mains, disparues après la quatrième cautérisation.

VERS.

La congestion utérine mensuelle peut provoquer la congestion de la muqueuse nasale au niveau de la tête du cornet inférieur ; *inversement*, l'anesthésie cocaïnique du cornet peut faire disparaître les douleurs utérines. Le refroidissement des extrémités provoque le coryza et l'éternuement ; *inversement*, un des premiers effets de la rhinite sera le refroidissement des extrémités. Un vif effort de recherche intellectuelle provoque le prurit du cuir chevelu et nous fait nous gratter la tête ; *inversement*, un peu d'eau sur le visage nous « rafraîchit les idées ». L'irritation de la muqueuse intestinale par des vers provoque du prurit nasal au niveau des cornets inférieurs ; *inversement*, une légère cautérisation des cornets inférieurs modifiera les sécrétions intestinales au point de provoquer le départ des vers.

J'ai déjà donné deux exemples de ce dernier fait dans une note à l'Académie des Sciences, le 27 décembre 1909, sur *Les centres bulbaires de la diaphylaxie intestinale ;* mais M. le professeur Y. Delage, qui me faisait l'honneur de présenter cette note, parut n'y voir qu'une coïncidence. Voici encore des coïncidences de ce genre.

Obs. I. — La petite Suzanne M., âgée de six ans et demi, m'est amenée par sa mère à la Polyclinique H. de Rothschild, pour des épistaxis très fréquentes, qui se produisent depuis plus de deux mois, avec divers troubles généraux. L'examen du nez me montra que, contrairement à ce qui a lieu généralement, le siège des hémorragies était non pas la cloison, mais les cornets inférieurs, très turgescents. Je cautérisai très légèrement le méat hémorragique, et à la consultation suivante, la mère m'apporta un énorme lombric que l'enfant avait « laissé aller » deux jours après ma cautérisation. Depuis, la turgescence des cornets, les hémorragies et les troubles généraux avaient disparu.

Obs. II. — Le petit Robert H., six ans, m'est amené pour un prurit nasal intense qui le tourmente depuis six mois. Sa mère suppose qu'il a des vers. Dans le but de faire une expérience, je recommande de ne lui donner aucun vermifuge nouveau, — il en avait essayé vainement plusieurs, — et, sous un prétexte facile, je cautérise les cornets inférieurs. A la consultation suivante, la mère, triomphante, m'apporte un **lombric** que l'enfant a rendu le lendemain de la cautérisation.

Obs. III. — René D., quatre ans, un petit voisin du précédent, a, depuis plus d'un an, des selles qui fourmillent d'**oxyures**, et qu'aucun traitement n'a su faire disparaître. Deux cautérisations les suppriment totalement.

Obs. IV. — Léon M., cinq ans. **Oxyures** disparus en deux jours après une cautérisation.

Obs. V. — René S., sept ans. **Oxyures** depuis plusieurs mois disparus en quelques jours après une seule cautérisation.

Obs. VI. — Jeanne S., cinq ans, sœur du précédent, eut, à l'âge de trois ans, une entérite, qui durait encore quand je la vis. Nausées, vomissements fréquents, toux nerveuse chaque nuit, avec prurit pharyngé et turgescence des amygdales, tic de la face, reniflement, etc. L'enfant se laissa mal cautériser, et j'opérai maladroitement. La toux disparut néanmoins ainsi que les vomissements, les tics, les grincements de dents, le grattement du nez, en quelques jours. Les **oxyures**, que la mère observait depuis deux ans, disparurent progressivement en trois semaines. L'entérite était également guérie.

Obs. VII. — Louis D., treize ans, perdit, le soir de la cautérisation, tous ses **oxyures** d'un coup, « en bouchon », dit la mère. Cet enfant avait aussi du prolapsus rectal, qui ne céda qu'à trois autres cautérisations.

Obs. VIII. — Le jeune R. F., neuf ans. Entérite ancienne, améliorée, mais non guérie, avec crises d'appendicite, quelquefois, des **lombrics**, avec poussées de fièvre. Après une cautérisation, les crises douloureuses disparaissent, l'enfant n'a plus eu ni fièvre ni lombric et tout signe d'appendicite a disparu depuis 1909.

Obs. IX. — Mme de P. Névralgies abdominales depuis quatre ans, par crises, avec petits tubercules sous-cutanés douloureux apparaissant et disparaissant rapidement, selles fréquentes, coliques, dépression, sensation d'angor abdominale, d'étau à la taille, a eu des poussées d'ictère, et a de l'hyperesthésie gauche généralisée. Cette malade a rendu plusieurs fois des **lombrics**. Dès le lendemain de ma cautérisation, aucun signe d'entérite, les névralgies et l'étau abdominal disparaissent. Cette guérison a duré déjà plus de huit mois. La malade n'a plus rendu un seul lombric, et est persuadée qu'elle a rendu le dernier dans les premières selles qui ont suivi ma piqûre (1911).

Obs. X. — La petite Yvonne B., sept ans. A des **oxyures** depuis six mois, qui résistent à tout traitement. Guérie dès la première cautérisation, en vingt-quatre heures (Polycl. H. de Rothschild, 1912).

Obs. XI. — La petite O. M., cinq ans. **Oxyures** depuis trois mois. Disparus en deux jours après une cautérisation.

VERTIGES.

Obs. I. — M. M. **Vertige** apoplectiforme, inclinaison de la tête et du tronc à droite, nystagmus droit, nausées, douleur à la nuque, céphalée vive, crises nasales, éternuements violents, alternatives d'hydrorrhée et de dessiccation pénible de la muqueuse, avec sensation de brûlures. La première cautérisation fait disparaître le vertige, il reste un peu de céphalée, mais ce malade peut sortir. Les crises d'éternuement ont persisté, mais sans troubles hyper ou hypocritiques. La seconde cautérisation le dégage tout à fait et définitivement jusqu'à ce jour (avril 1908).

Obs. II. — Mᵐᵉ L. **Vertige** migraineux avec constipation, polyurie, asthénie. Première cautérisation : selles moulées pendant quelques jours, exagération momentanée du vertige et de la douleur cæcale, de l'hydrorrhée nasale. Deuxième cautérisation : mêmes effets. Troisième : disparition de tous les troubles, sauf la polyurie (mai 1908).

Obs. III. — Mᵐᵉ L. Étourdissements, **vertiges**, douleurs orbitaires, prurit nasal, cryesthésie des membres supérieurs, sensation de « tête gelée ». Première cautérisation : disparition en quelques jours de tous les symptômes ; quelques vertiges reviennent en novembre. Deuxième cautérisation : plus rien depuis (mai 1908).

Obs. IV. — Mᵐᵉ V., quatre-vingts ans. Gastro-entérite et

constipation ancienne. **Vertiges** intenses avec dérobement. Une cautérisation : dès le lendemain, selles normales, mange impunément de tout, appétit régulier, n'a plus eu une seule crise de vertige depuis (juin 1908).

OBS. V. — Mlle L. **Vertige** épileptique, cacosmie, nausée, ptyalisme, palpitations, variations thermiques extrêmes, incontinence d'urine diurne et nocturne, etc. Chez cette jeune fille de vingt-huit ans, tous ces accidents sont, me dit-on, apparus à la suite d'une chute brutale sur le dos, il y a quatre ans. Une cautérisation : deux jours d'excitation ambulatoire, règles normales depuis, l'anxiété, les vertiges, l'agoraphobie et la sialorrhée disparaissent. Pas de vertiges pendant trois mois. Deuxième cautérisation en novembre; va bien depuis (septembre 1908).

OBS. VI. — Mme G. **Vertige** brightique, étourdissements, surdité légère, neurasthénie, entérite. Albuminurie. Une première cautérisation améliore tous les troubles. Après une seconde, la malade parfaitement remise retourne au Brésil. Le vertige seul reparaît en janvier; mais se guérit sans nouveau traitement (septembre 1908, Dr Lévy-Klotz).

OBS. VII. — Mlle L. **Vertiges** violents avec dérobement, tournoiement, asthénie, étourdissements coïncidant avec des crises de fringales et de courbatures. Une cautérisation : disparition des vertiges et des fringales. Se dit guérie (octobre 1908, Dr Apert).

OBS. VIII. — M. L. D. **Vertige** gauche, tournoiement, étourdissement, déviation de la tête et des yeux à gauche. Angor tabagique, glycosurie passagère, crises gastriques et hémorroïdaires fréquentes. Une cautérisation : le vertige, les crises gastriques et hémorroïdaires n'ont pas reparu depuis (octobre 1908).

OBS. IX. — Dr V. **Vertiges** intenses, empêchant tout travail, neurasthénie et gastro-entérite depuis cinq ans, constipation opiniâtre. Deux cautérisations : n'a pas eu de vertiges depuis, est beaucoup moins constipé, et a pu reprendre son travail professionnel quotidien (novembre 1908).

OBS. X. — Mme T. **Vertiges** violents et mal de mer presque continu depuis plus de cinq ans, asthénie profonde la forçant à garder le lit depuis trois mois. Photophobie, phonophobie, anxiété, névralgie faciale et otalgie gauches, entérite ancienne.

Première cautérisation : crise de polyurie le soir même, selles normales depuis, la malade a pu s'asseoir sur son lit. Deuxième cautérisation : diminution de la névralgie faciale et du bourdonnement, le vertige est à peine entamé. Troisième cautérisation : nouvelle crise de polyurie, diminution sensible de l'anxiété, de l'asthénie, de la photophobie. Quatrième cautérisation : disparition nette des vertiges, la malade se lève toute la journée, s'occupe de ses affaires, très valide et vaillante, vient quelques jours après chez moi m'annoncer sa guérison complète qui s'est parfaitement maintenue depuis (novembre 1908, Drs Sicard et Tansard).

Obs. XI. — M. H. K. **Vertige** en scène, associé au trac, entérite glaireuse. Une cautérisation : disparition du trac et du vertige. L'entérite ne s'améliore qu'ensuite (novembre 1908).

Obs. XII. — M. C. D. **Vertige** laryngé, toux violente par crises, étourdissement, oppression respiratoire et labyrinthique, sensations de paralysie douloureuse. Une cautérisation : la toux et le vertige disparaissent ensemble en quelques jours (novembre 1908).

Obs. XIII. — M. V. Adressé par le Dr Bensaude. **Vertige** de Ménière depuis trois ans, chutes brusques sans perte de connaissance, toujours en avant et à droite. Dérobement, astasie, agoraphobie, bourdonnement, fringales, amaigrissement, dépression morale et physique. A la première cautérisation, le vertige diminue, le malade marche et se tient avec plus d'assurance ; il traverse facilement les rues. Il reste ainsi sans vertige pendant douze jours. A la troisième cautérisation, sa dépression et ses idées noires l'ont totalement abandonné, il se sent plus fort, son teint aussi est meilleur et, à part un léger bourdonnement qui persiste encore, il s'estime complètement guéri et a d'ailleurs depuis un mois repris son travail (janvier 1909).

Obs. XIV. — M. M. **Vertige** intense, subit, avec exophtalmie, névralgie occipitale, crises d'éternuements avec douleurs vives aux extrémités. Une cautérisation fait disparaître rapidement l'exophtalmie ; le vertige et le reste disparaissent en quelques cautérisations. Va bien depuis (janvier 1909).

Obs. XV. — J'ai été appelé par le Dr E. Fournier auprès d'un chauffeur atteint de vertiges paroxystiques, avec titubation, vomissements, dans l'incapacité non seulement de tenir un volant, mais de se tenir lui-même debout. Cette crise durait depuis plusieurs jours, mais le malade avait toute sa vie été un vertigineux, incapable de supporter certains jeux, les montagnes russes, les chevaux de bois et même la vue d'objets tournants. M'étant assuré que ses oreilles n'étaient pas en cause, je le cautérisai, et, pendant que je rangeais mes instruments, il nous déclara qu'il sentait son vertige se dissiper. Il put ramasser une épingle à terre ; le Dr Fournier le fit tournoyer sur lui-même sans pouvoir provoquer le vertige de Purkinje ; bref il se dit complètement libre de tout vertige. Cette amélioration subite dura, et dure encore. Quelques jours après, il put impunément braver, à la foire de Neuilly, tout ce que les forains ont inventé de sollicitations vertigineuses. Non seulement le paroxysme, la crise étaient coupés chez ce malade, mais même la réaction vertigineuse, qu'il avait depuis sa naissance, avait disparu chez lui. Ce malade, je l'appris de lui, plus tard, vit du même coup cesser des accès de fièvre de Madagascar, qu'aucun traitement n'avait pu faire disparaître depuis près de dix ans.

OBS. XV. — M. E., quarante-huit ans. **Vertiges** fréquents, troubles visuels, ne peut supporter les chevaux de bois. Crises vertigineuses intenses. Après une seule cautérisation, le vertige disparaît, le malade a pu supporter les montagnes russes, sans vertige, sans nausées, n'a plus même le vertige de Purkinje, marche sur des poutres suspendues, etc.

OBS. XVI. — Mme L. **Vertige** gauche avec effondrement, par crises fréquentes. Épuisement nerveux, faiblesse, atonie gastro-intestinale, a la sensation que tout s'effondre en elle comme le sable dans le sablier. Constipation opiniâtre, nausées, somnolences. Une cautérisation fait disparaître le vertige, l'épuisement, les somnolences. La malade dort parfaitement, comme elle n'a, dit-elle, jamais dormi. Une seconde fait disparaître la constipation (décembre 1909). Guérison maintenue, malgré quelques légères rechutes dont la plupart se sont effacées d'elles-mêmes.

OBS. XVII. — Mme J. **Vertiges**. Agoraphobie. La malade ne peut sortir seule, et. même en voiture, craint les accidents et particulièrement dans certains quartiers pas plus dangereux que d'autres, comme elle le reconnaît, mais qui lui inspirent une terreur telle que depuis des années elle n'a osé y visiter certaines de ses amies. Ses jambes fléchissent et sa vue se trouble, ses oreilles bourdonnent, tout son côté gauche est pris de sueurs profuses, de tremblements. Chez elle, la peur de rester seule est telle que même dans les W.-C. sa femme de chambre l'accompagne et lui tient la main. Ces terreurs semblent, chose curieuse, disparaître la nuit. Deux jours après ma cautérisation, elle revient seule chez moi, me dit que ses angoisses l'ont laissée, qu'elle a pu plusieurs fois sortir seule, aller seule à l'église, à un cours, et que chez elle, la peur de l'isolement a presque disparu. Le vertige n'existe plus non plus. Sa constipation qui était opiniâtre n'existe plus, ses règles, toujours en retard, sont cette fois venues normalement. Une seconde cautérisation l'améliore tout à fait et deux mois après, elle m'écrit de Suisse que le **vertige** des funiculaires qui était très vif autrefois chez elle a disparu au point qu'il lui a fallu en entendre parler pour y songer.

Obs. XVIII. — M**me** A. Anxiété, peurs folles dès qu'elle se sent seule dans un appartement, n'ose sortir seule, des crises de peur allant jusqu'à l'hallucination, avec **vertiges**, impulsions de fuite l'exposant à toutes sortes d'accidents dans la rue. Deux cautérisations la rendent moins anxieuse, lui permettent de rester des heures seule chez elle, s'occupant de son ménage, sans penser à ses terreurs, sortant seule maintenant. Cette amélioration qui lui rend enfin la vie facile a duré depuis avril 1909.

VESSIE.

Obs. I. — M. O., cinquante-cinq ans. Pollakiurie, spasmes vésicaux depuis deux ans, doit se sonder. Six cautérisations font cesser le trouble vésical, le malade peut garder trois ou quatre heures ses urines et a cessé de se sonder depuis la dernière piqûre (1909).

Obs. II. — M. D. G., vingt-six ans. Hypertrophie prostatique blennorrhagique depuis dix-huit mois. La première cautérisation provoque des élancements de la région du col, avec sensation de déchirement en urinant, au niveau du col et aussi des testicules. Ces sensations ne se reproduisent plus aux autres cautérisations. Mais en huit jours, le malade, qui se sondait, peut passer du n° 17, qu'il gardait depuis plus d'un an, au n° 23, qui passe facilement, me dit-il. Les filaments gonorrhéiques demandent encore deux cautérisations avant de disparaître tout à fait (1912).

Obs. III. — M. L. Atteint d'une gonorrhée depuis vingt-huit ans et de prostatite avec rétrécissement, ce malade a de la rétention complète et doit se sonder. Après une dizaine de cautérisations, le gonocoque a presque disparu. Il disparaît tout à fait après vingt cautérisations. D'autre part le malade, qui se servait de la sonde 16, passe maintenant le n° 20. Son état général s'est nettement amélioré (1912).

VOMISSEMENTS.

OBS. I. — Entéro-typhlocòlite datant de quinze ans, avec **vomissements** fréquents. Acné rosacée. Une lettre de ce malade, à qui je n'ai fait qu'une cautérisation à un passage à Paris, m'apprend que tous ses troubles ont disparu, y compris l'acné (1909).

OBS. II. — Mlle B. Neurasthénie, avec insomnie, douleurs de la nuque, névralgie sus-orbitaire, vertiges intenses, troubles de la vue, constipation, anxiété précordiale. Traitée par l'eau de mer, il y a deux ans, elle fut presque aussitôt prise de **vomissements**, et ne put se servir de ses jambes pendant trois jours. Les vomissements, quotidiens, se produisent à chaque repas, et la malade dit ne garder presque rien de ce qu'elle prend. Deux cautérisations font disparaître les vomissements pendant deux mois. Une rechute est de nouveau enrayée, et la malade va bien depuis. Petite rechute deux ans après, également conjurée aujourd'hui (octobre 1909).

OBS. III. — Mme B. Entérite muco-membraneuse, datant de quinze ans, coliques fréquentes, entérorragies, douleur cæco-appendiculaire, vertige dit stomacal, nausées, **vomissements**. Une cautérisation au cornet gauche seulement. Le soir, vertige intense ; dès le lendemain, selles moulées « telles que la malade ne s'en était pas connues depuis quinze ans », disparition de tous les symptòmes. Cet état s'est maintenu depuis (février 1908, Dr Léon Kahn).

OBS. IV. — Mlle M., dix ans. Constipation depuis cinq ans, dilatation d'estomac ; crise de gastralgie violente et de **vomissements** chaque matin au réveil. A essayé tous les régimes. Une cautérisation : dès le lendemain matin, aucune gastralgie et rien depuis cette époque. Selles normales. N'a eu cet été qu'une petite crise de quelques jours à la suite d'une grande émotion, la mort subite de son grand-père (mai 1908).

OBS. V. — La petite V. K. **Vomissements** bilieux chaque nuit. Guérie en deux cautérisations.

Obs. VI. — Marcel L., onze ans. **Vomissements** et incontinence d'urine chaque nuit depuis l'enfance. Tous les troubles disparaissent en deux cautérisations (Polycl. H. de Rothschild).

Obs. VII. — M. F., soixante-huit ans. Cancer probable de l'estomac. Des **vomissements** glaireux cessent après une cautérisation (Polycl. H. de Rothschild).

Obs. VIII. — M. Y., cinquante-quatre ans. Gastrite, vertiges, **vomissements** fréquents, anxiété, neurasthénie, bourdonnements, dyspepsie, diarrhée habituelle. Tous ces troubles disparaissent à la suite d'une cautérisation. Le malade part aux Indes, me revient l'année suivante parfaitement indemne de tout trouble digestif et nerveux (1910).

Obs. IX. — Mlle F., vingt ans. A depuis deux ans des **vomissements** chaque matin, avec gastralgie. Guérie en quatre cautérisations (Hôtel-Dieu, 1910).

Obs. X. — M. C. B. Entérite depuis l'enfance, barre côlique, constipation, doit être opérée de l'appendicite, migraines presque quotidiennes, **vomit** chaque matin. La constipation, les douleurs cæco-appendiculaires, la barre côlique, les migraines et les vomissements disparaissent après trois cautérisations. Le malade mange de tout (1911).

VOMISSEMENTS DE LA GROSSESSE.

Obs. I. — Mme de B. Quatre enfants et plusieurs fausses couches dans les deux premiers mois, **vomissements incoercibles** chaque fois. Cette dame, qui souffre de constipation, d'une surdité à marche rapide, est au second mois d'une grossesse, et vomit fréquemment. La première cautérisation supprime la constipation et les vomissements. La seconde diminue les bourdonnements, qui étaient intenses, sans améliorer sensiblement la surdité, qui ne s'amende qu'après la troisième. Puis la malade, qui n'habite pas Paris, ne revient plus le mois suivant, car elle a eu de nouveau ses règles, suivies, deux jours après, d'une fausse couche. Le mois suivant, les règles reviennent absolument normales. La santé est parfaite, la malade mange, dort parfaitement, et n'a plus eu de constipation (1909).

Obs. II. — Mme C., trente ans. Traitée par moi à la Polyclinique H. de Rothschild pour des céphalées et des névralgies qu'elle soignait sans succès depuis six ans, et pour des gastralgies et des **vomissements** presque quotidiens. Ces troubles cédèrent au traitement par cautérisations nasales. Puis, les règles cessèrent, sans qu'elle y prît garde, ayant eu déjà des aménorrhées de plus de six mois, et qu'on attribua à sa grande faiblesse. Cette femme avait eu trois grossesses, avec vomissements incoercibles pendant les trois premiers mois pour ses deux premiers enfants, et pendant cinq mois pour le troisième. Comme la suppression actuelle des règles ne s'accompagnait d'aucun vomissement et d'aucun trouble gastrique, elle ne se crut pas enceinte, et ce n'est qu'au cinquième mois que la grossesse fut reconnue. Je l'avais tout d'abord cautérisée pour des troubles digestifs, et c'est sans doute pour cela que cette grossesse se passa sans aucun trouble de ce côté. Comme tout allait parfaitement et qu'elle ne se plaignait plus que de certains troubles neurasthéniques anciens, avec surtension artérielle, je cherchai à faire disparaître ces troubles, et la cautérisai ainsi jusqu'à la fin de sa grossesse, qui aboutit normalement.

Plusieurs autres malades, traitées par moi pour divers troubles digestifs, ont eu de nouvelles grossesses, sans vomissements, alors que les précédentes en avaient présenté régulièrement pendant les premiers mois.

VUE.

Obs. I. — M. C., quatre-vingt-quatre ans. Diabète, constipation opiniâtre ; **amaurose** et rhinite. Une cautérisation au-dessus du cornet moyen a nettement dégagé la vue du malade et guéri sa rhinite. La constipation a persisté. Pas revu depuis ce jour.

Obs. II. — Mme B. Céphalée droite. Vertige, étourdissement. **Rétinite hémorrhagique** (de Lapersonne), **diplopie, strabisme** interne. Première cautérisation sans résultat. Deuxième cautérisation : n'a plus ni céphalée, ni vertige, a moins de convergence et de diplopie, voit beaucoup mieux (novembre 1908).

Obs. III. — M. Q. Coryza chronique, casque frontal, **oppression visuelle**, neurasthénie classique. Une cautérisation : s'est trouvé totalement dégagé de tout dès le lendemain et depuis (novembre 1908).

Obs. IV. — Mlle S. Il y a six ans, coup de dent sur le nez ; dès le lendemain, migraine et troubles gastro-intestinaux ; anxiété, troubles de la vue, rhinite et ozène. Première cautérisation : amélioration de la vue, de l'anxiété, de l'entérite, la rhinite et la migraine persistent encore quinze jours après ; pas revue depuis, mais devait revenir si les troubles persistaient (octobre 1908).

Obs. V. — Mlle K. **Strabisme** variable, alternant d'un œil à l'autre ; ne regarde jamais que d'un œil à la fois. Trois cautérisations au-dessus du cornet gauche ; à chaque fois le regard est redressé momentanément plusieurs jours, et la vision se fixe du côté gauche, l'œil droit restant en adduction (octobre 1908).

Obs. VI. — M. G. G., dix-neuf ans. Souffrait depuis plusieurs mois, à la suite d'une grippe, de cacosmie, c'est-à-dire de sensations olfactives désagréables, sans ozène vrai, d'affaiblissement rapide de la vue, qui l'avait forcé à porter des verres assez forts, et aussi d'une peine considérable à articuler, qui le faisait bredouiller constamment. La cacosmie et les troubles de la vue disparurent dès la première cautérisation, car il put en quelques jours cesser de se servir de verres, et sa vue redevint parfaitement normale. La dysarthrie disparut également après une seconde cautérisation.

Obs. VII. — Mlle Q., ving-six ans. Surdité gauche depuis trois ans, **amblyopie** gauche depuis trois mois, **nystagmus**, vertige, titubation. Le nystagmus disparaît dès la première cautérisation, le vertige et la titubation après la seconde, et la vue s'améliore en peu de jours, au point que la malade dit voir aussi bien qu'auparavant. La surdité persiste.

Obs. VIII. — Mme D. Migraines ophtalmiques fréquentes. **Obnubilation** visuelle continue. Une première cautérisation dégage nettement la vue, la seconde supprime les migraines (1909).

Obs. IX. — M. E., quarante-huit ans. Vertiges fréquents, troubles visuels, ne peut supporter les chevaux de bois. Crises vertigineuses intenses. Après une seule cautérisation, le vertige disparaît, le malade a pu supporter les montagnes russes sans vertige, sans nausées, n'a plus même le vertige de Purkinje, marche sur des poutres suspendues, etc.

Obs. X. — Mme G. de C. Diabète depuis quatorze ans, avec 63 grammes de sucre, et un affaiblissement notable de la vue, qui lui interdit toute lecture. Six cautérisations diminuent le sucre, à 30 grammes, et la vision est assez revenue pour que la malade lise facilement les lettres qu'elle reçoit. Le prurit oculaire et le prurit vulvaire ont disparu.

Obs. XI. — J. C., soixante-sept ans. **Congestion rétinienne** droite, mouches volantes, sans lésion du fond de l'œil (Morax, Valude). Tension artérielle 23. Une cautérisation abaisse la tension à 17, et, après quelques cautérisations les troubles de la vue semblent très diminués, la tension restant réglée.

OBS. XII. — Mme D., quarante-six ans. Migraines violentes, trois ou quatre par mois. Fatigue douloureuse de la vue quand elle doit broder, ce qui est son métier. Sensibilité extrême des paupières, point douloureux aux arcades sourcilières, surtout à droite. La vue faiblit aussitôt qu'elle s'est appliquée un moment. Elle a en plus de la sciatique depuis près d'un an. La sciatique et les troubles de la vue diminuent et disparaissent en quelques cautérisations. Les migraines persistent, très atténuées, jusqu'à la ménopause qui survient quelques mois après (Polycl. H. de Rothschild, 1912).

XANTHÉLASMA.

OBS. I. — M^mo L. B. Entérocôlite muco-membraneuse, vertiges, nausées, troubles hépatiques héréditaires, langue dépouillée, **xanthélasma**. La première cautérisation supprime les membranes, le vertige, les nausées, les coliques, la langue est absolument nette en deux jours, la malade ne maigrit plus et le xanthélasma disparaît après la troisième piqûre (1911).

OBS. II. — Mlle F. Migraines, coryza, a maigri de 14 kilogrammes depuis un an, dilatation gastrique et atonie digestive générale, foie congestionné, un peu d'ictère et de **xanthélasma**. Sensation de ptose de tous les viscères abdominaux. Elle a, selon son expression, l'estomac, non pas dans les talons, mais sur les genoux, et la sensation que sans la paroi abdominale, ses intestins s'écouleraient en dehors. Il lui est impossible de faire un effort de défécation. Après deux cautérisations, cette sensation a totalement disparu, ainsi que la constipation et les troubles hépatiques (1911).

RAPPEL BIBLIOGRAPHIQUE

1884. L'orientation auditive. *Bullet. scient. du Nord*, 1884, n° 1.

1885. Tchernychewsky et l'évolution sexuelle. *Revue socialiste*, juillet 1885.

— Le motif-organe des Maitres chanteurs. Critique expérimentale. *Revue Wagnérienne*, déc. 1885.

1886. L'art représentatif en 1886. Critique expérim. *Bulletin scient. du Nord*, n° 7.

1887. Parsifal. Critique expérimentale. *Revue Wagnérienne*, 1887.

1890. Le sens auriculaire de l'espace. *Thèse*, Paris, 14 mai 1890.

— L'audition chez les invertébrés. *Rev. scientifique*, 27 déc. 1890.

1891. Les organes périphériques du Sens de l'espace chez les invertébrés. Mémoire dép. à l'Acad. des Sciences, juin 1891.

— Physiologie du nerf de l'espace. Note à l'Acad. des Sciences, 26 oct. 1891.

1892. A propos de la grève des femmes. *Le Socialiste*, 1er juin 1892.

— Le brightisme auriculaire. *Soc. d'Otologie de Paris*, 3 juin 1892.

— Le droit à l'hygiène. *Le Socialiste*, 1892.

— Sexualisme. *L'Harmonie sociale*, 5 nov. 1892.

— Le cerveau féminin. *L'Harmonie sociale*, 26 nov. 1892.

— Sur les fonctions tubo-tympaniques. *Soc. de Biologie*, 26 nov. 1892.

— L'enfant. *L'Harmonie sociale*, 10 déc. 1892.

— Ferments et Phagocytes. *Le Socialiste*, 17 déc. 1892.

— L'école des femmes. *L'Harmonie sociale*, 31 déc. 1892.

— Syndrome de Ménière, agoraphobie et signe de Romberg dans la maladie de Bright. *Progrès médical*, 31 déc. 1892.

1893. Esprit masculin. *L'Harmonie sociale*, 21 janv. 1893.

— Religion. *L'Harmonie sociale*, 4 févr. 1893.

1893. Mise au point. *L'Harmonie sociale*, 11 févr. 1893.
— Sur les fonctions otolithiques. *Soc. de Biologie*, 18 févr. 1893.
— Garçonnades. *L'Harmonie sociale*, 25 févr. 1893.
— Tolérance. *L'Harmonie sociale*, 4 mars 1893.
— Balles perdues. *L'Harmonie sociale*, 18 mars 1893.
— Les allumettes. *Le Socialiste*, mars 1893.
— L'alcool. *L'Harmonie sociale*, 8 avril 1893.
— Sur les fonctions otocystiques. *Soc. de Biologie*, 15 avril 1893.
— A parte. *L'Harmonie sociale*, 13 mai 1893.
— Aux veuves. *L'Harmonie sociale*, 3 juin 1893.
— Le vertige brightique. *Annales de Médecine*, 11 oct. 1893.
— Le vertige. Collect. Charcot-Debove, Rueff, édit. Nov. 1893 (Prix Godard. *Acad. de Méd.*). Épuisé.
1894. Sexualisme et socialisme. *L'Ere nouvelle*, 1er janv. 1894.
— Réflexes auriculaires. *Soc. d'Otologie de Paris*, 3 fév. 1894.
— Orientation auditive. *Soc. d'Otologie de Paris*, 6 avril 1894.
— La pariétale ascendante. *Soc. de Biologie*, 29 juin 1894.
— Homologation morphogénique de l'oreille interne. *Soc. d'Otologie de Paris*, 6 juillet 1894.
— Le nerf labyrinthique. *Nouvelle iconographie de la Salpêtrière*, nov. 1894.
— Sur la tension normale des liquides labyrinthiques et céphalo-rachidiens. *Soc de Biologie*, 29 déc. 1894.
1895. Sur l'inertie des milieux auriculaires. *Soc. de Biologie*, 2 fév. 1895.
— Le limaçon membraneux considéré comme appareil enregistreur. *Soc. de Biologie*, 23 fév. 1895.
— Fonctions de la membrane de Corti. *Soc. de Biologie*, 23 fév. 1895.
— De la nature des phénomènes auditifs. *Bullet. scient. du Nord*, 11 mai 1895.
— Rapports entre l'appareil ampullaire de l'oreille interne et les centres oculomoteurs. *Soc de Biologie*, 11 mai 1895.
— Autre monopole. *Le Socialiste*, 28 juill. 1895.
— La Patrie. *Le Socialiste*, 25 août 1895.
— L'adoption nationale. *Le Socialiste*, 8 sept. 1895.
— Rapports entre l'appareil ampullaire de l'oreille interne et les centres oculomoteurs. *Revue neurologique*, nov. 1895.
— Sur le signe de Romberg. *Soc. de Biologie*, 2 nov. 1895.
— Sur les fonctions statique et hydrostatique de la vessie natatoire et leurs rapports avec les fonctions labyrinthiques. *Soc. de Biologie*, 23 nov. 1895.
— Les phobies auriculaires. *Revue d'Hypnologie*, nov. 1895.

1896. Variations du réflexe patellaire au cours de certaines
       affections labyrinthiques. *Soc. de Biologie*, 1ᵉʳ fév. 1896.
   — Sur un cas de crampe professionnelle symptomatique
       de la maladie de Bright. *Soc. de Biologie*, 1ᵉʳ fév. 1896.
   — Les dernières théories de l'audition. *Soc. d'Otologie de
       Paris*, avril 1896.
   — Sexualisme et socialisme. *Humanité*, 15 avril 1896.
   — Sur trois cas de surdité d'origine génitale. *Soc. française
       d'Otologie*, mai 1896.
   — Le tabes labyrinthique. *Presse médicale*, 10 juin 1896.
   — Critique des théories classiques de l'audition. *Soc. de Biolo-
       gie*, 4 juillet 1896.
   — Les rétrécis. *Le Socialiste*, 28 sept. 1896.
   — Sur la phonation. *Presse médicale*, 3 oct. 1896.
   — Parti national. *Le Réveil du Nord*, 20 oct. 1896.
   — Le sens latéral. *Soc. de Biologie*, 14 nov. 1896.
   — L'audition stéréacousique. *Soc. d'Otologie de Paris*, nov.
       1896.
   — Sur un cas de tympanospasme. *Soc. d'Otologie de Paris*,
       nov. 1896.
   — L'OREILLE, 5 vol. (Prix Meynot, *Acad. de Méd.*). Anatomie,
       physiogénie et mécanisme, les fonctions, symptomato-
       logie, pathologie. Coll. des Aide-Mémoire Léauté,
       Masson, 1896.
1897. L'épreuve de Gellé. *Soc. de Biologie*, 16 janv. 1897.
   — Sur un cas de mydriase réflexe d'origine labyrinthique.
       Soc. de Biologie, 16 janv. 1897.
   — Nationalisme. *Le Socialiste*, févr. 1897.
   — Pourquoi la tonalité d'un son perçu par l'oreille varie-
       t-elle avec son intensité? *Soc. de Biologie*, 10 juillet 1897.
   — Le péril russe. *Le Socialiste*, 3 oct. 1897.
   — Troubles oculo-moteurs dans la paralysie faciale péri-
       phérique. *Gaz. hebdom.*, 14 nov. 1897.
   — Sens de l'orientation. *Soc. de Biologie*, 11 déc. 1897.
1898. Le sens de l'orientation chez les animaux. *Intermédiaire
       des biologistes*, 20 janv. 1898.
   — Schéma des voies labyrinthiques. *Soc. de Biologie*,
       5 fév. 1898. (Steinheil, éditeur.)
   — A propos du soi-disant « sens musculaire ». *Revue neu-
       rologique*, 28 fév. 1898.
   — Fonctions des canaux semi-circulaires. *Interm. des biolo-
       gistes*, 5 mars 1898.
   — Le signe de Charles Bell dans la paralysie faciale péri-
       phérique. *Rev. neurologique*, 30 avril 1898.
   — Le sixième sens. *Rev. scientifique*, 7 mai 1898.
   — Remarques sur la phonation. *Soc. franç. d'Otologie*,
       mai 1898.

1898. L'orientation subjective directe. *Soc. de Biologie*, 18 juin 1898.
— Orientation objective et orientation subjective. *Soc. de Biologie*, 23 juil. 1898.
— Sur diverses formes de paracousie. *Soc. de Biologie*, 30 juill. 1898.
— A propos de l'orientation auditive. *Soc. de Biologie*, 8 oct. 1898.
— Sur un caractère paradoxal de la paracousie. *Soc. de Biologie*, 15 oct. 1898.
— Du rôle de l'ébranlement moléculaire et de l'ébranlement molaire dans l'audition. *Soc. de Biologie*, 21 oct. 1898.
— La paracousie. Sur une forme particulière du signe de Weber. *Soc. d'Otologie de Paris*, 11 nov. 1898.
1899. Un programme intellectuel. *Le Socialiste*, 7 janv. 1899.
— Un procédé simple d'acoumétrie. *Soc. de Biologie*, 18 mars 1899.
— Le tabes labyrinthique. *Nouvelle iconographie de la Salpêtrière*, mars-avril 1899.
— Les épreuves de l'ouïe. Rapport à la *Soc. franç. d'Otologie*, 1er mai 1899.
— Pointure acoumétrique. *Congrès international d'Otologie* de Londres, août 1899.
— La notion d'espace. Miscellanées biologiques au professeur A. Giard.
— Pointure acoumétrique. Recueil du cinquantenaire de la *Soc. de Biologie*.
1900. L'espace idéal et la théorie de M. de Cyon. *Soc. de Biologie*, 8 fév. 1900.
— Diagnostic précoce de la surdité progressive. *Acad. de Médecine*, fév. 1900.
— La formation des voyelles et la théorie aéro-dynamique. *Soc. de Biologie*, 3 mars 1900.
— La définition du timbre et la théorie de Helmholtz. *Soc. de Biologie*, 24 mars 1900.
— L'ORIENTATION. Coll. Scientia, Carré et Naud, édit. (Prix Philippeaux. Acad. des Sciences.)
— Diagnostic précoce de la surdité progressive par l'épreuve paracousique. *Presse médicale*, 9 juin 1900.
— Unification acoumétrique et diapason international. *Congrès internat. d'Otologie*.
— Rapports de l'intuition spatiale avec les représentations intellectuelles. *Rapport au Congrès internat. de Philosophie*.
— Sur la non-existence d'un courant rentrant dans l'émission vocalique. *Soc. de Biologie*, 29 déc. 1900.
1901. Nationisme. *Le Socialiste*, 3 fév. 1901.

1901. Traitement de l'ankylose tympanique. *Presse médicale*, 23 février 1901.
— Restons nous-mêmes. *Le Socialiste*, 18 mars 1901.
— L'AUDITION. Doin, édit.
— Les états physio-pathologiques et leur représentation cérébrale. *Soc. de Psychologie*, juin 1901.
— Les otolithes et l'audition. *C. R. de l'Acad. des Sc.*, 3 juin 1901.
— Conductibilité acoustique et audition. *C. R. de l'Acad. des Sc.*, 8 juill. 1901.
— Une définition du vertige. *Rev. scientif.*, 27 juillet 1901.
— Recherches sur la compensation labyrinthique en ballon. *Soc. de Biologie.* 30 nov. 1901.

1902. Le Conflit, de Le Dantec. *Rev. universelle*, 15 janv. 1902.
— Le sens de l'altitude. *Rev. scientif.*, 25 janv. 1902.
— Le sens des attitudes. *Soc. de Biologie*, 22 mars 1902.
— Le sens des attitudes. *Nouvelle iconogr. de la Salpêtrière*, mars 1902.
— La destruction des voix et l'enseignement du chant. *Rev. scientifique*, 28 juin 1902.
— La sensation continue de vitesse. *Soc. de Biologie*, 12 juill. 1902.
— La voix de l'instituteur. *Le Volume*, 30 août 1902.
— Les erreurs de la théorie classique de la phonation. *Rev. scientifique*, 25 oct. 1902.
— La fonction manoesthésique. *Soc. de Biologie*, 29 nov. 1902.
— Syndrome du noyau de Deiters. *Soc. de Biologie*, 27 déc. 1902.

1903. Un nouveau syndrome bulbaire. *Presse médicale*, 18 févr. 1903.
— L'oreille manométrique. *C. R. de l'Acad. des Sc.*, 2 mars 1903.
— Sur quelques réactions bulbaires. *Soc. de Biologie*, 14 mars 1903.
— Un point de physiologie auriculaire. *Ann. des mal. de l'oreille*, mars 1903.
— L'astasie-abasie labyrinthique. *Rev. neurologique*, 15 avril 1903.
— La paracousie lointaine. *Ann. des mal. de l'oreille*, mai 1903.
— Le sens du retour. *Revue philosophique*, juillet 1903.
— La rhino-laryngite sèche, forme inverse de l'asthme des foins. *Arch. gén. de médecine*, 14 juillet 1903.
— Une théorie de la voix. *Rev. scientifique*, 18 juillet 1903.
— Le branle vocal. *Ann. des mal. de l'oreille*, juillet 1903.
— Schémas bulbo-protubérantiels. *Presse médicale*, 2 sept. 1903.

1903. Un syndrome bulbaire. Autopsie. *Presse médicale*, 16 déc. 1903.

1904. Une théorie de l'audition. *Arch. int. d'Otologie*, janv. 1904.
— LE SENS DES ATTITUDES. Masson et Cie, 1904.
— Allochirie auriculaire. *Soc. de Neurologie*, 9 mars 1904.
— La perception de trépidation. *Rev. neurologique*, 15 mars 1904.
— Sur un cas de face succulente. *Soc. de Neurologie*, 4 mai 1904.
— Bulbe droit et bulbe gauche. *Soc. de Neurologie*, 2 juin 1904.
— La culture de la voix. *Rev. de Paris*, 15 juillet 1904.
— Pointure acoumétrique et diapason international. *Congrès int. d'Otologie*, Bordeaux, 1er août 1904.
— Schéma bulbaire. *Congr. de Neurologie*, Pau, 1er août 1904.
— Contresens physiologiques. *Revue des Idées*, 15 oct. 1904.
— LE VERTIGE. 2e édition. Masson, 1904.
— Influence du décubitus latéral sur l'aphasie. *Soc. de Neurologie*, 1er déc. 1904.

1905. L'urhydrie labyrinthique et céphalo-rachidienne. *Rev. neurol.*, janv. 1905.
— Paralysie de l'hypoglosse. *Soc. de Neurologie*, 12 janv. 1905.
— Sur la déviation conjuguée de la tête et des yeux. *Soc. de Neurologie*, 2 mars 1905.
— Troubles scoposthéniques et tonostatiques associés au vertige labyrinthique. *Soc. de Biologie*, 4 mars 1905.
— La notation bulbaire en oto-laryngologie. *Soc. franç. d'oto-laryngologie*, 9 mai 1905.
— L'audition solidienne. *Soc. de Neurologie*, 11 mai 1905.
— A propos de l'accommodation auditive. *Arch. int. de laryngologie*, mai-juin 1905.
— La théorie de Guillemin. *Arch. int. de laryngol.*, mai-juin 1905.
— L'aschématie. *Rev. neurol.*, 30 juin 1905.
— L'hypocondrie. *Cong. des Neurol. et Alién. Rennes. Rev. neurol.*, 15 août 1905.
— L'orientation et l'accommodation auditives. *Arch. int. de laryng.*, sept. 1905.
— Scopasthénie d'origine labyrinthique et quelques irradiations singulières du noyau de Deiters. *Arch. gén. de Méd.*, n° 13, 1905.
— Les méthodes de chant au Conservatoire. *Chronique médicale*, 15 oct. 1905.
— Y a-t-il une psychologie humaine? *Revue scientifique*, 18 novembre 1905.

1906. L'accommodation auditive à la distance. *Arch. int. de laryng.*, janv. 1906.

1906. Conditions physiologiques de l'enseignement oral. *C. R. Acad. Sc.*, 29 janv. 1906.

— L'enseignement du chant et la physiologie. *Monde musical*, 28 févr. 1906.

— Dislocation du regard chez les labyrinthiques. *Soc. de Neurol.*, 1er mars 1906.

— L'oralité dans l'enseignement. *Presse médicale*, 10 mars 1906.

— Ebranlement moléculaire et ébranlement molaire. *Arch. int. de laryng.*, mars-avril et mai-juin 1906.

— Inversion du signe de Ch. Bell chez une labyrinthique. *Soc. de Neurol.*, avril 1906.

— La pose de la voix. *Monde musical*, 15 avril 1906.

— La destruction des voix par l'entraînement antiphysiologique. *Monde musical*, 30 mai 1906.

— Troubles oculomoteurs d'origine labyrinthique. *Arch. int. de laryng.*, juillet-août 1906.

— Que devient la voix au Conservatoire? *Gil Blas*, 2 août 1906.

— Réponse à M. le professeur Guillemin. *Arch. int. de laryngol.*, sept.-oct. 1906.

— Les théories actuelles de l'audition. *Journ. de Physique*, sept. 1906.

1907. La voix. Sa culture physiologique. Confér. au Conservatoire, Alcan, 1907.

— Les sphincters laryngiens. *Arch. int. de laryngol.*, mars-avril 1907.

— La capacité scolaire. *L'Enfant*, mars-avril 1907.

— Troubles oculomoteurs par intoxication rachi-labyrinthique. *Rev. neurol.*, 30 mars 1907.

— La voix au théâtre. *Suppl. du Figaro*, mai 1907.

— La voix professionnelle. *Arch. int. de Laryngologie*, mai 1907.

— Entérite réflexe d'origine nasale. *Soc. de Neurologie*, 4 juill. 1907.

— La physiologie au Conservatoire. *Arch. int. de Laryng.*, nov. 1907.

1908. Un nouveau dirigeable. *La Revue*, 15 janv. 1908.

— L'entérite et la muqueuse nasale. *Soc. de Biologie*, 7 mars 1908.

— Le sens de l'altitude et l'orientation dans l'espace. *Omnia*, 25 avr. 1908.

— Le timbre et la projection vocale. *Arch. int. de Laryngologie*, mai 1908.

— L'entérite et la muqueuse nasale. *Arch. gén. Méd. et Chir.*, mai 1908.

1908. La protection de la voix professionnelle. *La Revue*, 15 juin 1908.

— Les épistasies bulbaires d'origine nasale. *Acad. des Sciences*, 29 juin 1908.

— Clinique vocale. Les concours du Conservatoire. *Gil Blas*, 6 juill. 1908.

— La désorientation et le télescopage des voix chez les élèves chanteurs. *Acad. de Médecine*, 21 juill. 1908, et *Arch. intern. de Laryng.*, nov. 1908.

— Le grossissement et la registration des voix. *Acad. de Méd.*, 27 oct. 1908.

— LA VOIX PROFESSIONNELLE. *Biblioth. Larousse*, 1908.

— La question de la voix. *Humanité*, 25 oct. 1908.

— L'éblouissement. *Acad. des Sciences*, nov. 1908.

— L'esthétique de la voix. *Conf. Institut psychologique*, 9 déc. 1908.

1909. L'acoumétrie pratique. *Arch. int. de Laryngologie*, janv. 1909.

— Les centres diaphylactiques. *Acad. des Sciences*, 22 fév. 1909.

— L'anxiété et son traitement direct. *Soc. de Neurologie*, 5 févr. 1909.

— L'épistasie. Action directe sur les centres bulbaires. *J. de Méd. interne*, 28 févr. 1909.

— Les centres manostatiques et le traitement physiologique de l'artériosclérose. *Acad. des Sciences*, 15 mars 1909.

— Traitement de l'incontinence d'urine par action directe sur les centres nerveux. *Acad. de Médecine*, 20 mars 1909.

— Traitement des troubles génitaux et urinaires par action directe sur les centres nerveux. *Acad. des Sciences*, 20 mars 1909.

— La défense organique. *Confér. au Dispensaire H. de Rothschild*, 19 mai 1909.

— L'esthétique de la voix. *Revue de Paris*, 1er juillet 1909.

— La schématie. Le sens du retour. *VIᵉ Congr. int. de Psychologie*, août 1909.

— L'action directe sur les centres nerveux. *La Revue*, 15 août 1909.

— Les centres bulbaires de la diaphylaxie intestinale. *Acad. des Sciences*, 27 déc. 1909.

1910. Le problème de la dépopulation. *Les documents du Progrès*, avril 1910.

— La diaphylaxie. *Revue scientifique*, 25 avril 1910.

— Traitement direct de l'entérite des nourrissons. *Soc. de Biologie*, 21 janvier 1911.

1911. L'égalité politique de la femme et de l'homme. *Documents du Progrès*, mars 1911.

1911. Indépendance du bulbe droit et du bulbe gauche dans les réactions asthmatiques. *Soc. de Biologie*, 11 mars 1911.

— Action directe sur la glycosurie par voie naso-bulbaire. *Soc. de Biol.*, 25 mars 1911.

— Régulation immédiate de la tension artérielle par sollicitation des centres manostiques bulbaires. *Soc. de Biologie*, 1er avril 1911.

— La voix dans l'enseignement. *La Grande Revue*, 10 avril 1911.

— Traitement direct de l'asthme par voie naso-bulbaire. *Arch. int. de Laryngologie*, avril 1911.

— Les centres organostatiques et la dérivation cutanée. *Soc. de Biol.*, 27 mai 1911.

— La tuberculose, maladie nerveuse. *Soc. de Biologie*, 8 juill. 1911.

— La statique biologique. *Soc de Biologie*, 4 nov. 1911.

— A propos du signe de Ch. Bell. *Rev. neurologie*, 15 déc. 1911.

1912. Les secteurs naso-bulbaires. *Soc. de Biologie*, 27 janv. 1912.

— Défaillances bulbaires unilatérales. *Soc. de Biologie*, 3 février 1912.

— La muqueuse nasale et les vers intestinaux. *Soc. de Biologie*, 10 févr. 1912.

— La muqueuse nasale et les centres pneumostatiques. *Arch. gén. de Médec. et de Ch.*, mars 1912.

— Réactions génitales dans l'anxiété. *Soc. de Biologie*, 30 mars 1912.

— Les centres gonostatiques bulbaires et l'aménorrhée. *Soc. de Biologie*, 4 mai 1912.

— Les centres gonostatiques et la grossesse. *Soc. de Biologie*, 11 mai 1912.

— Les centres gonostatiques et le rythme mensuel. *Soc. de Biologie*, 18 mai 1912.

— Les centres gonostatiques et la diaphylaxie génitale. *Soc. de Biol.*, 25 mai 1912.

— Le « tcha-tchin » et la centrothérapie. *Soc. de Biologie*, 8 juin 1912.

— La sollicitation bulbaire chez les arriérés. *Soc. de Biologie*, 15 juin 1912.

— Recherches expérimentales sur l'agoraphobie et la claustrophobie. *Soc. de Biologie*, 22 juin 1912.

— Recherches expérimentales sur le trac. *Soc. de Biologie*, 29 juin 1912.

— La défense bulbaire et le cancer. *Soc. de Biologie*, 6 juillet 1912.

— Recherches sur la névralgie. *Soc. de Biologie*, 13 juillet 1912.

1912. Les centres gonostatiques chez la femme. *Journ. de Méd. intern.*, 20 sept. 1912.

— Anatomie et physiologie des centres diaphylactiques bulbaires. *Soc. de Biologie*, 9 nov. 1912.

— La statique organique. *Biologica*, 15 nov. 1912.

— Eveil tardif des centres bulbaires. *Acad. des Sciences*, 18 nov. 1912.

— Réflexothérapie et centrothérapie. *Soc. de Biologie*, 23 nov. 1912.

— Les hémorroïdes et la tonicité bulbaire. *Soc. de Biologie*, 30 nov. 1912.

1913. L'oreille et la musique, *S. I. M.*, 15 févr. 1913.

— L'anxiété, Félix Alcan, édit.

— La sollicitation bulbaire et l'incontinence d'urine. *Soc. de Biologie*, 1er mars 1913.

— Le réglage naso-bulbaire et le prurit. *Soc. de Biologie*, 8 mars 1913.

— Contre les trois ans. *L'Humanité*, 22 mars 1913.

— Le Grand Ressort. *Le Journal*, 17 avril 1913.

— Le rhume des foins. *Le Journal*, 15 mai 1913.

— Articles d'oto-rhino-laryngologie, dans la *Pratique Médico-Chirurgicale*, Masson, édit.

TABLE

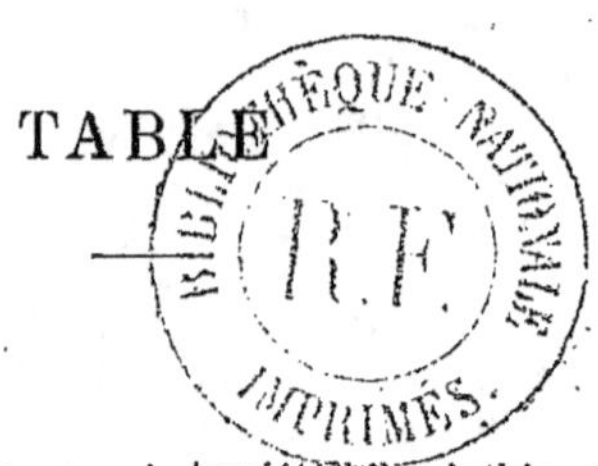

ÉVREUX, IMPRIMERIE CH. HÉRISSEY, PAUL HÉRISSEY, SUCC[r]